四川养老与老年健康协同创新中心项目（19S02）、成都圣仁康医学研究院资助

慢性肾脏病管理

理论与实践

主　审

樊均明

主　编

王少清　汪　力

副主编

程　悦　解德琼　钟　华　张　萍

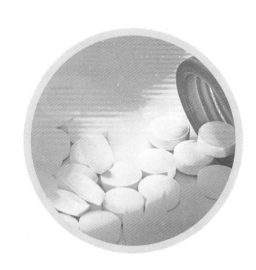

四川大学出版社
SICHUAN UNIVERSITY PRESS

项目策划：郑少东　张　澄
责任编辑：张　澄
责任校对：仲　谋
封面设计：墨创文化
责任印制：王　炜

图书在版编目（CIP）数据

慢性肾脏病管理：理论与实践 / 王少清，汪力主编
. — 成都：四川大学出版社，2021.10
ISBN 978-7-5690-5138-4

Ⅰ．①慢… Ⅱ．①王… ②汪… Ⅲ．①慢性病－肾疾
病－诊疗 Ⅳ．① R692

中国版本图书馆 CIP 数据核字（2021）第 229760 号

书名　慢性肾脏病管理：理论与实践
　　　MANXING SHENZANGBING GUANLI：LILUN YU SHIJIAN

主　　编	王少清　汪　力
出　　版	四川大学出版社
地　　址	成都市一环路南一段 24 号（610065）
发　　行	四川大学出版社
书　　号	ISBN 978-7-5690-5138-4
印前制作	四川胜翔数码印务设计有限公司
印　　刷	郫县犀浦印刷厂
成品尺寸	185mm×260mm
印　　张	21.75
字　　数	531 千字
版　　次	2021 年 11 月第 1 版
印　　次	2021 年 11 月第 1 次印刷
定　　价	90.00 元

◆ 读者邮购本书，请与本社发行科联系。
　电话：(028)85408408/(028)85401670/
　(028)86408023　邮政编码：610065
◆ 本社图书如有印装质量问题，请寄回出版社调换。
◆ 网址：http://press.scu.edu.cn

四川大学出版社
微信公众号

编委会名单

罗阳燕（成都医学院第一附属医院）

罗　丽（西部战区总医院）

罗媛元（成都医学院第一附属医院）

周艳刚（成都医学院第一附属医院）

周　萍（成都医学院第一附属医院）

郑　杨（成都医学院第二附属医院 核工业四一六医院）

郑琳莎（成都医学院第一附属医院）

孟德姣（成都医学院第一附属医院）

胡　猛（圣仁康医学研究院 成都高新博力医院）

钟　华（成都医学院第一附属医院）

钟小燕（圣仁康医学研究院 成都高新博力医院）

侯　静（西南医科大学附属医院）

贺　锐（成都医学院第一附属医院）

高　芳（成都医学院第一附属医院）

唐　霞（成都医学院第一附属医院）

黄艾晶（成都医学院第一附属医院）

戚　龙（成都医学院第一附属医院）

程　悦（西部战区总医院）

傅小娟（成都医学院第一附属医院）

曾　莉（成都医学院第二附属医院 核工业四一六医院）

曾　燕（德阳市人民医院）

赖玮婧（成都医学院第一附属医院）

简　讯（绵阳市四〇四医院）

解德琼（宜宾市第二人民医院）

蔡艳荣（圣仁康医学研究院 成都高新博力医院）

臧　丽（成都医学院第一附属医院）

熊　林（香港大学深圳医院）

熊　嫚（成都医学院第一附属医院）

目　录

第1篇　总　论

第2篇　慢性肾脏病管理的基本内容

第3篇 慢性肾脏病常见并发症的管理

第4篇　慢性肾脏病分期管理

第5篇　特殊人群慢性肾脏病的管理

第 1 篇 总 论

1 慢性肾脏病概述

1.1 慢性肾脏病的定义

慢性肾脏病（chronic kidney disease，CKD）已成为继糖尿病、高血压后又一全球性公共卫生问题，由于 CKD 早期常仅有化验检查异常而无临床表现，许多患者在贫血、瘙痒等 CKD 中晚期症状出现时才被确诊，此时治疗方案的疗效已明显下降。只有早期筛查、尽早确诊 CKD 并采取合适的干预措施，才能减缓肾功能的下降速度、降低终末期肾病（end-stage renal disease，ESRD）患者并发症的患病率。美国国家肾脏基金会（2002 年）慢性肾脏病临床实践指南对 CKD 进行了如下定义：

（1）存在肾脏损伤（结构或功能异常）≥3 个月，有或无肾小球滤过率（glomerular filtration rate，GFR）下降，同时表现为下面任意一条：病理学检查异常、血尿成分异常、影像学检查异常。

（2）GFR<60mL/(min·1.73m^2) 的时间≥3 个月，有或无肾脏损伤。

该指南对 CKD 定义进行统一的描述并制定分期标准，同时将临床干预范围扩大到 CKD 各期。但是，大量根据该标准进行的临床和流行病学研究的结果使人们对 CKD 患病率过高、CKD 3 期人数占比过高、老年人患病率过高及肾脏单纯结构异常时是否应诊断为 CKD 等诸多问题产生了困惑，继而引发了关于该定义是否适宜的争议。

改善全球肾脏病预后组织（KDIGO）于 2012 年颁布新指南（以下简称：KDIGO 指南），对 CKD 定义做出以下调整：

（1）KDIGO 指南将 CKD 定义为"对健康有影响的肾脏结构或功能异常超过 3 个月"，明确了单纯性肾囊肿不属于 CKD 范围，因为其对肾功能及远期预后无影响。

（2）对肾损伤标志的界定更为详细，包括白蛋白尿［尿白蛋白排泄率（UAER）≥30mg/24h；尿微量白蛋白与尿肌酐比值（ACR）≥30mg/g］、尿沉渣异常、肾小管相关病变、组织学异常、影像学检查显示结构异常、肾移植病史等。肾移植病史为 KDIGO 指南新增的肾损伤标志。如果肾损伤持续时间不足 3 个月，则需要进一步随访。KDIGO 指南还新增了病因和白蛋白尿两个分期指标，研究发现，CKD 患者的心血管相关死亡率、全因死亡率、急性肾损伤程度、CKD 进展的风险与白蛋白尿的分期相关，且这一现象独立于 GFR 水平。另外，KDIGO 指南依据过往的一项 Meta 分析，进一步将依据 GFR 分期的 G3 期分为 G3a 期和 G3b 期。

1.2 慢性肾脏病的流行病学及管理意义

CKD 已成为全球性公共卫生问题。2006—2007 年美国等发达国家的全国性调查显示，成年人群中 CKD 的患病率为 10%～13%。我国在此方面的研究起步较晚。2007—2010 年，一项涉及全国 13 个省、市、自治区，包含调查对象 47204 人的横断面研究在我国开展。该研究使用国际公认的 CKD 筛查指标［基于血清肌酐（Scr）水平估算的 GFR 和 ACR］进行评价，具备肾功能下降和（或）蛋白尿即定义为存在 CKD。调查结果显示，我国成人 CKD 的患病率为 10.8%。据统计，约 2% 的 CKD 患者会进入 ESRD 阶段，届时需要接受透析或肾移植治疗，政府及患者面临巨大的经济负担。此外，CKD 进程中易合并多种慢性疾病。如随着肾功能下降，心血管事件发生风险、罹患肿瘤风险、认知功能下降风险可呈线性增加趋势。综上多种原因，CKD 已成为我国公共卫生系统的巨大负担。

来自美国 2007 年和挪威 2006 年的数据显示，CKD 3 期患者所占比例分别为 7.7% 和 4.2%。而我国 2012 年的数据仅为 1.6%，显著低于发达国家。我国 CKD 患者群体以早期患者为主，CKD 1～2 期患者占比高达 84%。

据 2013 年研究显示，我国肾小球疾病是导致 ESRD 的最常见病因（57.4%），其次为糖尿病肾病（16.4%）、高血压（10.5%）和囊肿性肾脏病（3.5%）。但值得注意的是，已有报告显示我国 CKD 的流行病学特点正发生转变。2014 年，中国肾脏疾病数据网络（CK-NET）发布了首个年度报告，该报告指出，引起 CKD 的三个主要病因为原发性肾小球肾炎、糖尿病肾病和不明原因引起的慢性肾功能衰竭，分别占所有病因的 17.6%、17.4% 和 15.2%。CK-NET 2015 年的数据报告显示，关于 CKD 的病因，常见的包括糖尿病肾病（26.96%）、梗阻性肾病（15.59%）、肾小球肾炎（15.07%）。这些代谢性疾病若未能及时得到有效治疗，有些患者会在患病后的 5～10 年出现蛋白尿或肾功能下降。因此可以将 CKD 早期防治的方案整合到其他相关慢性疾病的管理方案中，以借助其他慢性病管理网络快速发展早期 CKD 的管理工作。另外，在制定慢性疾病防治策略时，需要着重关注经济快速发展的地区。

总的来讲，我国现有庞大的 CKD 患者群，且 CKD 进程中易合并多种慢性疾病，会给卫生体系带来巨大的负担。我们需要发挥社区医疗服务机构管理早期 CKD 患者的优势，将 CKD 的防治工作与其他常见慢性疾病的管理整合，以及对特殊人群进行强化管理。

1.3 慢性肾脏病的发病机制

1.3.1 肾单位的丢失

每个肾脏平均有接近一百万个肾单位，随着年龄的增长，GFR 逐渐下降。当机体面对某些生理或病理情况，对肾单位的滤过要求增加时，短时间内肾单位可不改变结构，通过增加 GFR 来满足滤过需求。然而，长时间的体重增长（如怀孕、肥胖）可促进肾单位的代偿性肥大（包括血管球、包曼氏囊和近端小管的增大）。肾单位的丢失，如损伤或捐肾，将会引起残余肾单位的代偿性肥大。实际上，无论是严重的肾脏损伤，还是年龄相关性肾单位丢失，均会导致持续的 GFR 增加和残余肾单位的代偿性肥大。

1.3.2 肾单位肥大

残余肾单位肥大由持续的单个肾单位 GFR 升高、跨肾小球滤过屏障的滤过压升高导致。肾小球的高 GFR 和肾小球高压共同诱导转化生长因子和上皮生长因子受体的表达，促进肾单位的肥大。肾单位的肥大增加滤过面积，从而缓解肾小球高压。高 GFR 导致剪切力的增加，将引起足细胞的分离、局灶节段性肾小球硬化、全肾小球硬化，最终导致肾单位萎缩，进一步减少肾单位的数量，增加残余肾单位的 GFR，形成恶性循环。

1.3.3 肾小球滤过受损

血管紧张素Ⅱ的生成导致持续性的足细胞肥大和肾小球高滤过，最终导致足细胞丢失和蛋白尿。血管紧张素Ⅱ是一种肽激素，属于肾素－血管紧张素系统（RAS），能促使血管收缩和醛固酮释放，导致钠潴留和血压升高。醛固酮反过来可能通过抑制足细胞肾病蛋白（nephrin，一种维持肾小球滤过屏障中裂孔隔膜结构的重要成分）的表达，直接损害肾小球滤过屏障。血管紧张素Ⅱ也可能通过影响包曼氏囊的壁层上皮细胞，促进局灶节段性肾小球硬化。

1.3.4 肾脏纤维化

肾单位的丢失涉及非特异性的损伤修复机制，如间质纤维化。肾小球高滤过和蛋白尿将引起近端小管的重吸收增加。蛋白尿、补体和免疫细胞将促进肾小管细胞释放促炎症介质，促进间质炎症反应，形成全肾小球硬化，促进小管萎缩和间质纤维化。间质纤维化进一步通过使肾脏缺血促进肾单位的损伤。由于残余肾单位的高滤过，肾小管也需要高负荷工作，通过缺氧机制、细胞内酸中毒和内质网应激反应，促进小管细胞的继发性损伤。

1.4 慢性肾脏病的临床表现和常见并发症

CKD 进展至 ESRD 的过程中，常合并多种疾病。CKD 1~3 期患者可以无任何症状，仅表现为蛋白尿、血尿、水肿、高血压，或仅有轻度不适，如乏力、腰酸、夜尿增多等。少数患者可有代谢性酸中毒、轻度贫血及食欲减退。进入 CKD 4 期，上述症状更加明显。到 CKD 5 期，患者可出现消化道出血、急性心力衰竭、严重高钾血症、中枢神经系统功能障碍等，甚至危及生命。

随着 CKD 进展，肾脏功能逐渐减弱，尿毒症毒素在体内大量聚集。尿毒症毒素种类繁多，可直接或间接地通过相互作用和毒素自身的改变形成新的化合物。它们被认为与炎症、免疫功能障碍、血管疾病、血小板功能紊乱、出血风险增加、肠道细菌异位、药物代谢改变及 CKD 进展等有关。

1.4.1 蛋白尿

正常的肾小球滤过的原尿中主要为小分子蛋白（如溶菌酶、β2 微球蛋白等），白蛋白及分子量更大的免疫球蛋白含量较少。正常人终尿中蛋白含量极低（<150mg/d），临床上尿常规的定性试验不能测出，这是因为经肾小球滤过的原尿中 95% 以上的蛋白质被近曲小管重吸收。因此当尿蛋白超过 150mg/d 时，称为蛋白尿。产生大量蛋白尿的患者可表现为尿中出现经久不散的泡沫。蛋白尿与 CKD 患者的心血管相关死亡率、急性肾损伤程度、CKD 进展及全因死亡率密切相关。

1.4.2 血尿

肾小球病，特别是肾小球肾炎患者的尿液，可呈镜下或肉眼血尿，其血尿常为全程无痛性血尿，可为持续性或间断性。血尿可为单纯性血尿，也可伴蛋白尿、管型尿，如血尿患者伴较大量蛋白尿和（或）管型尿（特别是红细胞管型尿），多提示肾小球源性血尿。肾小球源性血尿产生的主要原因为肾小球基底膜（GBM）断裂，红细胞通过该裂缝时受血管内压力而受损，受损的红细胞通过肾小管各段时又受到不同渗透压和酸碱度作用，导致红细胞变形，红细胞容积变小，甚至破裂。临床上可通过新鲜尿沉渣相差显微镜检查及尿红细胞容积分布曲线鉴别肾小球源性血尿与非肾小球源性血尿。

1.4.3 代谢紊乱

代谢紊乱在 CKD 患者中相当常见，其中代谢性酸中毒、水钠代谢紊乱、钾代谢紊乱及钙磷代谢紊乱较常见。

1.4.3.1 代谢性酸中毒

CKD 1~3 期的患者易发生肾小管性酸中毒，是由肾小管分泌氢离子障碍或肾小管 HCO_3^- 的重吸收能力下降导致的。CKD 4~5 期时可发生高氯血症性（或正常氯血症性）高阴离子间隙性代谢性酸中毒，即尿毒症性酸中毒，主要机制为代谢产物（如磷酸、硫酸等酸性物质）因排泄障碍而潴留。多数患者能耐受轻度慢性酸中毒，但当动脉血 $HCO_3^- <15mmol/L$，患者则可有较明显症状，如食欲不振、呕吐、呼吸深长、虚弱无力等。

1.4.3.2 水钠代谢紊乱

主要表现为水钠潴留，有时也可表现为低血容量和低钠血症。水钠潴留可表现为不同程度的皮下水肿（肾病性水肿多从下肢部位开始，肾炎性水肿多从颜面及眼睑部位开始）和（或）浆膜腔积液，此时易出现血压升高、左心功能不全和脑水肿。低血容量主要表现为低血压和脱水。低钠血症常因饮水过多或其他因素（假性低钠血症）引起，也可因缺钠（真性低钠血症）引起。

1.4.3.3 钾代谢紊乱

当估算的 GFR（eGFR）降至 20~25mL/min 或更低时，肾脏排钾能力逐渐下降，尤其当钾摄入过多、感染、创伤、酸中毒、消化道出血等情况发生时，患者易出现高钾血症。高钾血症一方面可抑制心肌活动，患者表现为心肌收缩力减弱，严重者发生心脏停搏；另一方面可导致心律失常，主要表现为期前收缩和心室颤动。严重高钾血症（血清钾＞6.5mmol/L）可危及生命，需及时抢救治疗。除了高钾血症，有时由于钾摄入不足、使用排钾利尿剂、胃肠道丢失钾过多等，患者也可出现低钾血症。

1.4.3.4 钙磷代谢紊乱

在CKD早期，血钙、血磷仍能维持在正常范围，且通常不引起临床症状。而在CKD中晚期时患者可出现高磷、低钙、高甲状旁腺激素（PTH）等异常。

1.4.4 贫血

贫血是CKD患者的常见并发症，随着GFR的下降，患病率增加。肾脏是促红细胞生成素（EPO）的主要生成场所，EPO是由近曲小管和管周毛细血管网周围的间质成纤维细胞产生的一种糖蛋白，其主要作用为刺激骨髓中的红细胞生成。EPO水平下降、毒素导致红细胞寿命缩短以及铁缺乏等是导致CKD患者贫血的主要原因。CKD患者贫血与不良预后相关，体现在降低生活质量，增加心血管疾病患病率和相关住院率、认知障碍患病率和相关死亡率。目前铁剂和红细胞生成刺激剂（ESA）已经被广泛用于纠正CKD患者的贫血。

1.4.5 矿物质和骨代谢异常

健康的肾脏通过调节肠道吸收（将维生素D转化为骨化三醇）及肾小管排泄（甲状旁腺激素的负反馈作用）来调整血钙、血磷的浓度。矿物质和骨代谢异常（MBD）是CKD常见并发症之一，具体表现为：血钙、血磷、PTH或维生素D代谢异常；骨转化、骨矿化、骨容量、骨骼线性生长或骨强度异常；血管或其他软组织钙化。随着CKD的进展，活性维生素D缺乏会导致低钙血症及继发性甲状旁腺功能亢进，从而增强破骨细胞的活性。代谢性酸中毒是CKD的另一种常见并发症，可导致骨骼肌萎缩、渐进性的GFR下降。对于血液透析患者，口服碳酸氢钠可延缓CKD合并高转运性骨病患者继发性甲状旁腺功能亢进的进展。

1.4.6 心脑血管疾病

随着GFR的下降及蛋白尿的增加，心肌梗死及心血管相关死亡的风险增加。对于脑血管疾病，一项分析显示，GFR和卒中风险之间存在负相关关系，eGFR每下降$10mL/(min \cdot 1.73m^2)$，卒中风险增加7%。

1.4.7 肿瘤

一项基于人群的队列研究表明ESRD患者的癌症风险高达10%～80%，肾移植患者患癌症的风险比一般人群高1.9～9.9倍。不同癌症的发生风险不同，其中肾癌和甲状腺癌的风险增加较明显。肾移植后，与免疫缺陷和病毒感染相关的癌症发生风险大幅增加，包括泌尿生殖系统肿瘤、卡波西肉瘤、淋巴瘤、黑色素瘤和头颈部肿瘤。没有证据表明 ESRD 患者（无论是否进行肾脏替代治疗）的乳腺癌及前列腺癌发生风险增高。两项队列研究数据表明，CKD 严重程度与肿瘤相关死亡率之间存在分级关联。澳大利亚的一项研究发现，eGFR 每下降 10mL/(min·1.73m²)，肿瘤相关死亡率增加 18%。

1.5 慢性肾脏病的管理方案

为了明确不同阶段 CKD 的防治目标，专家提出了三级预防的概念。一级预防又称初级预防，指对已有的肾脏疾患或可能引起肾损害的疾患（如糖尿病、高血压等）进行及时有效的治疗，防止 CKD 的发生。二级预防指对已有轻、中度 CKD 的患者及时进行治疗，以延缓 CKD 的进展及避免 ESRD 的发生。三级预防指针对 ESRD 患者及早采取治疗措施，防止 ESRD 严重并发症的发生，提高患者生存率和生活质量。

CKD 进展至 ESRD 时，大部分患者需依赖肾脏替代治疗维持生命。尽管目前透析治疗水平较既往有了很大的进步，但 ESRD 患者的死亡率仍然较高，生存质量较低。因此，对 CKD 患者的治疗应包括延缓 CKD 的进展和针对各种并发症的治疗。

1.5.1 原发病的治疗

1. 原发性肾小球疾病。

（1）IgA 肾病。KDIGO 指南认为 IgA 肾病经过 3~6 个月保守治疗后，如尿蛋白定量仍持续≥1g/d 且 eGFR>50mL/(min·1.73m²)，可应用激素治疗。

（2）膜性肾病（MN）。KDIGO 指南推荐激素联合环磷酰胺作为特发性膜性肾病（IMN）的初始治疗药物，鉴于有直接或潜在的长期不良反应，环磷酰胺治疗并不适用于所有人群。特别是如果使用环磷酰胺治疗后 IMN 复发，会导致再次使用环磷酰胺所需的蓄积剂量很大，进而造成恶性肿瘤的发病风险明显增大。因此使用环磷酰胺治疗 MN 前需认真考虑恶性肿瘤的发病风险与肾脏存活率之间的利弊。正因如此，关于非环磷酰胺治疗 MN 的研究也在逐渐开展。有研究认为他克莫司是治疗 MN 的一种有效、安全的治疗药物。除了他克莫司，利妥昔单抗治疗 MN 的相关研究也在不断增多。

2. 继发性肾小球疾病。

继发性肾小球疾病主要指糖尿病肾病。糖尿病与 CKD 的联系紧密，欧洲肾脏病最佳实践（ERBP）在 2015 年制定了临床实践指南。该指南在 CKD 患者如何选择肾脏替代治疗方式、血管通路，降压、降糖治疗以及心血管病治疗等多个方面进行了建议：①血液净化治疗，在开始进行血液透析治疗时应避免应用皮下隧道导管作为透析通路，选择血液透析还是血液透析滤过（HDF）对于糖尿病患者没有影响。②血糖控制，该指南不建议进行过于严格的血糖控制，因为这会导致严重的低血糖发作，建议在糖化血红蛋白（HbA1c）>8.5% 时加强血糖控制，对于存在低血糖的患者应进行更严密的血糖监测，以避免严重低血糖的发生。③降糖用药，当调整生活方式后仍不能使 HbA1c 达到理想指标时可应用二甲双胍作为一线用药，建议选用导致低血糖风险小的降糖药物，建议在接受造影剂检查或急性肾损伤（AKI）存在进展风险的情况下暂时停用二甲双胍。④冠心病治疗，对于合并稳定冠心病的患者可以采用药物治疗。除非出现大面积缺血或显著的左主干或近端左侧前降支（LAD）病变，对冠状动脉存在多支病变或复杂病变（SYNTAX 评分＞22 分）的患者，冠状动脉搭桥术要优于经皮冠状动脉介入治疗。⑤血压控制，合并心脏疾病（如心力衰竭、缺血性心肌病）时可加用患者所能耐受的最大剂量的血管紧张素转换酶抑制剂（ACEI），如果患者能耐受，可加用选择性 β-受体阻滞剂，不建议将血压降至比一般人群还低的水平。⑥血脂，建议对于 CKD 3b 或 CKD 4 期患者加用他汀类药物，对于 CKD 5 期患者可以考虑加用他汀类药物，对于 CKD 5 期患者是否停用他汀类药物尚未达成共识，对于不耐受他汀类药物的 CKD 3b 期患者可换用贝特类药物。

1.5.2　延缓慢性肾脏病进展的措施

1. 血压管理。

CKD 患者合并难治性高血压的比例逐年增加，一项研究发现 3612 例 ESRD 患者中有 42％存在难治性高血压。积极控制血压可以减轻肾小球高滤过、降低蛋白尿、延缓 CKD 进展。KDIGO 指南指出：UAER＜30mg/24h 的 CKD 非透析患者，无论是否合并糖尿病，若收缩压/舒张压持续超过 140/90mmHg，则推荐使用降压药维持血压≤140/90mmHg；UAER≥30mg/24h 的 CKD 非透析患者，无论是否合并糖尿病，若收缩压/舒张压持续超过 130/80mmHg，则推荐使用降压药物维持血压≤130/80mmHg。

对于 CKD 患者难治性高血压的治疗可分为两步：第一步是优化目前的治疗，第二步是增加降压药物。

1）优化目前的治疗。①限制钠摄入量。②增加利尿剂剂量。③更换降压药物。

2）增加降压药物。GFR 控制不佳时，可进一步选择 β-受体阻滞剂、α-受体阻滞剂和中枢 α-受体激动剂。

2. 血糖管理。

2 型糖尿病（T2DM）合并 CKD 患者的血糖控制目标应遵循个体化原则，尽量避免低血糖发生，同时避免血糖过高而出现代谢紊乱及感染，《2 型糖尿病合并慢性肾脏病患者口服降糖药治疗中国专家共识》建议 T2DM 合并 CKD 患者 HbA1c 的目标值可控制在 7％～9％。

3. 血脂管理。

KDIGO 指南指出：年龄≥50 岁且 eGFR≥60mL/(min·1.73m²) 的 CKD 患者，推荐应用他汀类药物治疗；18～49 岁、eGFR＜60mL/(min·1.73m²)、未接受透析或肾脏移植的患者，如已合并冠心病、糖尿病、缺血性脑卒中、估算 10 年内冠脉死亡或非致死性心肌梗死风险超过 10％，应服用他汀类药物；接受透析治疗、之前未服用他汀类药物的 CKD 患者不该服用他汀类药物，开始透析时已用他汀类药物者应继续用他汀类药物；肾脏移植术后患者需服用他汀类药物，因其冠脉事件风险显著增加。2013 年美国心脏协会/美国心脏病学会发布的《降低成人动脉粥样硬化性心血管风险胆固醇治疗指南》以减少动脉粥样硬化性心血管病的风险为目标，摒弃了临床采用几十年的以降低低密度脂蛋白胆固醇（LDL-C）为终点目标值的做法。无论患者肾功能基线水平如何，应用他汀类药物均能获益，但获益有所不同，CKD 2~3 期患者获益较大；CKD 5期，尤其透析患者的获益较小。

4. 控制蛋白尿。

ACEI 和血管紧张素Ⅱ受体阻滞剂（ARB）除了可以起到良好的降压作用，还可以减轻肾小球高滤过、减少蛋白尿，同时也有抗氧化、减轻肾小球基底膜损害的作用。

5. 饮食管理。

CKD 患者应低盐、低脂、优质低蛋白饮食。有高血压和水肿的患者应该限制盐的摄入。血脂异常的患者首先应进行饮食调整，必要时予以降脂药物治疗。低蛋白饮食可降低肾小球内高灌注、高压力及高滤过，减少蛋白尿，从而延缓肾小球硬化及间质纤维化的进展。当 eGFR<25mL/(min·1.73m²) 时，蛋白质摄入量应<0.6g/(kg·d)，另外可补充必需氨基酸或酮酸氨基酸混合物。

1.5.3 纠正加速慢性肾脏病进展的因素

认真鉴别使 CKD 加速进展的因素并采取针对性治疗，有助于肾功能好转。

常见的因素有：①血容量不足，包括脱水、低血压、休克等。②严重感染、败血症。③组织创伤或大出血。④内源或外源性毒素造成的肾损害。⑤未能控制的严重高血压及恶性高血压。⑥泌尿道梗阻。

1.5.4 慢性肾脏病并发症的防治

1. 维持水电解质平衡，纠正代谢性酸中毒。

CKD 患者应重视容量管理，需限制钠的摄入，并通过记录 24h 尿量、血压、水肿等情况调整出入量。出现高钾血症时要纠正诱发因素（如饮食摄入过多、服用导致血钾升高的药物等），同时可给予 5% 碳酸氢钠、比例糖水、降钾树脂、10% 葡萄糖酸钙等治疗，上述措施无效或出现严重的高钾血症（血清钾>6.5mmol/L）时需急诊行血液净化治疗。CKD 患者常出现代谢性酸中毒，轻者仅需口服碳酸氢钠，较重者（HCO_3^-<15mmol/L）则需静脉注射碳酸氢钠治疗。

2. 心血管病的防治。

纠正不良生活习惯（如吸烟、活动量过少等），严格控制血糖、血压、血脂，避免容量超负荷以及纠正代谢性酸中毒等。

3. 纠正肾性贫血。

可应用 ESA 纠正肾性贫血，改善重要脏器，特别是心脏的功能，提高 CKD 患者的生活质量。KDIGO 指南推荐 ESA 治疗分为起始治疗和维持治疗。起始治疗：血红蛋白（Hb）<10.0g/dL 的成人 CKD 非透析患者，建议根据患者 Hb 下降程度、对铁剂治疗的反应、输血的风险、ESA 治疗的风险和贫血合并症状，决定是否开始 ESA 治疗。维持治疗：总体来说，一般情况下不建议成人 CKD 患者应用 ESA 治疗以维持 Hb>11.5g/dL。另外，应用 ESA 的同时要注意铁剂的补充，因为铁缺乏是影响其疗效的常见原因。KDIGO 指南指出，成人 CKD 贫血患者应用 ESA 治疗，同时未接受铁剂治疗，出现以下情况时，建议试用静脉铁剂治疗（或给予 1~3 个月口服铁剂替代治疗）。

治疗目标：①需提高 Hb 水平或减少 ESA 剂量。②转铁蛋白饱和度（TSAT）≤30％且铁蛋白≤500ng/mL（≤500μg/L）。

4. 防治 CKD－MBD。

通过限制饮食中磷的摄入，应用磷结合剂［含钙磷结合剂：碳酸钙、醋酸钙；非含钙磷结合剂：司维拉姆、碳酸镧］纠正高磷血症。低血钙者要补充钙剂。有甲状旁腺功能亢进者，在控制血磷的基础上可以考虑给予 1,25－二羟维生素 D3 治疗，从 CKD 3 期开始监测血钙、血磷及全段甲状旁腺激素（iPTH）水平，iPTH 的目标值为正常值上限 2～9 倍，同时避免高血钙和转移性钙化的发生。

5. 高尿酸血症。

KDIGO 指南指出没有充足证据支持 CKD 和有或无症状性高尿酸血症者应用药物可降低血尿酸，延缓 CKD 进展。根据 eGFR 水平可选择以下药物：别嘌醇（注意严重剥脱性皮炎的发生）、苯溴马隆［eGFR<25mL/（min·1.73m²）及患有肾结石的患者慎用］和非布司他（注意严重肝损伤的发生）。

1.5.5　慢性肾脏病肾脏替代治疗

CKD 患者进行肾脏替代治疗的指征是：eGFR 为 6～10mL/（min·1.73m²）、Scr>707μmol/L，并有明显尿毒症临床表现，且经其他方式治疗不能缓解。对糖尿病肾病可适当提前，当 eGFR 为 10～15mL/（min·1.73m²）时可进行肾脏替代治疗。血液透析和腹膜透析的疗效相近，但各有其优缺点，肾脏替代治疗的方式根据患者的具体情况决定。病情稳定并符合有关条件的患者可考虑进行肾移植术。

参考文献

[1] Caro J, Gutiérrez-Solís E, Rojas-Rivera J, et al. Predictors of response and relapse in patients with idiopathic membranous nephropathy treated with tacrolimus [J]. Nephrol Dial Transplant, 2015, 30 (3): 467－474.

[2] Chronic Kidney Disease Prognosis Consortium, Matsushita K, van der Velde M, et al. Association of estimated glomerular filtration rate and albuminuria with all-cause and cardiovascular mortality: a collaborative meta-analysis of general population cohorts [J]. Lancet, 2010, 375 (9731): 2073－2081.

[3] Di Angelantonio E, Danesh J, Eiriksdottir G, et al. Renal function and risk of coronary heart disease in general populations: new prospective study and systematic review [J]. PLoS Med, 2007, 4 (9): e270.

[4] Gansevoort R T, Matsushita K, van der Velde M, et al. Lower estimated GFR and higher albuminuria are associated with adverse kidney outcomes. A collaborative meta-analysis of general and high-risk population cohorts [J]. Kidney Int, 2011, 80 (1): 93－104.

[5] Guideline development group. Clinical Practice Guideline on management of patients with diabetes and chronic kidney disease stage 3b or higher (eGFR<45mL/

min）［J］．Nephrol Dial Transplant，2015，30 Suppl 2：ii1－ii142.

［6］ Levey A S，Coresh J．Chronic kidney disease［J］．Lancet，2012，379（9811）：165－180.

［7］ Levey A S，De Jong P E，Coresh J，et al．The definition，classification，and prognosis of chronic kidney disease：a KDIGO Controversies Conference report［J］．Kidney Int，2011，80（1）：17－28.

［8］ Liu Z H．Nephrology in China［J］．Nat Rev Nephrol，2013，9（9）：523－528.

［9］ Masson P，Webster A C，Hong M，et al．Chronic kidney disease and the risk of stroke：a systematic review and meta-analysis［J］．Nephrol Dial Transplant，2015，30（7）：1162－1169.

［10］ Muntner P，Anderson A，Charleston J，et al．Hypertension awareness，treatment，and control in adults with CKD：results from the Chronic Renal Insufficiency Cohort（CRIC）Study［J］．Am J Kidney Dis，2010，55（3）：441－451.

［11］ Perkovic V，Verdon C，Ninomiya T，et al．The relationship between proteinuria and coronary risk：a systematic review and meta-analysis［J］．PLoS Med，2008，5（10）：e207.

［12］ Stevens P E，Levin A，Kidney Disease：Improving Global Outcomes Chronic Kidney Disease Guideline Development Work Group Members．Evaluation and management of chronic kidney disease：synopsis of the kidney disease：improving global outcomes 2012 clinical practice guideline［J］．Ann Intern Med，2013，158（11）：825－830.

［13］ Stewart J H，Vajdic C M，van Leeuwen M T，et al．The pattern of excess cancer in dialysis and transplantation［J］．Nephrol Dial Transplant，2009，24（10）：3225－3231.

［14］ Vajdic C M，McDonald S P，McCredie M R E，et al．Cancer incidence before and after kidney transplantation［J］．JAMA，2006，296（23）：2823－2831.

［15］ Weng P H，Hung K Y，Huang H L，et al．Cancer-specific mortality in chronic kidney disease：longitudinal follow-up of a large cohort［J］．Clin J Am Soc Nephrol，2011，6（5）：1121－1128.

2　管理学在慢性肾脏病管理中的应用

2.1　管理学概述

2.1.1　管理学的概念

管理学是一门交叉性学科，于20世纪初兴起，主要对管理活动的基本规律和一般方法进行研究。管理学研究社会管理活动的现象及其规律，是随着现代社会化大生产的需要而产生的。管理学的目的：在现有的条件下，通过研究如何合理地组织和配置人、财、物等资源，从而提高生产力水平。

管理学拥有自己独立的研究对象，构建和发展了一套自己的理论体系，这个理论体系以管理的性质、方法、职能和过程为基本框架，并且对管理实践活动产生了很大的指导作用。只有掌握扎实管理的理论及方法，才能更好地指导实践，才能体现管理理论对管理实践的指导意义。

2.1.2　管理学的特点

同其他学科相比，管理学具有自己独立的特点：

1. 多科性或综合性。

从内容上而言，管理学涉及的范围极为广泛，包括管理思想、管理原理、管理方法等。从影响因素而言，它包括基本因素（生产力、生产关系、社会制度等）、自然因素及社会性因素（政治、法律、社会、心理）。同时，管理学同其他学科具有相关性，是一门综合性的学科。

2. 实践性。

管理与实践是相辅相成的，管理学的理论和方法来源于对实践经验的总结，同时管理学的理论又直接指导管理实践活动，为实践服务。

3. 历史性。

管理学是历史实践的产物，是对前人的管理实践和经验、管理思想和理论的总结。如果没有针对前人进行总结，人们将缺乏对管理学的理解和把握，从而难以运用及发展管理学。

4. 社会性。

管理的主体和客体针对的对象都是人，人生活在各种复杂的社会环境中，因此对管理活动的研究自然也离不开社会环境，同时管理必然要体现不同的生产关系和上层建筑的意志，这就决定了管理的社会性。

另外，管理学还具有一般性等特点。

2.1.3 管理学的研究内容、对象及方法

1. 管理学的研究内容。

管理学的研究内容可以从以下三个方面进行总结。

1）从管理的二重性来看：管理学主要研究与管理有关的生产力、生产关系及社会制度等有关问题。

2）从管理的历史性来看：管理学重点研究管理实践、管理思想及管理理论的形成、演变和发展的历史趋势及其规律。

3）从管理的过程来看：管理学重点研究管理活动中有哪些职能；研究在执行各个职能的过程中应该遵循的原理，采用的方法、程序及技术；研究在执行职能过程中会遇到的障碍和阻力，以及如何克服这些障碍和阻力。

2. 管理学的研究对象。

根据管理的二重性，广义的研究对象主要包括生产力、生产关系和社会制度三个方面。狭义的研究对象主要包括管理原理、管理职能、管理方法、管理者和管理历史等。

3. 管理学的研究方法。

1）比较研究法：该方法指通过研究不同管理理论或管理方法，从中找出异同点，总结这些理论、方法的优劣，从而归纳出其中具有普遍指导意义的管理规律。

2）定量研究法：该方法指通过把握管理活动与管理现象之间存在的数量关系，从而找出数量规律。

3）历史研究法：该方法的本质是将前人的思想、理论、实践加以总结及提炼，概括出具有普遍规律性的理论，实现古为今用。

4）案例研究法：该方法指系统分析、整理现实生活中发生的典型管理事例，从而学习管理原则及提高管理技能。

5）理论联系实际的方法：该方法的核心是将理论运用到实践中，再从实践中验证理论，从而总结出新的理论和方法。

2.1.4 管理学的未来发展趋势

管理学的实质是研究管理活动中外部环境、内部条件和管理目标这三者之间的动态平衡。相对而言，管理活动的内部条件及管理目标是基本不变的，变化的是外部环境。因此，管理学不是一成不变的，而是在动态地发展。管理学的未来发展趋势如下：

1）管理学对人性的假设由经济人、社会人、决策人假设向复杂人假设转变。

2）管理职能由计划、组织、控制等向信息职能延伸。

3）未来管理学发展的主旋律仍然是创新，包括：①管理视角的创新。②管理内容的创新。③管理方法的创新。

2.2　管理学工具在慢性病管理中的应用举例

2.2.1　管理学工具简介

管理学拥有自己独立的研究对象，构建和发展了以管理的性质、方法、职能和过程为基本框架的理论体系，对管理实践产生了巨大的、积极的指导作用。但是管理能否成功，与是否能够采取恰当的方法、使用有效的工具、充分利用环境的影响等密不可分。当前全球的企业管理者都在使用管理学工具，所谓管理学工具指一定的整理归纳工作思路的方式方法，是常规化解决问题的系统，它可以使组织的协调、控制、计划和指挥行为常规化。此外，管理学工具具有具体性，也就是具备一种可辨识的形式，因此工具可以在管理中反复地被使用，常用的管理学工具如下。

2.2.1.1　SWOT 分析法

SWOT 分析法即态势分析，其中 S 是优势（strengths）、W 是劣势（weaknesses）、O 是机会（opportunities）、T 是威胁（threats），主要指将同研究对象密切相关的内部优势、劣势及外部机会、威胁等列出来，用系统分析的方法将各因素相互匹配，然后进行分析，从而得出相应的结论，然而，使用这种方法得出的结论常常会存在一定的主观性。

当前已有医院将该分析方法运用于医院医疗联合体的发展分析，帮助正确认识自身的优势、劣势，以及分析目前所面临的威胁及相关政策等机遇，进而把握机会、应对挑战，科学建立医疗联合体。

2.2.1.2　PDCA 管理循环

PDCA 管理循环在 20 世纪 50 年代由美国质量管理专家戴明提出，故又称为"戴明环"。该方法具有运转科学、严谨的特征，是一种用于质量管理工作的循环，对于各种管理均适用，已被国内外多个行业证明是一种有效的方法。PDCA 循环包括 4 个阶段：①计划阶段（plan），收集资料，拟订计划，提出问题，分析原因，找出主要问题，确定管理目标，提出实施方案。②实施阶段（do），根据计划的具体内容实施方案。③检查阶段（check），检查计划实施情况，分析其进展，找出存在的问题。④处理阶段（action），将找出的问题进行标准化，提出未解决的问题，进入下一个 PDCA 循环。PDCA 的 4 个阶段构成了一个周而复始、环环紧扣、不断上升的过程。

PDCA 管理循环广泛运用在护理工作中，协助护理质量、医疗水平的提高。比如在重症监护病房（ICU）中，由于患者危重及抵抗力低下等原因，耐药菌广泛存在，某医院护士长带领科室护士，在 ICU 耐药菌管理中使用 PDCA 管理循环，对 ICU 中使用有创呼吸机患者的院感报告进行分析，发现与护理工作有关的主要因素，进而制订规范的消毒隔离计划并执行，使 ICU 患者中多重耐药菌检出率明显下降，从而减少院内感染，提高医疗质量。

2.2.1.3　5W2H 法

5W2H 分析法的全称为七和分析法，也称为设问法，是根据 7 个疑问词从各个不同的角度创新思路的设计思维方法，具体说来包括以下几个方面，①Why：为什么？②What：是什么？③Where：在哪里做？④When：什么时机最适宜？⑤Who：谁？谁来完成？⑥How much：数量如何？⑦How to：怎么做？

该分析法的宗旨是：归纳问题，然后抓住本质。其中本质包括客体本质（what）、主体本质（who）、存在的时间形式（when）和空间形式（where）、存在的原因（why）、影响的程度（how much）等。5W2H 分析法能为企业的决策制定以及活动的开展提供有效的依据；能做出准确的界定，并十分清晰地表达出问题，从而提升工作效率；可以精准挖掘事物的核心，找出其主骨架，使分析与认识过程更具条理性与全面性。

2.2.1.4　SMART 原则

SMART 原则即明确性（specific），衡量性（measurable），可实现性（attainable），相关性（relevant），时限性（time-bound）。该原则被称为目标制定的"黄金准则"。依据该原则设置目标的特点主要表现在 5 个方面：目标明确，可以用具体语言清楚说明；目标可衡量，目标可以用确实的数据进行衡量；目标可以接受、可实现，目标在执行过程中可被执行人所接受；目标切合实际，目标在实际操作中是可行、可操作的；目标的达成有明确的时间期限，应在规定时间内完成任务目标。

现阶段，SMART 原则较为广泛地被用于医院绩效的管理及医护人员对患者依从性等的管理中，常常同 PDCA 管理循环联合起来用于持续质量改进。应用 SMART 原则进行健康教育，需要为患者进行有目标、有计划、专业而系统的讲解，并回答患者与疾病相关的疑难问题，让患者更加系统地了解疾病及注意事项，从而更好地配合医护人员的治疗，提高医疗质量，同时应促进护士进行自身基础知识和专业知识的学习，进而提高自身的专业素养。

2.2.1.5　时间管理法

时间管理的目的是提高时间利用效率及有效性。最初，时间管理主要应用于商业活动和工作活动中。20 世纪 90 年代开始，时间管理被用到医疗护理领域，迄今为止，时间管理法已经广泛地被用于医疗护理行业中，使医疗护理工作的效率在一定程度上有所提高。时间管理常用方法有以下几种：①ABC 时间管理法。②艾森豪威尔十字时间计划法。③生理节奏法。④20/80 时间管理法。⑤日程表时间管理法。例如，某医院将 ABC 时间管理法运用到新生儿 ICU 的护理工作中，增加了护士的专科护理时间和健康教育时间，护士的护理记录、护理质量等有所提高，最终工作效率和工作质量得到了提升。

2.2.1.6　工作分解结构

工作分解结构（work breakdown structure，WBS）以可交付成果为导向，将工作逐层分解。创建 WBS 是将项目工作和项目可交付成果分解成较小的、便于管理的组成部分的过程。WBS 由 3 个关键元素构成：①工作（work）。②分解（breakdown）。③结构（structure）。

2.2.1.7 二八定律

二八定律也称为巴莱多定律，该定律提出，在任何一组事件中，最重要的只占其中的 20%，其余 80% 是次要的。二八定律告诉我们，不要平均地看待、分析和处理问题，在企业经营及项目管理中要抓住重要的部分，作为领导人，要对工作进行分类分析，把主要的精力花在关键问题的解决上。近年来，该定律也越来越多地被用于医疗护理管理中，以提高医疗护理质量、维护良好的医患关系。

2.2.2 以 PDCA 管理循环为例，阐述管理学工具在慢性病中的应用

慢性病即非传染性慢性疾病（noninfectious chronic disease，NCD），指不构成传染、通过长期积累形成疾病损害的疾病的总称。它不是特指某一种疾病，而是一类疾病的概括性总称，具有病因复杂、缺乏确切的传染性生物病因证据、起病隐匿、病程长、病情迁延不愈等特点，在我国患病率高、知晓率低、治疗率低、控制率低，常见的慢性病有心脑血管疾病、糖尿病、CKD、肿瘤、慢性呼吸系统疾病等。

随着生活水平的逐渐提高及饮食结构的改变，心脑血管疾病、代谢性疾病等慢性病正在危害着人类的健康，怎样才能更好地防控慢性病呢？总的来说，我们应该首先了解慢性病的相关因素、特点，选择恰当的方法、使用有效的工具、充分利用环境的影响，并且结合个体化治疗的方案来逐步实现慢性病的一级预防、二级预防、三级预防，对各阶段的慢性病进行防控，为患者减轻负担，为国家节约医疗资源。

在使用管理媒介的同时，我们也可以利用很多管理学工具共同进行慢性病的管理，如将 PDCA 管理循环用于对血液透析患者血磷的管理。前面我们已经提到，PDCA 管理循环包括 4 个阶段（表 1-1），即计划阶段（P）、实施阶段（D）、检查阶段（C）、处理阶段（A）。对于血液透析患者而言，心脑血管并发症仍然是其死亡的主要原因，而钙磷水平不达标将导致血管钙化，引起心脑血管并发症的发生。首先拟订计划，随后血磷管理小组的各成员需要了解什么是血磷、目前血磷达标的范围、国家及地区要求的达标率是多少、怎么计算血磷的达标率等基础知识，并协商统计目前血液透析室血磷达标率是多少，确定选题是否有意义、是否值得进行专项管理。

表 1-1　PDCA 管理循环表

步骤		××××年××月					负责人	记录人	地点	品管工具
		1周	2周	3周	4周	5周				
P	主题选定									评价表
										亲和图
										头脑风暴
	计划拟订									甘特图
	现状把握									流程图
										柏拉图
										查检表
	目标设定									直方图
	解析									柏拉图
										头脑风暴
										鱼骨图
	对策拟订									评价法
										头脑风暴
										系统图
D	对策实施与检讨									直方图
										查检表
C	效果确认									雷达图
										柏拉图
										直方图
	标准化									流程图
A	检讨与改进									头脑风暴

拟订计划后，血磷管理小组成员进行协商，调查导致血磷不达标的可能原因，若通过排查，发现血磷不达标的主要原因是大部分患者没有正确使用磷结合剂及低磷饮食。即可设定一个目标，如血磷达到省质控标准。为了达到这个目标，针对可以控制的因素，小组成员共同解析导致患者没有正确使用磷结合剂及低磷饮食的原因（图 1-1）。

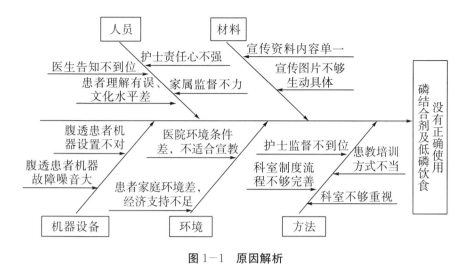

图 1-1 原因解析

原因分析后，小组人员对以上所有原因进行深度解析及验证，找出导致患者未正确服药及未按要求进食的原因，如护士专业知识的缺乏、宣传形式单一、患者获取知识途径少、医护人员监督不到位等，然后制订整改方案及对策（图 1-2）。

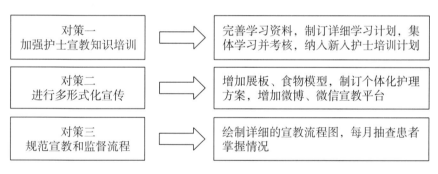

图 1-2 对策拟订

以上是计划阶段，计划拟订后进入实施阶段，即进行对策的实施和检讨，切实落实到行动中，如由医护人员、营养师进行患者教育培训、对患者进行血磷相关知识的考核及检验，帮助患者正确使用磷结合剂及低磷饮食。方案实施后，小组人员通过雷达图、直方图等进行效果确认，即检查阶段，确认以上对策实施后是否达到开始的拟订目标，如果达到拟订目标，那么表示对策是可行的，可以制订针对科室患者的教育规程，即处理阶段；如果通过以上对策未达到拟订目标，那么进入下一轮循环，再次进行原因分析，持续医疗质量改进。

2.3 慢性病管理新模式介绍

慢性病有以下特点：患病率高、死亡率高、知晓率低、控制率低、疾病经济负担重，目前已经成为重要的公共卫生问题。目前慢性病主要包括心脑血管疾病、糖尿病、恶性肿瘤、慢性呼吸系统疾病、CKD 等。

世界各国均非常重视慢性病的管理工作，并通过此项工作降低了死亡率、减少了医疗费用的支出，在改善了患者的治疗效果的同时，也节约了社会资源。我国政府目前也把慢性病的管理作为重点工作来开展，制订了一系列极具可行性的工作计划，也开展了国际合作项目，但一个整合的、协调的慢性病防治体系尚未完全形成。

慢性病管理（chronic disease management，CDM）指从事慢性病专业的医师和护理人员，为了延缓病程进展、避免并发症、降低伤残率、延长患者寿命、提高患者生活质量，进而帮助患者回归社会并且降低医疗费用而采取的全面、连续、主动、科学的管理模式。目前我国慢性病管理主要存在以下模式。

2.3.1 一体化管理模式

一体化管理又称为综合管理或整合管理，指将公共要素整合在一起，使两个或三个体系在统一的管理构架下运行的模式。一体化管理模式是慢性病管理工作中一种互动的、连续的、综合的管理模式。过去的医学模式是传统生物医学模式，目前正在向生物－心理－社会医学模式转变。过去以疾病为中心的诊疗模式也需要向当前以健康为中心的诊疗模式进行转变，进而才能实现呵护生命全周期的目标。因此构建慢性病一体化管理模式变得尤为重要。世界卫生组织（WHO）提出的针对慢性病防治的医疗体系应包括患者、家庭、医疗队伍、社区合作者，上述群体均参与一体化管理模式的构建。做到一体化管理需满足：①医疗卫生系统－社区－患者及其家庭－志愿者一体化；②预防－治疗－随访－监控一体化；③药物－饮食－社区治疗一体化；④相关疾病综合防治一体化。

在医疗卫生系统－社区－患者及其家庭－志愿者一体化管理模式中，社区是中心纽带，将医疗卫生系统、志愿者、患者及家庭有机地联系在一起，并通过互联网技术，充分发挥社区医院及综合三甲医院的特点，真正实现慢性病管理的实时和网络化。

2.3.1.1 社区医院的特点

（1）与社区居民紧密接触，有条件对本社区人群健康进行长期动态跟踪。

（2）医院某些条件可能较差，医护人员主体是全科医师而非专科专家，虽然解决疑难病症能力有限，但可以对一般慢性病进行管理与调控，同时筛查出疑难病症，及时送往综合三甲医院。

结论：社区医院可对一般慢性病进行日常管理。

2.3.1.2 综合三甲医院的特点

（1）医疗条件好，专业细分，专家资源强大，有能力处理疑难病症。

（2）患者较多，患者看病的时间很有限，很难对慢性病患者进行全面长期的跟踪管理。

结论：综合三甲医院适合对疑难病症进行治疗，同时培养基层社区医师。

2.3.2 以患者为中心的家庭医疗模式

以患者为中心的家庭医疗（patient-centered medical home，PCMH）模式是一种在

信息系统支撑下形成的先进医疗模式，其目标是建立健全初级卫生保健体系，以求达到更优的医疗服务、更高的健康水平以及更低的成本。

PCMH 模式包含 5 个特点：①以患者为中心。②综合服务。③协调合作。④服务可及。⑤重视质量与安全。

PCMH 模式的改革和创新主要依赖以下几方面的支持。

1. 人力资源。

此医疗模式涉及众多专业人员，强调小组化作业，小组成员包括家庭医师、专科医师、护士、营养师、药剂师、康复治疗师及信息技术人员。参与者需要根据 PCMH 模式的特点和要求来为患者提供服务。

2. 电子信息技术。

电子信息技术始终贯穿在 PCMH 模式的各个环节，通过电子信息技术实现数据化管理，建立电子病历系统以及网络电话咨询系统，使治疗过程中患者的所有信息均可通过电子信息技术得到存储及共享，实现医院-社区-家庭的无缝对接，进而保证医疗服务质量，提高沟通效率，使该模式能快速、高效地运转。

3. 资金。

为保障 PCMH 模式的顺利推广，应及时进行健康教育培训、设备更新、人员培养，这些都需要充足的资金投入。

4. 支付方式改革。

在该模式下，医护人员劳动报酬的支付标准也由以前按项目、按人头的支付方式转变为以团队贡献、服务质量及满意度为衡量指标的支付方式。这样能够避免费用过高、服务不足等问题。

PCMH 模式的工作流程及效能：患者或健康者加入，登记注册。诊所或社区医疗机构档案管理员进行健康档案信息录入（一般信息、病史、生活习惯等），上传资料。专业医疗团队评估健康状况和风险，提出解决方案。各级医师协同，分析哪些是主动服务对象，要提供什么服务。制订服务计划，达成医患共识。基层团队执行计划，监督团队根据执行情况，调整沟通方式（短信、电话、邮件、网络视频、家访、来院等）。帮助患者寻求支持（政策、保险、支付方式）。研究改进计划（合理化分工、优化流程）。

该模式通过减少医院对急诊病房的投入及通过为慢性病患者提供更高效的医疗服务而节约医疗费用。此模式突出的特点是各级医师在获取患者详细病情信息的基础上共同为患者诊治，进而实现了这些医师之间的团队协作，并且有效地解决了患者看病难、看病贵的难题，优化了医疗资源的分配。但是此医疗模式的开展及顺利运行需要先进的信息网络系统支持，并且需要庞大的医疗体系支援，甚至需要大型综合医院及周边社区医院的共同协作，普通社区服务中心难以独立开展。

2.3.3 慢性病自我管理模式

2.3.3.1 概述

慢性病自我管理（chronic disease self-management，CDSM）模式指患者在医护人员的帮助下，通过一系列科学的自我管理来实现慢性病控制，其本质是一类患者健康教育项目。该模式通过专业的针对患者的健康教育，让患者掌握慢性病自我管理过程中所需知识、技能，从而实现以患者为主导的、依赖医师支持和帮助的慢性病管理。目前，慢性病自我管理是一项重要的卫生服务策略，自我管理的疾病主要包括高血压、糖尿病、冠心病、CKD 等。

2.3.3.2　理论基础

1. 社会认知理论。

社会认知理论认为个体因素（认知、情绪和生物因素）、环境因素（社会环境和物理环境）和行为三者之间是相互作用、相互影响的。自我效能感是社会认知理论的核心概念，它通过影响健康行为、情绪和态度来影响人体健康状况和生活质量。

2. 自我效能理论。

是从社会认知理论中独立出来的一种理论，以自我效能作为其核心概念。自我效能是指个体对自己执行某一特定行为的能力的主观判断，也就是指个体对自己执行某一特定行为并达到预期结果的能力的自信心。作为一种诠释人类行为的理论，自我效能理论从全新的角度揭示了人类行为的形成与维系机制，它与人类实践的各个领域都有密切关系，诸如学校教育、临床治疗、职业活动、管理、体育运动等领域。而慢性病自我管理中自我效能是行为动机、健康和个体成就的基础。因为绝大多数慢性病都无法通过临床治疗而治愈，因此需要患者主动进行自我管理及保健。为此患者必须掌握自我管理的知识、技能和信心。

2.3.4　群组看病模式

在慢性病领域中，群组看病模式被当作是一种卫生服务系统的再造，其创新点在于使初级卫生保健的提供方式得到改变。群组看病模式有效地把看病和自我管理支持结合在一起，从而做到一次性地满足慢性病患者多层次的需求，并且在群组看病的过程中还可以利用同伴之间的相互支持和鼓励，促进交流与互动。

群组看病模式作为一种全新的慢性病管理实践模式，目前尚没有统一的规范和流程，它的设计可以因为特定的团队及组织、实施的人群、医疗服务系统特点而不同，形式上灵活多变。群组看病模式主要以参与患者的人群特点、群组的大小、实践团队的人员组成、群组看病的频率、初级保健内容、健康教育的形式和内容等为主要特征，其实践团队包括医师（需要具有处方权）、职业护士、药剂师、心理医师、营养师、康复理疗师等。一般来说，一个群组的人员数量不宜过多，以 3～30 人为宜，持续时间一般为 60～180min。对于初级保健，它的内容可以包括患者一般情况、体格检查、诊断性检查（如测血压、血糖）、转诊、联合用药。针对健康教育而言，群组看病模式的健康教育过程是以患者为中心的，患者及医务工作者之间是互动的，健康教育的内容可以由研究机构设定，也可以借鉴基于证据的自我管理小组教育的内容，而并非传统的说教式健康教育。

2.3.5　慢性病照护模式

慢性病照护模式涵盖 6 个因素，包括健康系统、自我管理支持系统、传递系统、社区、决策支持以及临床信息系统。2003 年，此模式基于预实验和众多证据，增加了文化能力、患者安全、照护协调性、社区政策和个案管理等因素。

国外研究者对慢性病照护模式的干预内容进行分类，包括服务系统设计、自我管理支持、决策支持、临床信息系统、社区、健康照护组织等。一些研究发现，慢性病管理质量的提高与慢性病照护模式涉及的领域密不可分。

参考文献

[1] Jaber R，Braksmajer A，Trilling J S. Group visits：a qualitative review of current research [J]. J Am Board Fam Med，2006，19 (3)：276－290.

[2] Kuzel A J. Ten steps to a patient-centered medical home [J]. Fam Pract Manag，2009，16 (6)：18－24.

[3] Preventing chronic diseases：a vital investment [R]. World Health Organization，2005.

[4] Riley S B，Marshall E S. Group visits in diabetes care：a systematic review [J]. Diabetes Educ，2010，36 (6)：936－944.

[5] Watts S A，Gee J，O'Day M E，et al. Nurse practitioner-led multidisciplinary teams to improve chronic illness care：the unique strengths of nurse practitioners applied to shared medical appointments/group visits [J]. J Am Acad Nurse Pract，2009，21 (3)：167－172.

[6] 安德泽杰·胡克金斯基. 管理宗师：世界一流的管理思想 [M]. 王宏方，译. 大连：东北财经大学出版社，1998.

[7] 蔡蕊，蔺波. SMART 原则应用于护理临床带教中的探讨 [J]. 当代护士 (下旬刊)，2015 (7)：162－163.

[8] 陈华琴. SWOT 分析法在医院医疗联合体发展中的应用 [J]. 现代医院管理，2013，11 (6)：38－40.

[9] 邓淑红，程淑华，万丽霞. PDCA 循环法在控制 ICU 有创呼吸机使用患者多重耐药菌中的应用效果 [J]. 中国当代医药，2014，21 (32)：155－157.

[10] 哈罗德·孔茨，海因茨·韦里克. 管理学 [M]. 9 版. 郝国华，金慰祖，葛昌权，等译. 北京：经济科学出版社，1995.

[11] 亨利·明茨伯格. 管理工作的本质：珍藏版 [M]. 方海萍，等译. 北京：中国人民大学出版社，2012.

[12] 黄蔚萍，敖莉，刘玲，等. 三级质量控制体系联合 PDCA 在二甲医院等级评审中的应用效果 [J]. 中华现代护理杂志，2014，49 (17)：2149－2151.

[13] 加雷思·琼斯，珍妮弗·乔治. 管理学基础 [M]. 黄煜平，译. 北京：人民邮电出版社，2004.

[14] 克罗戴特·拉法耶. 组织社会学 [M]. 安延，译. 北京：社会科学文献出版社，2000.

[15] 李俊花. PDCA 在护理工作中的应用研究进展 [J]. 天津护理，2017，25 (1)：91－92.

［16］刘明珠，戴淑芬，贾振全. MBA 联考管理考试疑难解析与全真模拟试题 ［M］. 北京：北京大学出版社，2003.

［17］洛特尔·J. 赛伟特. 把时间花在刀刃上：赛伟特最佳时间管理锦囊妙计 ［M］. 19 版. 樊渝杰，徐颖，译. 北京：民主与建设出版社，2002.

［18］莫敏玲. ABC 时间管理法在 NICU 护理工作中的应用效果观察 ［J］. 中华全科医学，2015，13（5）：839－841.

［19］芮明杰. 管理学：现代的观点 ［M］. 上海：上海人民出版社，1999.

［20］斯蒂芬·P. 罗宾斯. 管理学 ［M］. 4 版. 黄卫伟，孙建敏，闻洁，等译. 北京：中国人民大学出版社，1997.

［21］王春利，李大伟. 管理学基础 ［M］. 北京：首都经济贸易大学出版社，2001.

［22］吴佳莹. Smart 原则在医院岗位综合目标管理中的应用 ［J］. 现代医院，2013，13（5）：1－3.

［23］谢妙芳. 基于 PDCA 循环法的人力资源培训 ［J］. 价值工程，2010，29（19）：51－52.

［24］许庆瑞. 管理学. ［M］. 北京：高等教育出版社，1997.

［25］杨文士，张雁. 管理学原理 ［M］. 北京：中国人民大学出版社，1994.

［26］尤桂凤. 护理管理时间分配探讨 ［J］. 中国误诊学杂志，2007，7（26）：6269－6270.

［27］曾学军，王芳，沙悦，等. "慢性病管理"专家主题研讨 ［J］. 中国全科医学，2016，19（29）：3517－3523.

［28］张丽丽，董建群. 慢性病患者自我管理研究进展 ［J］. 中国慢性病预防与控制，2010，18（2）：207－211.

［29］中共中央马克思恩格斯列宁斯大林著作编译局. 马克思恩格斯全集：第23卷 ［M］. 北京：人民出版社，1972.

［30］周健临，唐如青，等. 管理学教程 ［M］. 上海：上海财经大学出版社，1999.

［31］周三多. 管理学 ［M］. 3 版. 北京：高等教育出版社，2010.

2.4 慢性肾脏病管理的主体

2.4.1 慢性肾脏病与管理

随着病情的进展，残余肾功能逐渐下降，肾功能呈现加速丢失的趋势，越到后期肾功能丢失越快，随之而来的并发症也逐渐增多，所以早期的保护和干预远比后期治疗重要。

但是，目前 CKD 的早诊早治工作不甚理想。其原因主要有两方面：一方面，CKD 起病隐匿，早期无明显的症状，有些患者仅表现为轻度的眼睑水肿、久坐后胫前水肿或夜尿增多；有的患者可能有食欲下降、乏力、头昏等其他系统症状，这些表现也不一定持续存在，常常表现为阵发或偶发；有些患者甚至毫无症状。所以患者容易忽略这些不适，错过早期诊断、治疗的时机。另一方面，健康素养不足也是导致 CKD 难以早发现、早诊断的重要原因之一。刘兆炜等采取多阶段分层随机抽样的方法，于 2008 年抽取 3509 名四川省居民进行问卷调查，结果显示，调查对象的健康素养具备率为6.49%，其中基本健康知识与理念素养具备率为 13.60%，健康生活方式与行为素养具备率为 8.70%，基本技能素养具备率为 11.42%，科学健康观素养具备率为 31.84%，传染病防治素养具备率为 15.20%，而慢性病防治素养具备率仅 6.54%。2015 年 12 月30 日，原国家卫生计生委办公厅印发了《中国公民健康素养——基本知识与技能（2015 年版）》，提出现阶段我国城乡居民应该具备的基本健康知识和理念、健康生活方式与行为、健康基本技能，是各级卫生计生部门、医疗卫生专业机构、社会机构、大众媒体等向公众进行健康教育和开展健康知识传播的重要依据。

因此，提高高危人群的健康素养、增加高危人群健康查体的频率是 CKD 管理的重要工作之一。

2.4.2　慢性肾脏病管理团队的组建、团队人员的角色及任务

现代医学快速发展，医师仅凭自身完成疾病的诊断、治疗、康复、预防等全方位工作已不可能，为达到有效管理疾病的目的，管理团队应运而生。CKD 管理团队包括团队领导者和团队成员，如临床医师、护士（包括专职患教护士）、康复治疗师、心理医师、营养师等专业人员。领导者即是管理者，是疾病管理的主体，团队成员在接受领导者管理的同时，又是具体疾病（如 CKD）的管理者。某个具体疾病的管理主体包括团队的领导者和团队成员，这就是管理主体的全员性。除了全员性的特点，管理主体还有阶层性和部门性。阶层性是指从卫生政策制定部门到大型医疗结构，再到基层医疗机构，管理主体在管理活动中的任务和工作是不同的。部门性是指管理主体分属不同领域，他们需要互相协调配合，共同参与管理工作。

CKD 管理团队的工作内容包括：①对 CKD 高危人群进行健康管理，以早期发现、早期积极治疗，降低 ESRD 的患病率。②以患者为中心，进行跨专业团队合作，制订不同的管理方案及随访计划。③建立随访档案，定期总结数据，制订持续质量改进的计划。④总结管理经验，进行分享和传播，帮助区域内其他医疗机构组建 CKD 管理团队或帮助其他团队提高管理水平。总的工作目标是降低 ESRD 的患病率与提高 CKD 患者的生存质量。

虽然临床医师仍是 CKD 管理团队的核心，但其他专业人士的加入已弱化了临床医师的作用。随着医学技术的发展，团队的工作性质也发生了变化，除了传统的诊断治疗，临床医师更多的是进行卫生政策与医疗方案的协调、团队成员工作的分配和协作、督查其他团队成员的工作效能等。慢性病管理的专业医护人员可以从临床医师中脱离出来，成为一种新的职业。

CKD 管理团队中护士的工作与常规的临床工作有很大区别。临床工作中，护士的工作主要是执行医嘱，如抽血、配液、穿刺输液、观察记录病情等。而在 CKD 管理团队中，护士的主要工作是：①建立健康档案。收集整理患者资料，包括个人及家庭的基

本健康信息，进行随访登记，为患者的规范化治疗提供信息，也为流行病学调查、临床研究提供数据。②开展教育工作。患者的健康相关知识需要专人教导，且往往较为耗时，需要患教之间经常沟通建立信任，这么一来工作量就非常大，需要专门安排人员来完成，这类专职人员负责与患者沟通、制作书页、制作视频、督促随访等，以多种形式参与患者的疾病管理。③开展咨询工作。咨询内容包括解答患者对治疗方案、医疗保险的疑虑，以及解除患者对预后的担忧等。④开展协调工作。护士需要协助领导者协调管理团队内部成员之间的关系，协调管理团队与患者及家属的关系，减少医患矛盾。⑤根据工作需求，参与相关教学及研究工作。⑥专职患教护士需要学习营养知识，通过日常患教工作宣传营养知识，并监督、帮助患者执行营养处方，达到治疗的目的。

营养师同样是CKD管理团队中的重要组成部分。营养师的主要工作是帮助患者进行食物选择和搭配。这个问题看似简单，其实相当复杂，因为CKD患者的饮食和预后的关系密切。低蛋白饮食可减少蛋白质分解代谢物的生成和蓄积，从而减轻残余肾单位的高负荷，减少尿蛋白排泄，延缓CKD的进展。但低蛋白饮食容易带来蛋白质摄入不足，负氮平衡，致患者营养不良。除此之外，由于肾脏对体内电解质的调节能力下降，还需要限制钾、钠、磷、镁等电解质丰富食物的摄入，因而加大了食物的选择难度。如何在保证能量摄入足够的前提下，兼顾食物的口感和患者的饮食需求，这需要专业营养师的指导。

以上是基本的CKD管理团队人员配置情况，各单位根据自身工作需求和当地具体情况，还可加入软件工程师、统计学家、财会及医保专员等，合理配置资源，整合知识，发挥团队协同工作的优势。

2.4.3 慢性肾脏病管理团队人员的知识体系

传统的五年制临床医学教育的针对性和专业性不强，难以适应当前疾病谱变化、工种细化的需要，也不能满足慢性病管理的需要。本节内容所指的CKD管理团队人员，是指区别于临床医师和公共卫生管理人员的慢性病管理人员。他们具备跨学科的知识背景和基本素质，对他们的培养需要建立单独的知识体系和制定相应的人才培养计划。

当前，我国慢性病的网络化和信息化管理仍处于起步阶段。根据目前情况，要快速提高慢性病管理团队人员的专业素养，应同时从两方面着手。一方面，针对受过系统临床医学专业培训、从临床医师转行的人员，他们在管理、统筹等方面的知识较为欠缺，工作在慢性病管理的第一线，没有时间接受长时间系统训练，这类人可以通过参加继续教育项目、短期课程班、网络视频教学等完成培训。另一方面，医学院校应设置专门的慢性病管理人才的培养课程，对临床专业医学生进行预防医学、卫生管理学、卫生经济学及医学人文等慢性病管理知识培训，有条件的医学院校还可开设包含慢性病照护、慢性病管理的本科及硕士教育。

CKD管理相关的知识体系培训内容和方式如下。

2.4.3.1 管理学基本知识

运用管理学管理疾病和患者，提高工作效能和节约管理方资源，达到更高的质量控制水平，这是疾病管理的初衷。而管理学的基础知识体系、思维方法、管理学工具是授课的重点，通过对基础知识体系的学习，学生逐渐养成从管理学角度看待问题、分析问题的思维，学会使用成熟的管理学工具进行疾病和患者的管理，这是学习的要求和目的。

2.4.3.2 医学基础知识

第一步，系统地学习肾脏的解剖和组织学、生理和病理学等基础医学知识；第二步，学习常见肾脏疾病的概述和实验诊断学知识；第三步，学习CKD相关知识，这部分内容的教学应强调实用性，尤其突出管理要点，诸如患者常提的问题、患者需要掌握的知识及患者需要在家自我完成的内容等，而临床表现、诊断标准、治疗原则则并非学习重点。

2.4.3.3 沟通能力与技巧

CKD患者需要长期与CKD管理团队打交道。良好的医患关系可以有效防范医疗纠纷，获得良好的治疗效果。要做好医患沟通，一是建立信任，保障医疗措施的执行；二是患者教育，督促患者改变生活习惯和饮食习惯，利于疾病治疗；三是就容易发生医患纠纷的问题事先沟通，如费用、疗效以及检查治疗等，事先的沟通能够避免不满情绪蓄积和爆发。平时工作中建立的信任也有助于不良事件出现后医患之间的有效沟通。良好的医患沟通需要智慧，也可以通过训练获得技巧和能力。沟通方式包括语言沟通和非语言沟通，可细分为口头沟通、书面沟通、表情沟通、动作沟通、仪表沟通等。系统的培训有助于CKD管理团队人员掌握沟通技巧。

2.4.3.4 医疗文书写作

患者的个人信息、疾病信息、诊断、治疗经过等都需要准确记录并成档存放，以便查阅。档案的建立在本书后续章节将进行详细介绍。规范的书写和记录也是工作的基本要求之一。医疗文书是医疗过程的全面记录，是医师的诊断依据，是临床教学、科研、医院信息管理的重要资料，可体现医院的医疗质量、管理水平，反映医护人员的业务水平，也是医疗纠纷出现时司法鉴定的依据。除了病历，处方、申请单等的书写都在培训之列。

2.4.3.5 医学职业道德

医学职业道德指从事医学职业的人员在医疗卫生保健工作中应遵循的行为原则和规范的综合。医学职业道德要求从业人员遵循不伤害原则、有利原则、尊重原则和公正原则等基本原则。从业人员应在执业活动中，不断提高医学道德素养，养成良好的医学道德行为、习惯和风尚。在慢性病管理工作中，良好的职业道德是进行良好医患沟通和建立和谐医患关系的基础，也是从业人员必须具备的素养。

2.4.3.6 英语

医学英语和公共英语的学习是为了提升查阅文献、了解最新医学进展的能力，也是进行更广泛学术交流的前提，是一种基本技能。课程内的培训只是一种引导和启发，课时可以较少，因为该能力的提高需要利用大量非课堂时间进行文献阅读和英文应用。

2.4.3.7 社会实践

学生通过社会实践活动，能够检验学习培训效果，也能够在活动中发现不足，加以弥补。社会实践活动包括参加患者教育讲座、门诊和义诊、患者家访、电话随访、病案书写及整理等工作，在工作中运用知识，反过来形成记忆链强化所学的知识。这也是应用型人才培养成果的最终判断标准。

以上是 CKD 管理团队人员需具备的知识体系内容，实际工作中应视具体情况进行微调，将自身专业特点和 CKD 有机结合，跟踪相关专业的最新进展，更新自身的知识库，努力将工作做得更精更细。

2.4.3.8 培训方式

考虑到 CKD 管理工作涉及专业众多的从业人员，为保证 CKD 管理最终的成效，有必要进行统一的系统培训。

根据国内外相关经验，现将培训方式总结如下：

1. 课堂授课。

课堂授课是一种传统的传授知识的方式，优点较多，一是培训内容多、效率高、进度快，可以一对多地高效传播知识，学生在短时间内系统地学习大量知识；二是讲授者可以计划学习的内容、顺序，突出重点，直接指导每一位学生；三是学生之间相互激励，互相促进，同时接受不同讲授者教导，能够用较少的时间学习到较多的经验。当然，课堂授课也存在一些局限。一是学生学习过程很被动；二是课堂知识一般比较抽象，容易出现"高分低能"现象；三是没有实际应用致使记忆强化不足、记忆效率低下，授课时间过长也会影响记忆的效果；四是教学效果受讲授者水平影响大，不同讲授者的教学水平可能有较大的差距；五是难以贯彻因材施教的原则，不能充分照顾学生的个体差异。所以，在实施课堂授课时，应注意扬长避短。

2. 继续教育项目、基层医师培训项目、学术会议。

继续教育项目、基层医师培训项目、学术会议等是将有共同学习需求的学员集中在一起，短期内就一个专业方向的内容进行学习的培训方式。与课堂教学项目相比，知识点更细、内容更新、节奏更快，而且周期短，可以在一年内反复多次举办。时间和内容都更为灵活。

综上所述，课堂授课适宜于学习时间充足、基础较薄弱的学生，继续教育项目、基层医师培训项目、学术会议适宜于学习时间相对不充分、需要针对性更新知识的学生。

参考文献

[1] Jaber R，Braksmajer A，Trilling J S. Group visits：a qualitative review of current research [J]. J Am Board Fam Med，2006，19 (3)：276－290.

[2] Kuzel A J. Ten steps to a patient－centered medical home [J]. Fam Pract Manag，2009，16 (6)：18－24.

[3] Riley S B，Marshall E S. Group visits in diabetes care：a systematic review [J]. Diabetes Educ，2010，36 (6)：936－944.

[4] Watts S A，Gee J，O'Day M E，et al. Nurse practitioner－led multidisciplinary teams to improve chronic illness care：the unique strengths of nurse practitioners applied to shared medical appointments/group visits [J]. J Am Acad Nurse Pract，

2009，21（3）：167－172.

[5] 安德泽杰·胡克金斯基. 管理宗师：世界一流的管理思想［M］. 王宏方，译. 大连：东北财经大学出版社，1998.

[6] 蔡蕊，蔺波. SMART 原则应用于护理临床带教中的探讨［J］. 当代护士（下旬刊），2015（7）：162－163.

[7] 陈华琴. SWOT 分析法在医院医疗联合体发展中的应用［J］. 现代医院管理，2013，11（6）：38－40.

[8] 邓淑红，程淑华，万丽霞. PDCA 循环法在控制 ICU 有创呼吸机使用患者多重耐药菌中的应用效果［J］. 中国当代医药，2014，21（32）：155－157.

[9] 菲利普·科特勒，凯文·莱恩·凯勒. 营销管理［M］. 13 版. 王永贵，何佳讯，于洪彦，等译. 上海：格致出版社，2009.

[10] 哈罗德·孔茨，海因茨·韦里克. 管理学［M］. 9 版. 郝国华，金慰祖，葛昌权，等译. 北京：经济科学出版社，1995.

[11] 亨利·明茨伯格. 管理工作的本质：珍藏版［M］. 方海萍，等译. 北京：中国人民大学出版社，2012.

[12] 黄蔚萍，敖莉，刘玲，等. 三级质量控制体系联合 PDCA 在二甲医院等级评审中的应用效果［J］. 中华现代护理杂志，2014，49（17）：2149－2151.

[13] 加雷思·琼斯，珍妮弗·乔治. 管理学基础［M］. 黄煜平，译. 北京：人民邮电出版社，2004.

[14] 克罗戴特·拉法耶. 组织社会学［M］. 安延，译. 北京：社会科学文献出版社，2000.

[15] 李俊花. PDCA 在护理工作中的应用研究进展［J］. 天津护理，2017，25（1）：91－92.

[16] 刘明珠，戴淑芬，贾振全. MBA 联考管理考试疑难解析与全真模拟试题［M］. 北京：北京大学出版社，2003.

[17] 刘兆炜，李志新，张继昌，等. 2012 年四川省 15～69 岁居民健康素养水平调查分析［J］，2015，31（2）：209－212.

[18] 洛特尔·J. 赛伟特. 把时间花在刀刃上：赛伟特最佳时间管理锦囊妙计［M］. 19 版. 樊渝杰，徐颖，译. 北京：民主与建设出版社，2002.

[19] 芮明杰. 管理学：现代的观点［M］. 上海：上海人民出版社，1999.

[20] 斯蒂芬·P. 罗宾斯. 管理学［M］. 4 版. 黄卫伟，孙建敏，闻洁，等译. 北京：中国人民大学出版社，1997.

[21] 王春利，李大伟. 管理学基础［M］. 北京：首都经济贸易大学出版社，2001.

[22] 吴佳莹. Smart 原则在医院岗位综合目标管理中的应用［J］. 现代医院，2013，13（5）：1－3.

[23] 谢妙芳. 基于 PDCA 循环法的人力资源培训［J］. 价值工程，2010，29（19）：51－52.

[24] 许庆瑞. 管理学. ［M］. 北京：高等教育出版社，1997.

[25] 杨文士，张雁. 管理学原理 [M]. 北京：中国人民大学出版社，1994.

[26] 尤桂凤. 护理管理时间分配探讨 [J]. 中国误诊学杂志，2007，7（26）：6269 －6270.

[27] 曾学军，王芳，沙悦，等. "慢性病管理"专家主题研讨 [J]. 中国全科医学，2016，19（29）：3517－3523.

[28] 张丽丽，董建群. 慢性病患者自我管理研究进展 [J]. 中国慢性病预防与控制，2010，18（2）：207－211.

[29] 中共中央马克思恩格斯列宁斯大林著作编译局. 马克思恩格斯全集：第 23 卷 [M]. 北京：人民出版社，1972.

[30] 周健临，唐如青，等. 管理学教程 [M]. 上海：上海财经大学出版社，1999.

[31] 周三多. 管理学 [M]. 3 版. 北京：高等教育出版社，2010.

3 卫生经济学在慢性肾脏病管理中的应用

3.1 卫生经济学概述

卫生事业的发展是国家发展的重要组成部分，社会和经济的发展促进了卫生事业的发展，同时，卫生事业的发展对保障人民基本医疗和基本卫生服务需求、提高人民健康水平、促进社会和经济的发展发挥着重要的作用。各种经济活动与经济关系和医疗卫生服务之间存在着密切的联系。因此，学习和研究卫生服务过程中的经济问题，并且探索其中的客观经济规律，寻求解决问题的理论、方法、政策和措施，成为各国面临的重要任务，卫生经济学在这样的大背景下应运而生。

3.1.1 卫生经济学概念

卫生经济学属于经济学科，其研究对象是卫生服务过程中的经济活动和经济关系。卫生经济学研究的目的是揭示经济活动和经济关系的规律，并且最优地筹集、开发、配置和利用卫生资源，提高卫生服务的效益。同时，我们也将卫生经济学理论和方法作为分析和评价卫生服务投入与产出、制定卫生政策的主要工具之一。

3.1.1.1 研究内容

卫生经济学以卫生服务领域中的经济活动和经济关系为主要研究对象。其主要任务就是揭示经济活动和经济关系的规律，以便实现卫生资源的优化配置、提高卫生经济效益。

1. 研究卫生资源的开发。

提供卫生服务时使用的各种经济资源被称为卫生资源。内容包括人力资源、物资资源、财力资源及信息资源。卫生资源的开发不仅反映卫生部门的工作情况，而且反映社会经济发展对卫生事业的影响。由于卫生事业是劳动密集型和智力密集型行业，因此涉及卫生人力资源的开发，卫生技术的开发，卫生设施的建设，卫生信息的收集、整理、开发、利用等。

2. 研究卫生资源的合理筹集和分配。

卫生资源的筹集和分配是否合理关系到卫生资源是否得到充分发挥。有限的卫生资源怎样分配？合理的卫生资源分配制度是怎样的？在有关制度下如何兼顾效率与公平？这些问题都值得深入研究。

3. 研究卫生资源的最优使用。

卫生资源是有限的，因此要研究如何提高卫生资源的使用效率，使得有限的卫生资源投入获得最大的卫生服务产出。只有正确处理国家、集体与个人之间的经济利益关系，优化资源配置，制订和实施区域卫生规划，开展卫生机构成本核算和成本管理，才能达到最优使用卫生资源的目的。

4. 卫生服务产出的评价。

卫生资源的使用过程就是卫生服务过程。但是卫生服务的最终目的并不是使用卫生资源。其最终目的是发展生产力，并提高人民的健康水平和生活质量。卫生服务是健康投资，其效益应由人民健康水平的提高、社会经济的发展和人民福利的满足程度来评价与衡量。因此如何评价与衡量卫生服务的产出，是卫生经济学研究的重点。

5. 研究健康保障制度。

各国政府根据本国具体情况，努力建立各种形式的健康保障制度，预防疾病，减轻个人或家庭的经济负担。

6. 研究卫生经济活动与卫生经济关系。

卫生服务过程中有着大量的经济活动，存在各种各样的经济关系，研究其规律有利于促进卫生经济健康发展。

3.1.1.2 常用的卫生经济学分析方法

用于卫生经济学分析的三种常用方法为成本效果分析、成本效益分析和成本效用分析。近年来，卫生经济学的分析主要用于论证实施卫生规划方案、卫生政策、卫生技术措施等的经济效果，并对科学研究成果进行综合评价。

1. 成本效果分析。

主要内容是做成本的识别和测量。首先把跟项目有关的成本进行归集，成本归集完之后选择衡量效果的指标，如患病率、病死率、寿命年数等。然后考虑效果有没有贴现的问题，一般按照 3‰～5‰ 的贴现率来进行成本的贴现。分析方法有三种：成本相同的时候比较效果；效果相同的时候比较成本；如果成本和效果都不相同，则比较增量成本与增量效果的比率。

2. 成本效益分析。

成本效益分析的方法包括静态分析法和动态分析法。其中静态分析法包括简单的收益率分析、投资回收期分析、追加的收益率分析。静态分析法主要的优点是计算简单，主要的缺点是没有考虑贴现的问题，即没有考虑货币的时间价值。

3. 成本效用分析。

它是通过比较项目投资成本量和经质量调整的健康效益产出量，来衡量卫生项目和治疗措施的一种分析方法。该方法的应用条件包括：当生命质量是最重要的预期结果时；当生命质量是重要的结果之一时；当备选方案同时影响死亡率和患病率，而决策者希望将两种效果用同一指标反映时；当备选方案有各种类型的预期结果而需要评价人员用同一指标进行比较时。

效用的衡量指标主要有两种，即质量调整生命年（QALY）和伤残调整生命年（DALY）。主要的方法有评价法、文献抽样调查法等。

以上三种方法的成本归集方式都是一样的，区别在于怎么去衡量结果。成本效果分析主要用生理或临床上的指标来衡量结果，成本效益分析主要是用货币来衡量结果，成本效用分析主要是用生命质量相关的指标来衡量结果。

3.2 慢性肾脏病管理中的卫生经济学问题及策略

3.2.1 慢性肾脏病管理中的卫生经济学问题

卫生经济政策具有相对稳定性、目的性、导向性、延时变异性、相关性、权威性等特点。相关卫生经济学问题主要体现在效果、公平、效率三个维度。

3.2.1.1 效果维度

CKD 管理应达到的效果是提供一种高标准、高可及性、高满意度的医疗卫生服务。可以从两个层次分析此类效果：第一个层次是可以为广大 CKD 患者提供可靠的医疗技术服务，减轻患者痛苦，最大限度地降低医疗风险，防范医疗事故。第二个层次是根据CKD 患者的不同需要，为其提供个性化服务。不同的卫生经济政策将对卫生服务的质量产生不同的影响。在法制化不尽健全的情况下，过分依赖市场运作的卫生系统将严重影响卫生服务的质量和社会对医疗机构的信任，造成负面影响。

3.2.1.2 公平维度

卫生工作是社会保障工作的重要组成部分。因此卫生经济政策分析中的公平原则具有特殊重要性。CKD 管理中，公平主要表现在：①卫生资源的可得性，如透析床位的配比得当、透析技术的适时更新、CKD 管理概念的建立、医用材料的准备充分等。②医疗卫生资源的可及性，也就是说卫生服务的消费者在需要卫生服务的时候可以及时得到需要的卫生服务。③医疗资源的实际利用效率，简单来说是指某项卫生服务的覆盖面和覆盖率，是卫生服务的客观利用状况和实际利用状况的比较。

3.2.1.3 效率维度

卫生经济政策分析追求的目标之一是效率。经济效率是一个大概念，是一个由低级到高级、由微观到宏观的过程。

CKD 管理工作效率是最低层次、最微观的效率。它的研究内容包括每位医师每天诊疗的 CKD 患者人数、病床周转次数、出院患者平均住院日数等。

效率维度还包括卫生机构的单位成本，主要研究投入资源的机构成本与完成的工作量之间的关系。如 CKD 患者平均每次治疗用药的成本、平均每次透析的财务成本、出院患者的平均收费水平、医院平均每诊次的收费水平、新发 CKD 患者的平均诊治费用、平均每次手术的费用、平均每次检查的费用等。

3.2.2 提升慢性肾脏病管理质量的策略

3.2.2.1 效果维度

加大对 CKD 患者管理的财政投入，建立规范的 CKD 管理体系。增加相关投入，将重点地区、重点人群纳入监测，利用互联网对其进行实时监控和干预。

科学合理布局透析中心，鼓励透析中心社区化、连锁化经营。目前国家已经出台《血液透析中心基本标准和管理规范（试行）》，明确支持血液透析中心社区化、连锁化经营。具有资质的医疗机构应及时把握政策导向，积极申报建立独立血液透析中心，但独立血液透析中心的建立应在政府机构的管控下进行，以保证其建立的科学性、合理性，避免医疗资源的分布不均和无端浪费。

建立 CKD 患者筛查体系，及早防治。目前我国 CKD 患病率维持在 10% 左右，其中最终进入终末期的约有 30%，人口基数庞大。早期 CKD 的检出率并不高，这为CKD 的及早防治带来了障碍。及早建立针对早期 CKD 患者的筛查体系，对提高我国CKD 的预防和诊疗水平有积极意义。如可定期以基层卫生机构为单位，免费开展尿常规、尿微量白蛋白检查，数据实时上传，建立数据库，针对患者检出结果，由专业的患教团队向其提供专业的医疗生活指导。

3.2.2.2 公平维度

制定专门的 CKD 医疗保险制度。目前国内单独针对 CKD 患者的医疗商业保险制度还未成形，但市场需求量庞大，所以 CKD 医疗商业保险的推出是科学合理的，并能在一定程度上缓解政府财政压力。

建立规范的行为框架，在行为框架内开展 CKD 管理工作。所有医疗单位的诊疗活动、健康宣教都必须在框架内开展，框架的缺失必然造成公平的缺失。

成立医疗消费者协会，保护医疗消费者的正当权益，通过健康教育和对医疗服务行业进行评估与审计，提供关于医疗费用、医疗质量以及治疗结果的信息，从而优化市场运行情况。

3.2.2.3 效率维度

优化 CKD 管理流程，建立科学的行业标准。CKD 管理是一个漫长而复杂的过程。不同医疗单位的管理水平也参差不齐，制定行业标准势在必行。

优化 CKD 报销制度，并在财政上予以倾斜。部分患者因为经济原因放弃治疗，从而达不到治疗的预期效果。因此财政可向这部分患者倾斜，针对性地优化报销制度，加大对困难地区、困难群众的扶持力度。

3.3 卫生经济学在慢性肾脏病管理中的应用及实证举例

3.3.1 慢性肾脏病的疾病负担研究

疾病负担指疾病（disease）、伤残（disability）和过早死亡（premature death）对整个社会经济及健康水平造成的压力。疾病负担也可以称作病伤负担，它包括病伤的流行病学负担和病伤的经济负担。《柳叶刀》杂志 2020 年公布的全球 CKD 流行病学报告显示，2017 年全球 CKD 患者人数达 6.975 亿，其中我国患者人数达 1.323 亿，CKD患者人数约占世界人口的 9.1%。在 2017 年，CKD 导致全球 120 万人死亡，较 1990 年增加了 41.5％。研究预计，到 2040 年，因 CKD 死亡的人数可能增至 220 万。

3.3.2 血流透析患者成本效益分析

近几年随着 CKD 患病率逐渐上升，其导致的全球医疗负担逐年上升。相关数据显示，英国 2009—2010 年的 CKD 医疗支出约为 14 亿英镑，占医疗卫生总支出的 1.3％。

我国不同研究对于肾透析服务成本的研究角度和计算范围各不相同。1994 年金春林等对我国肾透析服务的经济学问题进行研究，并对上海 4 所医院的 ESRD 治疗费用进行效果分析，将肾移植与透析患者住院费用进行比较，针对 ESRD 患者开展了治疗费用的分组分析，包括不同特征 ESRD 患者住院费用比较、肾移植和肾透析患者生存率的国内外比较、肾移植和肾透析患者的费用效果分析，是国内相对较早、比较全面的有关肾脏替代疗法的经济学评价研究。2002 年祝延红等从医院角度对透析服务项目费用进行成本核算，其计算方法是选择同时开展常规血液透析与腹膜透析的 2 个三级甲等医院和 2 个一级医院，调查 1999 年度各院透析成本。成本计量医院的直接医疗费用，价格为医院的进价。所有的成本按历年全国商品零售价格指数贴现为 1999 年度现值。

国内研究中对于透析成本的计算各不相同，如表 1－2。

表 1－2 国内对透析成本的部分研究列表

研究者及文献发表时间	研究角度	是否贴现	成本计算范围	评述
金春林等，1994 年	患者	各年度住院费用根据世界银行推荐的市场物价指数贴现为 1980 年现值	成本计量使用治疗总费用，包括患者因 ESRD 花去的住院费用、门诊费用和其他费用	没有计量直接成本和间接成本
祝延红等，2002 年	医院	所有成本按历年全国商品零售价格指数贴现为 1999 年度现值	成本项目的价格为医院的进价，固定资产的年折旧额按相关技术参数或有关规定的年限平均分摊，变动成本按当年发生的消耗量计算	文献如果能够从社会角度进行分析，则可以给患者和政府部门提供更进一步的决策信息
祝延红等，2003 年	患者	所有成本按历年全国商品零售价格指数贴现为 1999 年度现值	成本计量使用直接医疗费用，包括常规透析和伴发病治疗费用，以及住院治疗费用的分摊	没有计量直接成本和间接成本
文吉秋，2003 年	患者	不清楚	成本计量使用直接医疗成本，包括常规治疗及并发症治疗产生的门诊和住院费用	没有计量直接成本
陈民等，2004 年	社会	研究在 2003 年完成无须贴现	成本包括直接医疗成本、间接医疗成本及隐性成本	成本计量完全，成本－效用分析比较清晰

3.3.3 延展阅读

2017 年 4 月 1 日起施行的《医师执业注册管理办法》中的多点执业政策放宽是国内医师集团涌现的主要推动力之一。医师集团在这样的大背景下应运而生。

最先组建的是外科医师集团，因为依靠技术的外科医师对辅助设备和外在条件的需求相对较小，组建门槛低于其他科室。

其次组建的是皮肤科和口腔科医师集团，皮肤科和口腔科医师能依据医学影像信息完成 90% 诊断，门槛仅次于外科医师集团。而且这类医师集团将得到以人工智能图像识别等智能诊疗的直接帮助。

最后组建的是内科医师集团，内科医师对病情的判断需以生化及影像检查结果为支撑，因此内科医师集团建立的前提是第三方检验中心的建立和完善，国内第三方检验中心的发展是内科医师集团的发展前提。

4 慢性肾脏病管理团队及制度建设

4.1 慢性肾脏病管理团队构建及工作内容

4.1.1 慢性肾脏病管理团队构建

CKD 管理团队包括临床医师、护士（包括专职患教护士）、康复治疗师、心理医师、营养师等不同成员。

临床医师是 CKD 团队的核心，但其他专业人员的加入已大幅弱化临床医师的作用。临床医师除了完成传统的诊断治疗工作，还需要进行卫生政策与医疗方案的协调、分配和协作团队成员工作、核查其他团队成员的工作效能等。所以，传统的临床医师若要胜任此项工作，还需要进行更为专业的慢性病管理知识体系的相关培训。

护士在 CKD 团队中的工作和一般临床工作也有较大的区别。一般临床工作中，护士的工作主要是执行医嘱，如抽血、配液、穿刺输液、观察记录病情等。而在 CKD 团队中，护士的主要工作包括：

（1）建立健康档案，进行随访登记，收集整理患者资料，包括个人及家庭的基本健康信息，有利于患者信息管理及规范化治疗，以及为流行病学调查、临床研究提供数据。

（2）教育工作。由于患者病情通常较平稳，有接受健康知识教育的能力，也有接受健康知识教育的需求，通过教育可以逐渐提升患者对疾病的管理能力和管理水平，饮食习惯、生活方式、治疗方式等相关知识也都需要通过教育工作传递给患者。教育工作所需时间长，需要护士在教育工作中逐步取得患者的信任，再潜移默化地改变患者，这项工作工作量大，专业性也较高，由此衍生出了专职患教护士。专职患教护士的工作以健康卫生教育为中心，采取谈话、制作书页、制作视频、督促随访等多种形式，参与患者的疾病管理。

（3）咨询。临床医师一般应对一些专业性更强的咨询，常规的咨询需要护士经过培训后完成。咨询的内容包括就诊时间、就诊方式、监测频率、费用、医疗保险知识、预后等。

（4）协调工作。护士需要协助临床医师协调团队成员间的关系，协调团队成员与患者及患者家属的关系，减少团队成员与患者及患者家属的矛盾，满足患者个体化的需求，提高管理效率及改善管理成效。

康复治疗师负责康复评定、制订康复治疗处方，对患者进行功能恢复等相关治疗。康复评定是康复治疗的基础，包括运动功能评定、精神心理功能评定、社会功能评定、语言与吞咽功能评定等方面，没有康复评定就无法进行康复治疗。康复治疗包括运动疗法（PT）、作业疗法（OT）、语言治疗（ST）、心理治疗及我国传统康复治疗（针灸、推拿、按摩、食疗等）等。CKD患者患病时间长、平均年龄大，通过执行康复治疗师制订的心肺康复、运动康复等康复治疗计划，能预防严重并发症及功能障碍，对于帮助患者恢复功能、回归社会有明显益处。因此CKD管理团队中，康复治疗师不可或缺。

营养师同样是CKD管理团队中的重要组成部分。营养师的工作是解决食物的选择和搭配问题。在总能量达标的前提下合理安排各种营养素的摄入需要相当专业的知识，并且CKD患者的饮食和预后密切相关，如低蛋白饮食可减少蛋白质分解代谢物的生成和蓄积，从而避免残余肾单位的高负荷，减少尿蛋白排泄。除此之外，随着肾脏对体内电解质调节能力的下降，患者还需要限制钾、钠、磷、镁等电解质含量丰富食物的摄入。但强调低蛋白饮食甚至极低蛋白饮食容易带来蛋白质摄入不足，导致负氮平衡、营养不良，所以，如何在保证能量摄入足够的前提下，既满足低蛋白饮食、电解质合理摄入的要求，又兼顾食物的口感和患者的饮食习惯，需要专业营养师的指导。

4.1.2 慢性肾脏病管理团队工作内容

CKD管理团队工作内容包括：

（1）对CKD高危人群进行健康管理，以早期发现、早期积极治疗，降低ESRD的患病率。

（2）跨专业团队合作，以患者为中心，制订不同的管理方案及随访计划。

（3）有效地管理CKD，提升CKD管理品质。

（4）建立随访档案，定期总结数据，制订持续质量改进的计划。

（5）在工作中总结、分享和传播经验，影响并提高更多地区CKD管理团队的管理水平。

终极目标是降低ESRD的患病率与提高CKD患者的生存质量，该目标实现的前提是高质量的CKD管理。

4.2 专职患教护士在慢性肾脏病管理中的角色和职能

4.2.1 专职患教护士概述

专职患教护士指进行患者教育的专职护理人员。实施患教的目的是给予患者有针对性的健康指导，提高患者的依从性，延缓疾病的发展，减轻患者和社会的负担。专职患教护士的服务理念：全程守护，在CKD发展的不同时期给予患者不同的照护。根据照护内容不同，专职患教护士可分为CKD专职患教护士、腹膜透析专职患教护士、血液透析专职患教护士。专职患教护士在CKD管理中具有举足轻重的作用。

4.2.2　专职患教护士的准入及培训

专职患教护士有严格的准入制度，新入专职患教护士通过一系列的培训及考核，方可获得相应的患教资格。

4.2.2.1　新入专职患教护士准入制度

（1）学历要求：护理专业大专及以上学历。

（2）工作年限：具有 2 年及以上临床护理工作经验，CKD 专职患教护士需要具备从事血液透析、腹膜透析护理工作和患者教育工作的相关经验。

（3）熟悉肾病科理论知识、技能，全面掌握患者宣教相关的知识和技巧，并通过理论与实践考核。

（4）具有较强的亲和力，具有良好的沟通和表达能力，能够换位思考，为患者解决问题。

（5）具备良好的团队合作能力，性格开朗，热爱患教岗位。

（6）能够熟练掌握 Excel、PPT、Word 等办公软件，方便开展工作。

4.2.2.2　新入专职患教护士培训制度

为保证新入专职患教护士能够胜任本职工作，必须对其进行理论授课和示范培训。

（1）理论授课采用五日集中培训法。聘请资深专职患教护士、营养师、肾病科医师对新入专职患教护士进行宣教技巧、营养知识、肾病科知识等方面的培训。示范培训时可模拟患教场景，融合患教知识和技巧。

（2）考核方式：理论考核占 30%，实践操作考核占 70%。实践操作考核选取真实患者，进行一对一的患教工作，由科室主任、护士长、患教组长、CKD 管理团队组长、患者现场试听评分，检验患教效果。总分为 100 分，90 分以上为优秀，80~90 分为合格，低于 80 分为不及格。

4.2.2.3　专职患教护士再培训

专职患教护士在从事患教工作后，可以通过再培训来提高专业技能。再培训方式可分为内部培训和外部培训。内部培训包括患教大赛等，可促进专职患教护士专业技能的提高。外部培训包括与有 CKD 管理经验的团队进行交流学习，参加 CKD 管理学习班，和同行进行探讨。

4.2.3　专职患教护士开展患教工作的方法

专职患教护士开展工作的形式多样，各形式相互补充，才能获得良好的患教效果。

（1）健康教育形式多样：一对一，一对多，专题健康教育讲座。

（2）信息公布、医患交流平台多样：患者 QQ 群、微信群、专题公众号、微博、网页等。

（3）宣传资料形式多样：海报、展板、食物模型、纸质宣传资料等。

（4）随访方式多样：短信随访、电话随访、网络随访、家访。

4.2.4 专职患教护士的职能

对首次就诊者，专职患教护士会告知疾病的相关知识及随访重要性，提高患者主动就诊的意识；对规律随访患者，专职患教护士会协助患者办理医保报销等相关手续、建立随访档案、定期给予健康指导。

4.2.4.1 专职患教护士工作职责

（1）在科室主任、护士长、患教组长的领导下进行患教工作，所有工作必须有工作记录并存档。

（2）根据相关课程安排，担任患教课程的讲者。

（3）高年资专职患教护士负责指导低年资专职患教护士的工作，并协助CKD中心、病房、血液透析中心、腹膜透析中心开展患教工作。

（4）从事患教工作一年，相关评分优秀者，方有资格带教新入专职患教护士，包括理论和实践的带教。

除上述职责外，CKD专职患教护士、腹膜透析专职患教护士、血液透析专职患教护士有各自的工作职责。

4.2.4.2 CKD专职患教护士工作职责

（1）为CKD患者建立健康管理档案，为患者的疾病管理提供依据。

（2）为CKD患者办理医疗报销相关手续，减轻患者经济负担，免除患者后顾之忧。

（3）为CKD透析前期患者做好透析前教育，帮助CKD患者提前建立血管通路，做好透析前心理和生理上的准备。

4.2.4.3 腹膜透析专职患教护士工作职责

腹膜透析专职患教护士可分为门诊专职患教护士、住院部专职患教护士两类。

（1）门诊专职患教护士作为腹膜透析随访患者管理团队的核心成员之一。工作职责为建立随访档案，指导患者日常切口及导管护理，教会患者识别异常情况及处理，进行门诊随访、电话随访、网络随访和家访。饮食指导和心理护理也是门诊专职患教护士的重要工作内容。

（2）住院部专职患教护士负责新入腹膜透析患者的初次培训教育及危急重患者的患教工作。初次培训教育可运用一对一、模拟等多种患教方式，确保患者能理解并考核合格。

4.2.4.4 血液透析专职患教护士工作职责

血液透析专职患教护士联合主管护士开展患教工作，每月制订患教题目、准备患教资料；协调和安排血液透析健康教育讲座；集中培训血液透析主管护士。

4.3 慢性肾脏病随访管理制度

4.3.1 慢性肾脏病患者健康档案的定义和建立意义

4.3.1.1 慢性肾脏病患者健康档案的定义

CKD 患者健康档案是为 CKD 患者提供连续性、综合性、整体性卫生保健服务的基础，是医院教学和科研的资料来源，是工作中不可缺少的工具，是对 CKD 患者疾病的发生、发展、防治、健康维持和促进过程的记录。CKD 患者的健康档案属于个人健康档案，是 CKD 管理中的基础内容，要求记录真实、规范。

4.3.1.2 慢性肾脏病患者健康档案的建立意义

1. 为 CKD 患者的管理提供依据。

健康档案将患者病情变化、诊断治疗、检查结果、健康指导实施等内容进行详细记录，为患者的疾病管理提供依据。

2. 便于对患者病情进行随访。

健康档案会对患者的整体健康状况进行详细的记录，因此医护人员能够及时地掌握患者的病情变化，并通过针对性的随访进行干预，从而达到解除危险因素、延缓疾病发展的目的。

3. 方便患者了解、掌握自己的病情，进行自我管理。

医护人员定期对患者的近期健康状况进行评估和总结，并且反馈给患者，使患者掌握自身健康状况的动态变化，提醒和指导患者进行正确的自我管理。同时，患者可以通过了解健康档案中健康指标的动态变化，增强治疗疾病的信心，从而使患者管理良性发展。

4. 提高医疗质量管理效果。

通过对 CKD 患者的基本情况、治疗和随访情况、健康状况进行记录和健康评估，了解患者现存问题或潜在的危险因素，为针对性治疗和健康指导提供依据。专职患教护士不定期对患者进行疾病相关量表的调查，并对调查结果进行分析总结，查找现有健康问题，制订下一个阶段的医疗和宣教目标，对患者进行持续性的健康管理，这有助于医疗质量的提高。

另外，CKD 患者健康档案作为医疗文书，针对疾病的诊治、随访、健康评估和健康指导等有完整的文字记录，可为处理医疗纠纷提供依据。

5. 为全科医学教学提供临床素材、为科研提供参考资料。

CKD 患者健康档案既包括患者背景资料，又反映了生物、心理、社区等方面的信息，具有连续性、逻辑性、完整性等特点，可为全科医学教学提供丰富的临床资料，从而有利于培养学生临床思维；同时完整的 CKD 患者健康档案记录亦可为 CKD 相关科研提供充分的临床支撑。

4.3.2 慢性肾脏病患者健康档案的管理方案

4.3.2.1 慢性肾脏病患者健康档案纳入的人群

1. 确诊为 CKD，并能够规律随访和治疗的患者。
2. 规律血液透析或腹膜透析治疗的患者。
3. 有肾小球疾病史，但已经缓解的患者。
4. 肾移植术后的患者。

4.3.2.2 慢性肾脏病患者健康档案的基本内容

CKD 患者健康档案的基本内容包括档案编号、资料清单、CKD 患者基本信息、门诊病历/住院病历、病情阶段小结（每季度）、住院情况记录表、健康教育计划单和执行单、调查量表、退出患者的结案表。档案编号可根据患者健康档案的建立时间顺序编号。

4.3.2.3 慢性肾脏病患者健康档案管理人员

CKD 患者健康档案的建立和管理主要由肾病科的临床医师和专职患教护士负责，康复治疗师、营养师、心理医师等协助完善相关记录。

4.3.2.4 慢性肾脏病患者健康档案建立流程

1. 筛选。

经健康体检、门诊检查，筛选出符合条件的 CKD 患者，或者纳入经过住院规律治疗后出院的、符合条件的患者。

2. 建立 CKD 患者健康档案。

（1）门诊患者：准备门诊病历本、最近三个月检查单、身份证和医保卡复印件。

（2）出院患者：主管医师为患者准备出院证、门诊病历本、疾病相关检查单、身份证与医保卡复印件。

患者携带资料到肾病科门诊，由专职患教护士协助患者建立和完善相关健康档案资料，门诊病历本完善后交予患者，患者每次随访时携带并交与医师完成门诊记录。

需要办理特殊门诊的患者，专职患教护士在完善健康档案后，陪同患者到特殊门诊窗口办理认定和申请。

3. 专职患教护士进行首次健康教育。

对新建立健康档案的患者，专职患教护士会对患者进行首次健康教育，内容包括门诊随访的流程、规律随访的重要性、特殊门诊相关事宜、透析相关注意事项、疾病基本知识介绍及相关饮食、生活指导，为提高患者的随访依从性奠定基础。

4. 完成门诊病历、阶段小结、住院病历。

腹膜透析患者每次门诊随访后，门诊医师需完成门诊病历，并放入档案；对 CKD 患者每季度完成一次季度小结，并放入档案；对随访期间住院后出院的患者，主管医师打印出院证并放入档案，既能保证患者随访期间资料的完整性，又能定期总结患者存在的主要健康问题。这样不但能让患者得到良好的服务，也可以为教学、科研提供完整可靠的数据。

5. 辅助检查。

每季度专职患教护士登记CKD患者的辅助检查结果并归入档案。对于辅助检查中的实验室检查结果，医师、专职患教护士统计后进行横向对比，分析各项指标整体分布情况，每年年末对每位患者全年情况进行统计和汇报，自患者建立档案开始至结案，该患者每次辅助检查的结果均会保存在档案内，通过纵向对比，掌握患者指标变化的趋势、促使病情进展的因素、病情发展的速度等，并进行针对性干预。

6. 患教记录单。

为了能使每位患者得到系统的、全面的、详细的患教指导，保证患教指导的效果，根据CKD、腹膜透析、血液透析患者所需掌握的知识重点，制订各具特色的患教目录，每次患教结束，专职患教护士会记录患教内容和具体情况，并对患者的接收情况进行评估并记录，下一次患者随访时，专职患教护士会根据前一次患教未解决的问题，对患者进行再次指导和评估。

7. 结案。

当患者因为转院治疗、疾病转归、失联、放弃治疗、死亡、患其他疾病等退出管理时，给予结案，完善其档案资料，填写结案表后，将资料存放在结案患者资料架。根据结案原因进行分析总结，为科研、教学提供完善的数据。

4.3.3 慢性肾脏病患者健康档案管理的具体方法

CKD患者健康档案的管理和完善主要通过患者的随访来完成。CKD患者的随访包括门诊随访、电话和短信随访、家庭访视、网络随访。

4.3.3.1 门诊随访

门诊随访是CKD患者随访的主要方式。

（1）对于CKD非透析患者，医师和专职患教护士通过门诊随访完成病情采集、口服药开取、相关检查、相关健康指导等。对于CKD 3~5期患者，建立健康档案后的一个月内，建议每周门诊随访一次，便于医师掌握患者病情变化，实施有效的治疗方案。保证专职患教护士有充足的时间对患者进行健康宣教，以保证宣教的有效性。一个月后，如果治疗方案有效、患者病情稳定，可以每半个月门诊随访一次。随访间期如果出现病情变化，随时门诊随访。

（2）对于血液透析或腹膜透析患者，因为治疗原因，常常能够规律门诊随访，在此期间，医师和专职患教护士可以为患者完成健康档案的记录。

4.3.3.2 电话随访和短信随访

对于建立健康档案后未规律来院随访的患者，医师或专职患教护士应通过电话随访询问患者未规律随访的原因，并提醒患者到院随访。对于因病情变化而不能到门诊随访的患者，可以通过电话随访了解患者情况。患者随访间期如有特殊情况或疑问，也可以通过电话咨询医师或专职患教护士。患者电话未接通时，亦可以通过短信方式提醒或通知患者。

对于未建立健康档案的CKD患者，专职患教护士每1~3个月对患者进行1次电话随访，了解患者近期病情变化和治疗情况，督促患者规律治疗。

4.3.3.3 家庭访视

简称家访。CKD非透析患者常因年老体弱、病情伤痛、居住环境等原因导致无法门诊随访，医师和专职患教护士应定期（1～3个月）对患者进行1次家访，通过了解病情、协助采集实验室标本、健康指导、量表调查等对患者近期情况进行整体评估，完善相关档案资料。对于腹膜透析患者，专职患教护士应对新入患者进行1次家访，规律治疗后每1～3个月对患者进行1次家访，并完善相关资料。

4.3.3.4 网络随访

医师和专职患教护士可建立微信、QQ群等网络平台，方便患者和医护人员、患者与患者的沟通和交流，这样既方便患者咨询问题，又可以让患者在周围病友的影响下坚定治疗信念。同时，医师和专职患教护士可通过网络平台定期分享疾病的治疗、保健相关知识。

4.3.4 慢性肾脏病患者健康档案内容

CKD患者因为分期、治疗方式不同，健康档案可能会建立在CKD管理中心、血液透析中心、腹膜透析中心等不同地方。长期、规律、定点门诊随访的患者，由定点的CKD管理中心为其建立档案；长期、规律进行血液透析、腹膜透析，并且定点随访的患者，定点随访的血液透析中心、腹膜透析中心为其建立档案。下面介绍CKD管理中心患者的健康档案内容。

4.3.4.1 慢性肾脏病患者随访基本资料表

患者需要建立健康档案时，首先要完善CKD患者随访基本资料表，以便全面掌握患者的情况，患者随访基本资料表可包括主管医师姓名、随访编号、患者基本资料、CKD首次诊断时间及首诊医院、本院开始CKD治疗的时间、CKD的病理生理诊断、病因诊断及现有的急慢性并发症等。

4.3.4.2 慢性肾脏病患者治疗方案记录表

医师根据患者目前情况制订治疗方案，并详细记录在CKD患者治疗方案记录表中，医师根据患者病情变化随时更改方案，并将更改后的方案记录在表内。治疗方案纪录表可包括患者基本信息，用药时间、剂量、频次，停药原因，调药原因等。

4.3.4.3 慢性肾脏病患者随访记录表

按照随访编号顺序，每周对固定数量的患者进行随访，分析患者目前存在的主要问题及上次查房发现的问题是否得到解决，针对目前主要问题进行治疗方案的调整，并记录在CKD患者随访记录表。通过周期性的随访，保证及时发现和处理患者的主要健康问题。CKD患者随访记录表包括患者基本信息、主管医师及护士信息、上次随访主要问题及解决情况、目前随访主要问题及解决方案等。

4.3.4.4 实验室检查结果登记表

患者的每一次实验室检查结果均需登记在实验室检查结果登记表，以便相关人员进行纵向的数据分析,掌握患者实验室指标和病情的动态变化,同时方便科研工作者对数据进行统计,实验室检查结果登记表的检查项目包括血常规、尿常规等。

4.3.4.5 特殊检查记录表

除了实验室检查结果,其他检查结果均要记录在特殊检查记录表,为早期筛查CKD提供依据。特殊检查记录表可包括患者基本信息、检查项目、检查日期及结果等。

4.3.4.6 宣教记录单

针对CKD患者的病情严重程度,制订患者所需要掌握的健康教育内容。根据患者主要健康问题,宣教内容可以有所调整。宣教的具体内容登记在宣教记录单。

4.3.4.7 内瘘观察表

经过"透析通路建立"的患教知识学习,CKD 4~5期的部分拟行血液透析的患者会选择提前建立动静脉内瘘,在进行血液透析前,每次随访时的内瘘情况应按视、触、听的顺序记录在内瘘观察表。

4.3.4.8 阶段小结

CKD患者每个治疗周期结束后,相关医护人员共同完成治疗阶段小结,并给予针对性的建议,下一个治疗周期内根据建议进行针对性的处理。

4.3.4.9 结案表

当CKD患者因为转院治疗、疾病转归、失联、放弃治疗、死亡、患其他疾病等退出管理时,给予结案,完善其档案资料,填写结案表后,将档案资料存放在结案患者资料架。

4.3.4.10 量表调查

定期对CKD患者进行量表调查,包括营养评估、心理评估、生活质量评估、服药依从性评估等,并对评估问卷进行统计分析,结合患者各项检查结果,得出近期患者面临的主要问题,并给予针对性的干预,帮助患者提高生活质量。

1. 营养评估。

包括"透析前营养治疗情况调查问卷""三日饮食日记""主观全面评定法(SGA)量表""非透析患者磷知识调查问卷"等。

1)透析前营养治疗情况调查问卷。建档时评估,可以了解CKD患者对于营养治疗的掌握和执行情况,方便营养师和专职患教护士制订宣教计划。

2)三日饮食日记。每季度评估一次,分析患者连续三日的饮食记录,核算蛋白质和能量的摄入情况,分析患者现存和潜在的饮食风险,并帮助患者制订个体化的营养食谱。

3)SGA量表。每季度评估一次,将患者的主观感受与客观指标评定结果结合,评定患者目前的营养状况。

4)非透析患者磷知识调查问卷。主要针对血磷异常患者,内容主要包括饮食和药物治疗相关知识,调查的目的是比较宣教前后患者血磷知识掌握情况。

2. 心理评估。

CKD 为慢性疾病，可对患者的生活、学习、工作产生巨大影响，同时给家庭带来巨大的负担，因此患者心理压力大。研究表明，CKD 患者普遍存在抑郁、焦虑情况，影响患者的预后。因此，医师或专职患教护士需要通过焦虑自评量表和抑郁自评量表筛选出有抑郁、焦虑倾向的患者，并给予积极干预和心理治疗，这样才有可能改变患者对疾病的态度，从而使患者积极配合治疗。

3. 生活质量评估。

CKD 1~5 期患者普遍存在生活质量下降的现象，尤其是 CKD 5 期患者的生活质量呈现显著的下降趋势。可通过填写生活质量调查表，从躯体功能、心理功能、社会功能、物质生活状态四个方面来评定患者生活质量，从而指导医护人员更好地帮助患者解决问题。

4. 服药依从性评估。

服药依从性指患者是否按医师所嘱用药。在临床医疗实践中，是否能有效地治疗疾病，不仅取决于医师是否正确用药，还取决于患者是否合作、严格执行医嘱用药。事实上，据调查 30%~70% 的患者没有按医嘱用药，甚至未用药或中途停药。CKD 患者通常会服用降压、保肾、补铁、降磷等药物，药物种类多、服用方式复杂，导致部分患者忘记服药或者错服药，通过指导患者填写服药依从性量表可以了解患者的服药情况，更好地指导患者用药。

参考文献

[1] 常相帝，李登任. 慢性肾脏病患者心理状态研究进展 [J]. 医学与哲学，2010，31
    （20）：55-56，63.
[2] 李世惠. 浅谈社区慢性病档案管理 [J]. 中国医药指南，2008，6（22）：8-9.

第 2 篇　慢性肾脏病管理的基本内容

1 慢性肾脏病患者的容量管理

1.1 慢性肾脏病患者容量管理的特殊性

1.1.1 慢性肾脏病合并容量异常的病理生理机制及临床特点

正常情况下，体内各部位的液体含量是相对恒定的，它们之间虽不断进行着交换，却始终保持着动态平衡。因此，人体的（体液）容量始终处于相对平衡的状态。CKD患者由于肾脏生理功能的减退，尤其是肾脏排水能力下降，容易出现容量异常。

1.1.1.1 容量异常的病理生理机制

体内容量调节机制非常复杂，涉及多个系统及脏器，如交感神经系统、心房钠尿肽系统、肾素－血管紧张素系统、抗利尿激素系统和心脏、肾脏、血管等。各系统通过多种途径，调节肾脏对钠、水的重吸收过程。在病理状况下，调节系统由于目前仍不明确的机制，出现调节异常。

容量异常通常表现为两种形式：容量超负荷及容量不足。容量超负荷的情况相对多见，少数患者也可能出现容量不足的情况。

1.1.1.2 容量异常的临床特点

1. 容量超负荷。

容量超负荷有多种表现，如短期内体重明显增加、水肿、高血压、胸腔积液、腹腔积液、肺淤血、颈静脉怒张及肝颈静脉回流征阳性等。由于患者基础疾病及代偿能力不同，最早出现的症状可不同。

2. 容量不足。

容量不足可表现为：脉率增快、体位性低血压、静脉压下降、皮肤黏膜干燥、无汗等。

1.1.2 慢性肾脏病患者容量管理的临床意义

1.1.2.1 维持容量平衡对慢性肾脏病患者的益处

（1）处于容量平衡状态的患者，能较好地控制血压，减少心脑血管意外的发生。

（2）避免心脏处于高容量状态、降低心脏前负荷、保护心脏功能，减少患者发生心力衰竭的风险。

（3）避免患者肢体水肿，利于肢体活动，提高生活质量。

（4）减少高容量、高血压对肾脏的影响，延缓患者肾功能的衰退。

（5）对腹膜透析患者，可降低其使用高葡萄糖浓度透析液的频率，从而减少对腹膜的刺激、减缓腹膜纤维化的发生，保护腹膜功能，同时控制患者血糖。

1.1.2.2　容量超负荷对慢性肾脏病患者的影响

（1）肢体或全身水肿使患者躯体活动减少，导致患者行动不便，降低患者生活质量。

（2）肠道水肿常导致患者食欲减退，影响患者营养状况。

（3）若患者本身合并心功能不全，高容量状态可增加患者发生心力衰竭的风险。研究认为，合并心力衰竭的 CKD 患者发生 ESRD 的风险是无心力衰竭 CKD 患者的 6 倍。对腹膜透析患者，随着脑钠肽（brain natriuretic peptide，BNP）含量的增高及尿量的减少，患者生存率明显降低，因此认为容量超负荷是腹膜透析患者死亡的独立危险因素。

1.1.2.3　容量不足对慢性肾脏病患者的影响

（1）容量不足引起患者血压降低，甚至导致患者发生体位性低血压。

（2）心、脑灌注减少或不足，增加卒中发生风险。

（3）肾脏灌注不足，使患者残余肾功能丢失速度加快。尤其是对 ESRD 患者，残余肾功能下降还会进一步影响患者的透析质量及生活质量。

1.2　慢性肾脏病患者容量管理策略

1.2.1　容量平衡的常用评估方法

CKD 患者是否达到容量平衡状态，可通过临床表现及相关的检测指标进行判断。

1.2.1.1　临床评估

1. 容量超负荷的表现。

（1）体表水肿增加或新出现体腔积液。

（2）短期内体重明显增加，>0.25kg/d。每天监测体重，判断体内容量变化。

（3）新近出现的高血压或原有高血压控制不佳。血压是一项反映体内容量负荷状态的重要指标。当患者血压进行性升高，同时伴有短期内体重明显增加时，需警惕容量超负荷。与此同时，脉压是心血管病预后的独立预测因子，脉压增加提示动脉硬化增加，患者短期内出现脉压明显变化，可间接反映体内容量状态的改变。

（4）心力衰竭表现。肺部出现湿啰音或者咯粉红色泡沫痰。

（5）隐性水肿。部分患者在出现显性水肿之前已经有组织液的明显增多，体重增加可达到 10%，但还没有明显水肿的表现，这时称为隐性水肿。临床上应密切监测患者体重，若患者短期内体重增加超过 10%，需警惕隐性水肿，记录每日出入量，若出液量>入液量，则持续观察；若出液量<入液量，应引起重视，及时干预，避免其进一步

发展至显性水肿。

2. 容量不足的表现。

（1）血压下降或低血压。

（2）口渴感明显，口唇干燥。

（3）尿量明显减少。

（4）腹膜透析患者还可表现为透析超滤量减少。

1.2.1.2　常用检测指标

除了上述临床表现，临床上常常使用以下检测指标来了解患者的容量状态。

1. 心房钠尿肽（atrial natriuretic peptide，ANP）和 BNP。

ANP 和 BNP 属于肽类激素，具有利钠、利尿及舒张血管的作用。当透析患者出现容量超负荷时，机体出现左心室肥厚及心房扩张，心室肌、心房肌细胞合成及分泌 ANP 和 BNP 增加。监测 ANP 及 BNP 可帮助判断患者的容量状态，同时还可作为预测 ESRD 患者死亡风险的重要参考。

氨基末端 B 型钠尿肽原（NT－proBNP）是 BNP 水解后无活性的末端片段，相对于 BNP，其半衰期更长、更稳定，NT－proBNP 水平升高提示 BNP 通路激活，目前被广泛用作充血性心力衰竭的检测指标。研究发现腹膜透析患者 NT－proBNP 水平明显升高，NT－proBNP 水平升高与 GFR 降低、充血性心力衰竭发生均密切相关，NT－proBNP 水平可作为腹膜透析患者左心室肥厚和左室功能下降的独立预测指标。

2. 心胸比（cardiothoracic ratio，CTR）。

CTR 的检测方法：在胸部正位片上，做棘突间连线，即前正中线。分别于左右心缘的最远点做前正中线的垂线，即为心脏的左半横径和右半横径，两者之和为心脏横径。然后再以右膈顶为平面，测量胸廓内缘的最大横径。心脏横径与胸廓横径之比即为 CTR。对 123 例腹膜透析患者的观察发现，发生充血性心力衰竭后患者 CTR 明显高于心力衰竭前，心力衰竭控制后 CTR 也明显降低。另外对于一些无症状和体征的容量超负荷患者，CTR 也可以用于判断患者容量状态。

3. 生物电阻抗分析（bio－electrical impedance analysis，BIA）。

BIA 通过分析不同组织、细胞的生物阻抗来判断体内的容量状态，具有敏感性高、无创的特点，操作方便，近年来已被应用于透析患者容量状态的判断，有很好的应用前景。BIA 的敏感度取决于检测部位横断面面积，横断面小的四肢部位检测敏感度高于躯干部位，这导致 BIA 存在一定的局限性。另外，BIA 对组织间隙内的容量检测准确度高，但对于空腔内的容量，如胸腔积液容量则不能准确检测，临床应用时需要注意。

4. 下腔静脉直径（inferior vena cava diameter，IVCD）。

IVCD 可随血容量变化而变化，与右心房压和中心静脉压有良好的相关性，而右心房压和中心静脉压是判断心功能和容量状态的重要参数。研究证实呼气末下腔静脉直径（end expiratory inferior vena cava diameter，IVCD－E）与通过放射性同位素标定血浆白蛋白测定的总血容量呈线性相关，提示 IVCD 可较好反映血管内容量。

5. 同位素测定法。

静脉注射或口服放射性示踪剂，测定示踪剂稀释后的浓度，可计算出示踪剂被稀释的倍数，由此推算出相应的容量。常用溴化钠测定细胞外液容量和重水测定总体液容量。同位素测定法结果准确，是容量检测的金指标，但检测费用昂贵，目前只适用于研究。

1.2.2 慢性肾脏病患者的容量管理方案

1.2.2.1 容量管理的自我监测

教会患者自我评估容量状态的方法，并告知患者在判断容量可能存在异常时，尽快寻求医护人员帮助其准确判断容量状态并进一步处理。自我监测方法如下：

（1）每日观察水肿状态，尤其是身体下肢（活动患者）、腰背部（卧床患者）的水肿情况和组织疏松部位（如眼睑）的水肿情况，当观察到上述部位出现水肿时，需警惕容量状态异常。

（2）每日测量体重，判断体重增长情况，若体重持续增加超过 3~5d，需警惕容量状态异常。

（3）每日测量血压，判断血压波动情况，若近期血压水平与长期一般状态血压相比出现明显变化，需警惕容量状态异常。

（4）观察尿量及近期活动耐力的变化。若近期出现尿量逐渐减少和（或）活动耐力明显减低，活动后常出现心累、气紧等症状，需警惕容量状态异常。

（5）若近期口渴感明显，在排除钠盐摄入较多的情况下，注意观察尿量变化，合并尿量减少，需警惕容量状态异常。

（6）腹膜透析患者还需每日监测超滤量，若超滤量短期内出现明显变化，需警惕容量状态异常。

1.2.2.2 医护人员的评估

医护人员可通过临床表现及相关检测指标结果对患者进行进一步的、更为准确的容量状态评估。根据评估结果，判断患者容量是否处于相对平衡的状态、是否需要进一步干预。一般可采取以下措施：

（1）制订浮肿患者病情观察表，详细记录患者 24h 出入量、血压及饮食教育情况。

（2）对腹膜透析患者建立腹膜透析出入量登记表，详细记录患者透析液浓度、透析超滤量、24h 尿量及体重情况。

（3）使用人体成分分析仪，对可能存在容量异常的患者进行监测，了解容量状态，以准确制订治疗方案。该监测具有无创性、不受时间限制等特点，在患者安静的状况下，数分钟即可得到结果，操作简单、方便、安全，临床医师能够随时了解患者的容量状态及容量的动态变化情况。

（4）设置 CKD 护理门诊，对 CKD 患者进行规律的门诊随访，监测患者体重变化。

1.2.2.3　常用治疗方法

临床上容量状态异常的 CKD 患者以容量超负荷较为常见。对容量不足的患者可通过短时补液、停用或减少利尿剂使用、减少腹膜透析超滤量等方法来进行治疗。对容量超负荷的患者，治疗的主要方法是使用利尿剂和透析治疗。

1. 利尿剂的使用。

利尿剂是降低容量负荷的主要药物，临床应用十分广泛。主要作用于肾脏，促进水、钠排泄，常用于肾脏疾病的治疗。因此，合理正确使用利尿剂十分必要。

1）根据作用部位的不同，可将利尿剂分为四大类。

（1）作用于近端小管：如美托拉宗、乙酰唑胺。

（2）作用于髓袢：如托拉塞米、呋塞米。

（3）作用于远曲小管：如美托拉宗、噻嗪类。

（4）作用于集合管：如阿米洛利、螺内酯、氨苯蝶啶。

2）利尿剂的使用方法。

（1）轻度水肿。在食盐摄入量控制在 3～4g/d 的基础上，当 eGFR>50mL/min 时可选择氢氯噻嗪（12.5～50.0mg/d）；当 eGFR≤50mL/min 时可选择呋塞米（40～80mg/d）。一般不单独使用保钾类利尿剂，当出现高钾血症或 eGFR≤25mL/min 时禁用保钾类利尿剂。

（2）中度水肿。在严格限制食盐摄入的基础上，可选择呋塞米（160～480mg/d）或托拉塞米（40～80mg/d）。

（3）重度水肿。在严格限制食盐摄入的基础上，可采用利尿剂联合治疗。呋塞米（160～480mg/d）联合氢氯噻嗪（25～50mg/d）；或托拉塞米（40～160mg/d）联合氢氯噻嗪（25～50mg/d）。

（4）顽固性水肿。在严格限制食盐摄入的基础上，静脉推注呋塞米的一次负荷剂量后，呋塞米按 20mg/h 持续静脉滴注；或在补充白蛋白 20～50g 的同时，联合呋塞米 120mg/d 静脉滴注。

3）利尿剂的基本使用原则。

（1）从小剂量开始使用，观察患者对利尿剂的反应。

（2）联合使用。不同作用机制的利尿剂联合使用可使利尿效果增加。常用的联合用药方式有袢利尿剂与噻嗪类利尿剂联合使用、袢利尿剂或噻嗪类利尿剂与保钾类利尿剂联合使用。

（3）根据患者对利尿剂的反应及时调整利尿剂用量，以达到良好的利尿效果。

（4）口服为主。

（5）宜选择长时间作用的利尿剂，或间断多次给药。研究认为，对 CKD 患者使用相同剂量利尿剂时，持续静脉给药比一次性大剂量静脉给药的利尿效果更好。

（6）对于容量不足的患者，利尿剂必须在有效扩容的基础上使用。常用的扩容药物有甘露醇、甘油果糖、低分子右旋糖酐、白蛋白、血浆等。对于肾病综合征伴严重低白蛋白血症的患者，可用白蛋白扩容联合利尿剂治疗，以增强利尿效果。

4）利尿剂抵抗。利尿剂抵抗指使用了足量利尿剂，但清除水肿作用仍不强。

5）引起利尿剂抵抗的原因有以下几方面。

（1）钠潴留：由于 GFR 降低，肾小管对钠的重吸收增加，钠离子潴留于细胞外而引起水肿，患者对水、钠的自我控制不佳。

（2）有效血容量不足。

（3）利尿剂逃逸现象：长期使用同一种利尿剂，导致其疗效下降。

（4）同时使用非甾体抗炎药。

6）避免利尿剂抵抗的措施。

（1）严格限制水、钠的摄入。

（2）改善有效血容量，在有效扩容的基础上利尿。

（3）避免长期使用同一种利尿剂。

（4）减少使用引起水钠潴留的其他药物。

7）利尿剂的使用注意事项。

（1）预防利尿引起的水电解质代谢紊乱，隔日监测电解质，患者尿量＞2000mL/d 时给予补钾治疗，每日尿量每增加 500mL，补钾 1g，依次叠加。

（2）预防利尿引起的低血压，密切监测血压及体重，每日体重下降 1kg 左右为宜。

（3）预防跌倒，对基础血压低、年龄较大等高危患者，应防止低血压所致跌倒。

（4）对于重度水肿的卧床患者还应预防血栓的发生，鼓励卧床患者在床上做肢体运动，监测血压变化及体重下降情况，当白蛋白＜20g/L 时，给予抗凝治疗。

2. 透析治疗。

1）对于腹膜透析合并容量超负荷患者，透析处方可以选择：

（1）短时透析：每次透析 2~3h，每周透析 6~7 次。

（2）夜间长时透析：每次透析＞8h，每周透析 3 次；或每次透析＜8h，每周透析 6~7 次。

（3）单纯超滤。

（4）缓慢持续性超滤（SCUF）治疗。适用于难治性心力衰竭、肺水肿、液体潴留重量＞体重 5%、肾移植术前、创伤或手术复苏后的患者。血流动力学不稳定的患者，如老年透析、透析中反复发作低血压、因顽固性水肿而利尿治疗效果不佳的患者也适宜该方法。

2）腹膜透析患者随着腹膜功能下降，透析超滤量逐渐减少。采用递增式超滤，逐渐增加透析剂量可以增加透析超滤量，及时调整透析处方，可改善患者预后。

一些新型透析液在改善透析超滤量方面具有明显优势。多聚糖是经谷物淀粉水解产生的寡糖聚合物，其分子量达 20000Da，较传统腹膜透析液使用的葡萄糖分子量更大，腹膜对其不通透，且吸收率低，可通过较低的胶体渗透压产生稳定持久（8~12h）的超滤功能。同时，其形成的糖基化终末产物少，较葡萄糖透析液生物相容性好，在超滤功能衰退及腹膜炎发生时仍能维持有效的超滤作用。有利于腹膜透析超滤量减少的患者维持良好的容量。

1.2.2.4 医护培训要点

建立容量管理小组，护理人员通过培训掌握容量状态异常的临床表现，运用评估方法对主管患者进行容量状态的评估，通过培训掌握浮肿患者病情观察表、腹膜透析出入量登记表的填表要求，以得到患者准确的临床信息。临床医师还需掌握评估容量状态的常用监测指标。科室内有生物电阻抗分析仪等相关仪器的，还需要对仪器使用、结果判读方法等进行培训。

同时需强调患者水、钠摄入的个体化教育要点，指导患者在饮食上进行控制，以改善容量状态。

1.2.2.5　特殊设备的管理

生物电阻抗分析仪的管理：检查仪器是否处于正常工作状态。评估患者的状态是否适合进行监测。正确评估患者相关指标，使监测结果更为准确。定期对仪器进行充电，做好仪器的养护，使用后及时做好登记。

参考文献

［1］ Hussein W F，Arramreddy R，Sumi J S，et al. Blood volume monitoring to assist fluid management in hemodialysis patients ［J］. Am J Kidney Dis，2016，67（1）：166−168.

［2］ Thalhammer C，Segerer S，Augustoni M，et al. Acute effects of haemodialysis on central venous and artial pressure characteristics ［J］. Nephrology（Carlton），2015，20（2）：91−95.

［3］ 陈海燕. 应用生物电阻抗测量评估患者的容量状况 ［J］. 肾脏病与透析肾移植杂志，2014，23（4）：377−381.

［4］ 陈兰芳. 慢性心力衰竭患者血浆 NT − proBNP 检测的临床意义 ［J］. 中国急救医学，2015，35（z1）：19−20.

［5］ 陈向红. 下腔静脉直径评估维持性血液透析患者干体重及护理 ［J］. 齐齐哈尔医学院学报，2014，35（19）：2928−2929.

［6］ 费芸芸. 肾病综合征水肿的发病机制及治疗研究进展 ［J］. 安徽医学，2011，32（2）：220−222.

［7］ 郭杏花. 血浆 BNP 检测在慢性心力衰竭诊断及预后评估中的意义 ［J］. 中国医药科学，2014，4（21）：189−190，201.

［8］ 何群鹏，龚德华. 评估血液透析患者容量状态方法的进展 ［J］. 肾脏病与透析肾移植杂志，2013，22（3）：272−275.

［9］ 黄琳，王晓中，于畅，等. N 端脑钠肽前体评估腹膜透析患者容量负荷的应用价值研究 ［J］. 当代医学，2016，22（2）：1−3.

［10］ 毛永辉，赵班，陈欢，等. 腹膜透析患者血清 N 末端前体脑钠肽水平的变化及影响因素探讨 ［J］. 中国血液净化，2014，13（10）：717−721.

［11］ 乔金平. 血浆 BNP 在评估尿毒症维持性血液透析患者体内水负荷方面的临床意义 ［J］. 大家健康（中旬版），2014，8（12）：45−46.

［12］ 全大勇，杨斌，舒英，等. 递增式腹膜透析对初期腹膜透析患者血压的影响及机制初探 ［J］. 四川医学，2014，35（5）：536−538，539.

[13] 王涵，周岩，周婷婷，等. 腹膜透析患者心胸比例的变化及相关因素分析 [J]. 肾脏病与透析肾移植杂志，2013，22 (2)：112－117，129.

[14] 王少清，汪力，秦花，等. 慢性心力衰竭伴顽固性水肿血液超滤治疗策略及效果观察 [J]. 实用医院临床杂志，2011，8 (4)：72－74.

2 慢性肾脏病患者的血压管理

2.1 慢性肾脏病患者血压管理的特殊性

2.1.1 慢性肾脏病合并高血压的流行病学

高血压在 CKD 患者中十分常见，随着血压升高，ESRD 患病风险明显上升。据我国一项 1999—2000 年肾实质性高血压协作组的调查显示：CKD 3~5 期患者中合并高血压（以≥140/90mmHg 为标准）者超过 70.0%，知晓率 75.7%，控制率 21.1%。2013年我国一项关于住院 CKD 患者的流行病学调查显示，CKD 非透析患者合并高血压的患病率为 67.3%。如以 140/90mmHg 和 130/80mmHg 为血压控制靶目标值，我国达标率仅为 33.1% 和 14.1%。北京大学第三医院团队对参加 CKD 管理门诊随访的 CKD 合并高血压患者进行调查，发现即使是规律随访的患者，其血压达标率（<130/80mmHg）仍然很低（23.9%）。

综上可见，高血压在 CKD 患者中的患病率高而控制率低。

2.1.2 慢性肾脏病患者血压管理的临床意义

高血压是 CKD 进展的独立危险因素。高血压状态下的肾小球内高压力、高灌注及高滤过促进残存肾小球硬化。高血压病程延长又能导致肾脏小动脉硬化，使小动脉壁增厚、管腔狭窄、肾小球缺血，最终导致肾小球缺血性硬化。因此改善 CKD 患者预后的首要条件是有效地控制血压，从而减轻或避免靶器官损害。

2.2 慢性肾脏病患者血压管理策略

2.2.1 血压值及其测量

2.2.1.1 血压值

血压值可以分为三类：一是患者在医院由医护人员测得的数值，称为诊室血压；二是患者自行在家通过血压计测得的数值，称为家庭血压；三是患者佩带随身血压计 24~48h，血压计每 15~20min 自动测量并记录动态血压值，此为动态监测血压。理想的情况是：以诊室血压作为高血压的筛检工具，以动态监测血压作为诊断依据，以家庭血压作后续随访治疗依据。

2.2.1.2 血压的测量

正确测量血压对于评估与诊断 CKD 患者是否罹患高血压非常重要，因此《中国高血压防治指南（2018 年修订版）》明确了测量血压的相关要求：

（1）要求受试者取坐位，安静休息 5min 后测量。

（2）选择定期校准的水银柱血压计，或者经过验证的电子血压计，对大多数成人测量时可使用气囊长 22~26cm、宽 12cm 的标准规格袖带。

（3）连续测量 2 次，每次至少间隔 2min，若 2 次测量结果差别比较大（5mmHg 以上），应再次测量。

（4）首诊时要测量双手臂血压，此后通常测量较高读数一侧的血压。

（5）对疑有体位性低血压者，测量直立位血压。

（6）在测量血压的同时应测量脉率。

2.2.2 慢性肾脏病患者的血压控制目标值

2017 年美国心脏病学学会（American College of Cardiology，ACC）、美国心脏协会（American Heart Association，AHA）联合其他 9 大机构颁布《美国成人高血压防治指南》，修改了高血压的诊断标准，将 1 级高血压标准 140~159/90~99mmHg 下调为 130/80mmHg，降低了高血压治疗的目标值，对高血压的管理更加积极。一项 Lancet 的荟萃分析也显示强化降压（强化降压和非强化降压的目标血压值分别为 133/76mmHg 和 140/81mmHg）能显著避免心血管事件的发生。但由于血压值与患者的心血管病风险的关系呈 U 型曲线，也有意见相反的权威研究显示强化降压对 CKD 患者无明显益处。因此，有关强化降压治疗对肾脏的远期影响，尚需更多大样本、长期随访的队列研究进一步确认。

2.2.3 慢性肾脏病合并高血压的一般治疗原则

（1）严格控制高血压，合理选择降压药，同时改善靶器官的功能。

（2）有效防止高血压肾硬化症的发生和发展，将高血压控制至目标值。

（3）对于持续性、长期难以控制的高血压患者，应逐渐降低血压，防止降压过快、过猛；对于近期血压突然升高、肾功能急剧恶化的患者，应给予强有力的药物治疗，使血压迅速恢复正常，一般可首选静脉降压药，血压控制后，则逐渐替换为口服降压药。

（4）多种降压药物应常规剂量联合治疗，以减少药物不良反应，提高疗效。

（5）尽可能选择长效降压药，使血压稳定于目标范围，以减少血压波动、有效保护靶器官。

（6）长期应用降压药物，需注意药物对糖代谢、脂代谢及嘌呤代谢的影响。

2.2.4　慢性肾脏病合并高血压的治疗方案

2.2.4.1　调整生活方式

临床研究显示，改善生活方式有助于血压控制，并降低心血管病发生风险。食盐的摄入量、饮酒量、体质量指数（BMI）、运动频率都与血压水平息息相关。考虑到 CKD 的特点，以下对血压控制相关因素逐一探讨。

1. 控制体重。

肥胖会造成肾脏血流增加、肾小球高滤过状态，增加 CKD 的患病风险、加速 CKD 进展。临床研究显示肥胖的 CKD 患者在进行减重手术或采用非手术减重方式后，收缩压显著下降。说明将体重维持在正常范围有助于 CKD 患者的血压控制。以 BMI 进行衡量，$18.5 \sim 24.0 \mathrm{kg/m^2}$ 之间为正常范围。

2. 限制食盐的摄入量。

CKD 患者食盐摄入过量会引起血压升高。研究证实，CKD 3～4 期的患者采用低盐饮食，能有效控制诊室血压。一项随机调查研究显示，对于正在使用 ARB 的 CKD 患者，低盐饮食可有效协助降压和降低尿蛋白水平。

3. 运动。

对于一般人群而言，运动对控制血压的好处十分明确。一项纳入大样本透析患者的观察研究显示，缺乏运动的透析患者死亡风险较高，但相关机制还有待更多研究阐明。

4. 限制饮酒。

酒精会造成血压升高，限制酒精摄入利于血压的控制。一项系统回顾性文献分析显示，在一般人群中，限制酒精摄入可使收缩压降低 3.8mmHg、舒张压降低 3.2mmHg。对于 CKD 患者，应同样限制酒精摄入。

2.2.4.2　使用降压药物

当高血压诊断确立时，推荐 CKD 患者应在生活方式调整的同时启动降压药物治疗，以下列举一些常用降压药物。

1. ACEI 或 ARB。

CKD 患者无论是否合并糖尿病，推荐 ACEI 或 ARB 作为优选降压药物。ACEI 通过阻止血管紧张素 Ⅰ 转化为血管紧张素 Ⅱ，使血管扩张，进而降低血压，可作为首选降压药。用药时从小剂量开始，血压控制不满意时再逐渐加量。CKD 3～4 期患者应谨慎使用 ACEI 或 ARB。需要特别注意的是，使用 ACEI 或 ARB 可能引起高血钾及 GFR 下降，在使用前应明确患者是否有肾动脉狭窄、容量不足等情况。在使用过程中，应密切监测血钾、Scr 水平，在治疗后 1 周、1 个月进行监测，此后每 4 个月定期监测 1 次。服用该类药物可能会引起干咳、血管神经性水肿等不良反应。另外，育龄期妇女使用这类药物时需要注意它们具有一定致畸性。

2. 利尿剂。

利尿剂通过减少水钠潴留、降低容量而降压，特别适用于容量超负荷的 CKD 患者。但在肾功能损害时，可引起容量不足，使 GFR 下降，从而导致血尿素氮（BUN）、

Scr 水平升高。因此，在肾功能损害，尤其存在体液丢失时，应用利尿剂应慎重。长期使用应注意监测电解质及尿酸水平。

3. 钙通道阻滞剂。

钙通道阻滞剂通过抑制钙离子向细胞内流，增加 GFR 及肾血流量，对肾脏有一定的保护作用。临床上常用的钙通道阻滞剂主要有二氢吡啶类钙通道阻滞剂、非二氢吡啶类钙通道阻滞剂。二氢吡啶类钙通道阻滞剂对于平滑肌的作用强度大于心脏细胞，其降压疗效强，主要由肝脏排泄，不被血液透析所清除，尤其适用于有明显肾功能异常的高血压、单纯收缩期高血压、低肾素活性或低交感活性的高血压以及合并动脉粥样硬化的高血压患者。其不良反应有脚踝水肿、头晕、头痛及脸部潮红。非二氢吡啶类钙通道阻滞剂则对心脏细胞作用较强，可能导致心率减慢、减小心肌收缩力。

4. β-受体阻滞剂。

该类药物通过阻断肾脏 β-受体，减少肾素分泌，从而抑制肾素-血管紧张素-醛固酮系统，使血管张力下降、容量减少、血压下降，适用于肾素依赖性高血压。对心率较快的年轻患者效果较好。对于有慢性心力衰竭或发生过心肌梗死的患者，该类药物可改善心室重构，对改善预后具有积极意义。常用的 β-受体阻滞剂有美托洛尔、阿替洛尔和比索洛尔等。哮喘、心动过缓或传导阻滞、低血压的患者禁用。因其可诱发或加重心力衰竭，有周围血管病变的患者慎用。因其会影响糖代谢，抑制胰岛素的释放，减弱交感神经对低血糖的反应，影响脂代谢，故用药期间需监测心率、血压、血脂、血糖水平。

5. 中枢性降压药。

中枢性降压药可减少脑部的交感神经作用，突出特点是降低血压。应注意，该药长期服用可导致体位性低血压、肝功能损害、免疫功能失调、口干、嗜睡、心动过缓等不良反应。

6. 降压药物的联合应用。

一项荟萃分析显示，肾实质性高血压因涉及多个发病机制，常需要 3~4 种降压药物联合应用才能有效降压。目前常用的联合降压治疗方案包括 ACEI 或 ARB+二氢吡啶类钙通道阻滞剂、ACEI 或 ARB+噻嗪类利尿剂、二氢吡啶类钙通道阻滞剂+噻嗪类利尿剂。

ACEI 或 ARB 配合小剂量利尿剂应用可减轻高血容量患者的容量负荷。ACEI 或 ARB 与噻嗪类利尿剂合用可降低高血钾发生率。对于 eGFR≥30mL/（min·1.73m²）的患者（即 CKD 1~3 期），推荐使用噻嗪类利尿剂；当 eGFR<30mL/（min·1.73m²）时，推荐使用袢利尿剂。

如以上两种降压药联合应用不能有效降低血压，可考虑 ACEI 或 ARB+二氢吡啶类钙通道阻滞剂+噻嗪类利尿剂的组合方案。

当应用上述方案仍不能有效控制高血压时，还应配合使用其他降压药物（如 β-受体阻滞剂、α-受体阻滞剂、血管扩张药及中枢降压药等）。

2.2.4.3 肾交感神经消融术（RDN）

2010 年一项多中心、前瞻性、随机对照研究显示了 RDN 的安全降压作用。该研究纳入 24 个中心中的 106 例难治性高血压患者,结果显示,RDN 应用组患者的血压比对照组显著降低（$P<0.0001$）。2011 年美国多家中心对 535 例患者进行了一项前瞻、单盲、随机、对照观察的 RDN 研究。研究结果出乎意料:经过 6 个月,RDN 应用组收缩压下降（14.13 ± 23.93）mmHg,对照组下降（11.74 ± 25.94）mmHg,两组虽然与术前相比有显著差异,但两组间差异无统计学意义。我国目前也有部分地区开展了 RDN 研究,但尚未推广至临床广泛应用,所以该疗法的长期有效性、安全性尚待进一步研究。

2.2.5　慢性肾脏病合并高血压管理的基本策略与效果评价

2.2.5.1　我国高血压管理现状

自 2009 年起,国家就将高血压纳入公共卫生服务范畴,相关卫生服务机构对高血压患者进行健康管理。然而,即使在国家政策支持的背景下,CKD 合并高血压管理水平仍有提升的空间。高血压和 CKD 发病均较隐匿、较难完全治愈,疾病的有效控制与患者的生活方式密切相关,除了依靠药物,患者还需要改变不良的生活习惯。

2.2.5.2　慢性肾脏病合并高血压管理的基本策略

1. CKD 合并高血压的管理策略内容。

1）成立 CKD 合并高血压管理小组,成员包括肾病科医师、随访护士、营养师、临床药师。

2）建立 CKD 合并高血压管理的随访制度。

3）所有 CKD 合并高血压患者入组,建立档案资料。

4）建档时进行规范化评估:明确患者 CKD 分期及进展风险,完善高血压相关并发症筛查。

5）拟订个体化的 CKD 降压方案:根据患者情况明确治疗目标、药物选择,制订个体化降压方案。

6）坚持长期规范化随访,注重家庭血压监测和生活方式改善,评估疗效。

7）系统化的患者教育:定期举办 CKD 合并高血压管理专题讲座,提高患者及家属的自我管理意识和依从性。

8）多样化的随访方式:亲情活动,上门服务,电话、短信、微信、QQ 随访,体检随访,门诊随访,社区工作站服务。

9）建立完善的信息支持系统、完整的 CKD 合并高血压管理数据库:将患者随访资料及治疗方案信息化,完成信息交流和数据共享,建立完整的高血压管理档案记录。

10）建立 CKD 合并高血压管理的质量控制体系,建立 CKD 合并高血压管理小组微信群,随时进行信息交流、知识更新,同时小组定期开会进行总结,持续改进管理质量。

2. CKD 合并高血压管理的策略要点。

1）多部门合作:在政府政策的支持下,注重与基层卫生服务机构［如社区卫生服务中心、乡镇卫生院（村卫生所）］的沟通交流,及时筛选出目标患者。

2）建立高效、新型的CKD合并高血压健康监护团队：建立面向患者个人，以社区家庭为基本单位，以预防干预为主要手段，包括医护人员、营养师、患者及家属的健康监护团队。

（1）重视患者健康信息采集的全面性，以确保规范化诊疗及疗效评估分析。

（2）重视健康管理持续性，包括患者的随访、用药、定期检查的持续性，医护人员的定期交流、学习和总结的持续性。

（3）强调从个体到群体、从治疗到预防对高危人群进行干预。

2.2.5.3　慢性肾脏病合并高血压管理的效果评价

CKD合并高血压管理的效果评价指标应包括过程评价和结果评价指标。过程评价指标较复杂，按评价对象不同分为针对患者和针对管理人员的评价指标。患者评价指标主要有知-信-行评价，如血压控制率、定期血压测量率、规范服药率、心脑血管急性事件发生率、随访管理率、健康讲座参与率等。管理人员评价指标主要有医护人员培训率、医护人员对管理规范的遵从程度、档案记录规范率等。结果评价指标主要有患者建档率、年检率、健康管理率、规范化管理率等。

进行效果评价的前提是临床医师重视对CKD合并高血压患者进行的综合干预，并进行系统管理。改变不良生活方式和提高患者治疗依从性是血压达标、稳定降压效果的基础，在此基础上强化管理、合理用药是提高CKD合并高血压患者治疗率和控制率的根本措施。

2.2.6　慢性肾脏病合并高血压管理的医护培训要点

2.2.6.1　医护培训原则

CKD合并高血压的管理重点在于提升患者对该慢性疾病的自我管理能力，即患者在应对CKD及高血压的过程中改变生活方式和配合医护人员的能力。医护培训的宗旨是通过对医护人员进行培训、教育，让他们帮助患者掌握自我管理疾病的知识和改变生活方式的技巧，提升患者的自我管理能力。

2.2.6.2　医护培训要点

1. 护士。

（1）积极纳入门诊及住院部的CKD合并高血压患者。采集基本信息，包括生活饮食习惯，服药的时间、种类、频率、剂量等重要信息。

（2）指导患者及家属进行家庭血压测量，并正确记录血压值，让医师和患者共同了解血压波动情况。

（3）指导患者及家属了解随访事项。

（4）引导患者进行自我健康管理，对生活方式改变进行指导。

（5）关注就诊患者存在的问题，努力改善医疗服务可及性，提高医疗质量。

2. 临床医师。

（1）为患者制订个体化给药方案并进行生活用药指导。

（2）分析患者血压不达标的原因，合理选择药物并调整用药时机，提供患者服药表，保证患者规律用药。

（3）强化健康教育，适当为患者及家属解读高血压防治指南及患者教育指南，纠正不合理用药，指导患者长期用药。

（4）告知患者药物常见不良反应及处理方法，如出现不适及时复诊，不可随意停药或更换药物。

（5）针对经济负担重的患者，综合评估健康风险，使用经济、有效的药物，合理控制血压，引导患者进行自我健康管理。

（6）关注就诊患者的精神心理问题，努力改善医疗服务可及性，提高医疗质量。

3. 营养师。

（1）了解患者及家属饮食习惯。

（2）根据患者生活方式，对患者及家属进行饮食指导，尽量详细具体，比如食物类别及烹饪方法。

（3）尽量改善患者不良饮食习惯，给予必要的营养治疗处方。

4. 临床药师。

（1）慢性病管理初期：评估患者对治疗药物的认知程度，根据患者对疾病的认知程度和管理能力、疾病特点，设定患者初始治疗目标，给予患者初始用药和健康教育。同时，评价初始治疗方案，当发现治疗方案中的不合理医嘱时，及时与临床医师沟通并向临床医师提出合理建议，在药物的优化选择、联合给药及用药安全等方面为临床医师提供专业化的指导。

（2）慢性病管理中后期：定期评估患者对疾病的认知程度，必要时辅以评估表，根据评分结果进行个体化用药和健康教育。

（3）CKD 合并高血压患者需长期服药，因此，长期的精细化管理极为重要。

2.2.7　慢性肾脏病合并高血压管理的制度

（1）患者管理制度：建立 CKD 合并高血压患者管理小组，建立具体的患者随访流程、登记制度，根据当地实际情况制订合理的降压目标。根据血压控制率、定期血压测量率、规范服药率、并发症患病率、随访管理率、健康患教参与率等指标结果定期评估医疗质量。针对工作中存在的不足和不良事件进行总结，提出改进措施。

（2）质量控制制度：对医护人员定期进行技能考核和持续培训。建立质量控制小组，定期开展业务学习，总结新入、死亡、退出人数，分析原因，持续进行质量改进。

（3）加强 CKD 合并高血压管理团队内部沟通，提升团队的整体诊疗水平。

参考文献

［1］Alderman M H. Salt, blood pressure, and human health ［J］. Hypertension, 2000, 36 (5): 890-893.

［2］Appel L J, Wright J T Jr, Greene T, et al. Intensive blood-pressure control in hypertensive chronic kidney disease ［J］. N Engl J Med, 2010, 363 (10): 918-929.

［3］Bakris G L，Townsend R R，Liu M L，et al. Impact of renal denervation on 24-hour ambulatory blood pressure：results from SYMPLICITY HTN-3 ［J］. J Am Coll Cardiol，2014，64 (11)：1071-1078.

［4］Bidani A K，Griffin K A. Pathophysiology of hypertensive renal damage：implications for therapy ［J］. Hypertension，2004，44 (5)：595-601.

［5］Cai G，Zheng Y，Sun X，et al. Prevalence，awareness，treatment，and control of hypertension in elderly adults with chronic kidney disease：results from the survey of prevalence，awareness and treatment rates in chronic kidney disease patients with hypertension in China ［J］. J Am Geriatr Soc，2013，61 (12)：2160-2167.

［6］Chen L，Smith G D，Harbord R M，et al. Alcohol intake and blood pressure：a systematic review implementing a Mendelian randomization approach ［J］. PLoS Med，2008，5 (3)：e52.

［7］Coresh J，Astor B C，Greene T，et al. Prevalence of chronic kidney disease and decreased kidney function in the adult US population：Third National Health and Nutrition Examination Survey ［J］. Am J Kidney Dis，2003，41 (1)：1-12.

［8］Coresh J，Wei G L，McQuillan G，et al. Prevalence of high blood pressure and elevated serum creatinine level in the United States：findings from the third National Health and Nutrition Examination Survey (1988-1994) ［J］. Arch Intern Med，2001，161 (9)：1207-1216.

［9］Dickinson H O，Mason J M，Nicolson D J，et al. Lifestyle interventions to reduce raised blood pressure：a systematic review of randomized controlled trials ［J］. J Hypertens，2006，24 (2)：215-233.

［10］Jones D W，Kim J S，Andrew M E，et al. Body mass index and blood pressure in Korean men and women：the Korean National Blood Pressure Survey ［J］. J Hypertens，1994，12 (12)：1433-1437.

［11］Krum H，Schlaich M，Whitbourn R，et al. Catheter-based renal sympathetic denervation for resistant hypertension：a multicentre safety and proof-of-principle cohort study ［J］. Lancet，2009，373 (9671)：1275-1281.

［12］Makani H，Bangalore S，Desouza K A，et al. Efficacy and safety of dual blockade of the renin-angiotensin system：meta-analysis of randomised trials ［J］. BMJ，2013，346：f360.

［13］McMahon E J，Bauer J D，Hawley C M，et al. A randomized trial of dietary sodium restriction in CKD. J Am Soc Nephrol，2013，24 (12)：2096-2103.

［14］Muntner P，Anderson A，Charleston J，et al. Hypertension awareness，treatment，and control in adults with CKD：results from the Chronic Renal Insufficiency Cohort (CRIC) Study ［J］. Am J Kidney Dis，2010，55 (3)：441-451.

［15］Navaneethan S D，Yehnert H，Moustarah F，et al. Weight loss interventions in chronic kidney disease：a systematic review and meta-analysis ［J］. Clin J Am Soc

Nephrol，2009，4（10）：1565－1574.

［16］ Pickering T. Future developments in ambulatory blood pressure monitoring and self-blood pressure monitoring in clinical practice ［J］. Blood Press Monit，2002，7（1）：21－25.

［17］ Ruggenenti P，Perna A，Loriga G，et al. Blood-pressure control for renoprotection in patients with non-diabetic chronic renal disease（REIN－2）：multicentre，randomized controlled trial ［J］. Lancet，2005，365（9463）：939－946.

［18］ Slagman M C J，Waanders F，Hemmelder M H，et al. Moderate dietary sodium restriction added to angiotensin converting enzyme inhibition compared with dual blockade in lowering proteinuria and blood pressure：randomised controlled trial ［J］. BMJ，2011，343：d4366.

［19］ SPRINT Research Group，Wright J T Jr，Williamson J D，et al. A randomized trial of intensive versus standard blood-pressure control ［J］. N Engl J Med，2015，373（22）：2103－2116.

［20］ Stack A G，Molony D A，Rives T，et al. Association of physical activity with mortality in the US dialysis population ［J］. Am J Kidney Dis，2005，45（4）：690－701.

［21］ Symplicity HTN－2 Investigators，Esler M D，Krum H，et al. Renal sympathetic denervation in patients with treatment-resistant hypertension（The symplicity HTN－2 trial）：a randomised controlled trial ［J］. Lancet，2010，376（9756）：1903－1909.

［22］ Tozawa M，Iseki K，Iseki C，et al. Blood pressure predicts risk of developing end-stage renal disease in men and women ［J］. Hypertension，2003，41（6）：1341－1345.

［23］ White S L，Polkinghorne K R，Atkins R C，et al. Comparison of the prevalence and mortality risk of CKD in Australia using the CKD Epidemiology Collaboration（CKD-EPI）and Modification of Diet in Renal Disease（MDRD）Study GFR estimating equations：the AusDiab（Australian Diabetes，Obesity and Lifestyle）Study ［J］. Am J Kidney Dis，2010，55（4）：660－670.

［24］ Zhang L X，Wang F，Wang L，et al. Prevalence of chronic kidney disease in China：a cross-sectional survey ［J］. Lancet，2012，379（9818）：815－822.

［25］ Zheng Y，Cai G Y，Chen X M，et al. Prevalence，awareness，treatment and control of hypertension in the non-dialysis chronic kidney disease patients ［J］. Chin Med J（Engl），2013，126（12）：2276－2280.

［26］ 郭皓，袁勇，王玮. 动态血压监测临床应用现状与进展 ［J］. 医学综述，2008，14（1）：105－107.

［27］ 刘力生，王文，姚崇华. 中国高血压防治指南（2009 年基层版）（一）［J］. 中国社区医师，2010，26（25）：8.

[28] 杨霈龙. 高血压患者门诊综合治疗管理方法与效果研究 [D]. 张家口：河北北方学院，2016.

[29] 张婧，张爱华，陈邵燕，等. 慢性肾脏病患者合并高血压情况及相关因素分析 [J]. 中华高血压杂志，2010，18（9）：855－860.

[30] 中国医师协会肾脏内科医师分会，中国西医结合学会肾脏疾病专业委员会. 中国肾性高血压管理指南 2016（简版） [J]. 中华医学杂志，2017，97（20）：1547－1555.

3 慢性肾脏病患者的血液系统管理

3.1 慢性肾脏病患者血液系统管理的特殊性

3.1.1 慢性肾脏病合并血液系统并发症的流行病学

3.1.1.1 贫血的诊断标准及慢性肾脏病合并贫血的流行病学

1. 贫血的诊断标准。

2012 年 KDIGO 指南根据性别、年龄的差异给出了较详细的贫血诊断标准。成人或>15 岁的儿童：男性血红蛋白（Hb）<130g/L；女性 Hb<120g/L。0.5~5.0 岁：Hb<110g/L。5~12 岁：Hb<115g/L。12~15 岁：Hb<120g/L。

《肾性贫血诊断与治疗中国专家共识（2018 年修订版）》也提出了贫血诊断标准：海平面水平地区、年龄>15 岁，男性 Hb<130g/L，成年非妊娠女性 Hb<120g/L，成年妊娠女性 Hb<110g/L，可诊断为贫血。该专家共识同时还强调，在诊断 CKD 合并贫血时，需酌情考虑居住地海拔高度对 Hb 的影响。

2. 我国 CKD 合并贫血的流行病学。

2016 年国内一项对肾病科门诊和住院患者贫血状况的调查显示：CKD 1~5 期非透析患者的贫血患病率依次为 19.23%、38.23%、48.75%、82.6%和 97.7%。透析与非透析 CKD 患者的贫血患病率分别为 97.23%和 55.56%。

3.1.1.2 慢性肾脏病合并凝血功能异常的流行病学

CKD 合并凝血功能异常的主要表现为高凝致血栓形成和出血倾向。2008 年国外一项针对 19073 例 CKD 患者的研究发现，肾脏疾病会导致静脉血栓栓塞（venous thromboembolism，VTE）发生风险增加，其中肾功能正常、肾功能轻度损害和 CKD 3~4 期患者的 VTE 发生风险分别是 1.5/1000 病人年、1.9/1000 病人年和 4.5/1000 病人年，远高于健康人群的 1/1000 病人年。2006 年一项针对 925000 例肾病综合征患者的大样本研究显示，2%的患者发生了 VTE（其中 1.5%发生了深静脉血栓、0.5%发生了肺栓塞），相较于非肾病综合征患者，肾病综合征患者发生深静脉血栓和肺栓塞的风险分别增高了 39%和 72%。有研究也发现除了 VTE 风险增加，随着肾功能的减退，出血的风险也大大增加。国外有学者曾报道 eGFR<30mL/(min·1.73m^2) 的患者在 30d 和 3 年内的出血风险都远大于 eGFR≥90mL/(min·1.73m^2) 的人群。

3.1.2　慢性肾脏病患者血液系统并发症的病理生理机制及临床特点

3.1.2.1　慢性肾脏病合并贫血的病理生理机制及临床特点

促红细胞生成素（erythropoietin，EPO）的绝对或相对缺乏是引起 CKD 合并贫血的主要原因。但 EPO 缺乏不一定是造成 CKD 合并贫血的唯一原因，还可能存在其他原因引起的贫血。尤其当贫血程度与肾功能损伤程度不一致或表现为白细胞减少和血细胞减少时，须进行仔细检查。

1. EPO 不足。

当肾功能受损时，肾脏分泌产生的 EPO 总量不足是引起贫血的主要原因。20 世纪 50 年代初人们就认识到肾脏可以产生一种激素，刺激红细胞的生长。约 90％的 EPO 由肾脏组织产生，约 10％的 EPO 由肾外组织（如肝脏）产生。当 CKD 患者肾功能受损，GFR 下降 50％以上时，EPO 生成量明显降低，于是发生贫血。

2. 铁缺乏。

CKD 患者由于铁摄入不足、频繁采血、血液透析时透析器凝血与残血、胃肠道出血等原因铁丢失过多，导致大部分 CKD 3～5D 期的患者存在铁缺乏。铁缺乏可分为绝对铁缺乏和相对铁缺乏。临床上更常见的是相对铁缺乏，表现为转铁蛋白饱和度低于 20％，而血清铁蛋白浓度正常或升高。炎症和感染时也会出现类似改变，应定期评价患者的铁贮备情况。

3. 红细胞寿命缩短。

随着肾功能的减退，CKD 患者的红细胞寿命缩短，可能与尿毒症毒素的作用有关。

4. 甲状旁腺功能亢进。

CKD 合并甲状旁腺功能亢进时，会加重贫血程度，降低患者对 EPO 的反应性。其可能的原因包括：高水平的 PTH 直接抑制骨髓造血；纤维性骨炎的发生；高水平的 PTH 抑制红细胞膜钙泵活性，使红细胞脆性增加；高水平的 PTH 增加红细胞的渗透脆性，从而加速溶血。

5. 其他。

急慢性炎症、铝中毒、左旋肉碱缺乏、叶酸缺乏及营养不良等也是加重贫血的原因。

3.1.2.2　慢性肾脏病合并凝血功能异常的病理生理机制及临床特点

CKD 患者如存在凝血与纤维蛋白溶解系统紊乱，既可表现为高凝，也可表现为出血并发症。高凝状态的发生可能与以下机制有关：①促凝物质增多，内源性抗凝物质减少，抗凝血酶Ⅲ（ATⅢ）活性下降，纤维蛋白原增多。②肾脏疾病导致蛋白尿，血浆白蛋白减少，肝脏合成蛋白质增加，凝血因子代偿性合成增加。③高脂血症、血液浓缩使血液黏滞度增加。④利尿剂和激素的使用加重高凝状态。

3.1.3　慢性肾脏病患者血液系统管理的临床意义

贫血和凝血功能异常是 CKD 的常见血液系统并发症。随着肾功能损害的加重，贫血和凝血异常进行性加重。一方面，贫血可以导致 CKD 患者出现疲倦、乏力、头晕、认知功能下降等症状，长期贫血会导致或加重 CKD 患者的心血管病变，如心脏扩大、心室肥厚、心绞痛、心力衰竭等。另一方面，CKD 患者容易合并高凝状态，易发生 VTE，随着 CKD 的进展，患者还会出现出血倾向。这些方面的异常会影响 CKD 患者的生活质量，降低其生存率。

2001 年以来，美国、欧洲先后颁布了 CKD 诊疗指南，并对指南的内容不断进行更新。这些指南的颁布旨在提高 CKD 患者的管理质量。针对 CKD 常见的血液系统并发症，我们将参考国外相关指南内容，结合我国的专家共识，重点讲述如何运用慢性病管理模式对 CKD 患者进行系统化、长期性、规范化的管理，从饮食、营养、运动、服药、心理护理等多方面对患者进行指导，并通过多种随访途径定期进行跟踪指导、效果评估、计划调整，以提升患者自我管理能力和依从性，改善贫血程度、纠正凝血功能异常、提高生活质量，最终达到延缓 CKD 进展的目的。

3.2　慢性肾脏病患者血液系统管理策略

3.2.1　慢性肾脏病合并贫血的治疗原则

贫血是 CKD 的重要并发症，与 CKD 的进展和不良结局密切相关。因此，纠正贫血一直是 CKD 患者的主要治疗内容之一。关于 CKD 合并贫血的治疗，不仅要使 Hb 水平达标，而且要使 Hb 水平稳定，避免波动。在 CKD 合并贫血的治疗中往往存在 ESA 使用时机过晚、Hb 达标率低、短效高频率 ESA 治疗导致 Hb 水平波动过大、补铁不足等诸多问题。

3.2.1.1　ESA 的使用

ESA 的治疗效果具有剂量依赖性，使用剂量需结合患者 Hb 水平、体重和具体临床情况确定。一般使用 2～3 周后网织红细胞开始增加，4～6 周后贫血开始改善，剂量调整的观察时间至少 2 周。临床推荐初始 ESA 剂量为 100～150IU/kg（每周 3 次）或 10000IU（每周 1 次）。初始 ESA 治疗的目标是 Hb 每月增加 10～20g/L。如果 Hb 升高水平未达目标值，可以适当增加 ESA 剂量。如果 Hb 升高水平超过目标值，应适当减少 ESA 剂量。如 Hb 持续升高，应暂停给药，直至 Hb 水平开始下降，然后将 ESA 剂量减少 25% 后重新开始治疗。ESA 的疗效不仅与剂量有关，还与使用的方法有关。对于进行血液透析的 CKD 5 期患者建议静脉或皮下注射。对于非透析的 CKD 患者或进行腹膜透析的 CKD 5 期患者，建议皮下注射。达到 Hb 目标水平后，除合并难以控制的严重高血压、癫痫等情况外，均应给予维持剂量治疗。ESA 使用过程中需注意以下原则：①在使用 ESA 之前纠正缺铁和炎症状态。②活动性恶性肿瘤患者或近期有恶性肿瘤病史者不推荐使用 ESA。③当成年、非透析 CKD 患者 Hb<100g/L 时，根据 Hb 下降程度、机体对铁剂的反应情况，权衡 ESA 应用风险和贫血带来的风险，综合评估是否开始 ESA 治疗。④对于 CKD 5D 期的患者，当 Hb 在 90～100g/L 时开始 ESA 治疗。⑤大多数 CKD 患者应用 ESA 时，Hb 不宜超过 115g/L。⑥儿童 CKD 患者开始 ESA 治

疗的 Hb 水平应个体化，需权衡利弊，Hb 维持在 110~120g/L 为宜。

3.2.1.2 铁剂的使用

绝大多数接受 ESA 治疗的 CKD 患者，随着 Hb 水平的升高，贮存铁转为循环铁，加之女性月经失血、定期采血、铁摄入不足等，如不及时补充，极易发生铁缺乏。因此，在使用 ESA 治疗时动态观察血清铁、转铁蛋白饱和度、铁蛋白水平非常重要。应至少每 3 个月评估 1 次铁储备状态，在增加 ESA 剂量、发生失血时需要增加监测频率。

1. 铁剂治疗的指征。

对于成人 CKD 患者，当血清转铁蛋白饱和度<30％且铁蛋白<500μg/L 时，可以开始静脉补铁。对于儿童 CKD 患者，当血清转铁蛋白饱和度<20％且铁蛋白<100μg/L 时，可以开始口服补铁（进行血液透析的 CKD 患者也可以选择静脉补铁）。

2. 铁剂的使用方法。

铁剂补充包括口服和静脉两种途径。口服补铁剂量为 200mg/d，1~3 个月后再次评估铁储备状态，如果铁储备状态异常、Hb 水平未达标（每周 ESA 剂量为 100~150IU/kg 的条件下），改为静脉补铁。与口服补铁相比，静脉补铁有导致过敏或过敏样反应的风险，且患者有全身活动性感染时禁止静脉补铁。首次静脉补铁时，先用试验剂量（即每次使用剂量的 10％）静脉滴注 30min 以上，若无过敏或过敏样反应，可继续使用。CKD 5D 期患者常规一个疗程补充 1000mg 铁，一个疗程完成后如转铁蛋白饱和度<30％且铁蛋白<500μg/L，可以重复一个疗程。当铁储备状态达标后，补充的剂量和频率可根据 CKD 患者铁储备状态、Hb 水平、ESA 用量等具体调整。如果患者转铁蛋白饱和度>30％和（或）铁蛋白>800μg/L，应停止静脉补铁 3 个月。

3.2.1.3 输血

当贫血严重、出现相关临床症状，且使用 ESA 有困难时可以考虑输血。如急性失血、不稳定的急性冠脉综合征、ESA 抵抗、单纯红细胞再生障碍性贫血（纯红再障）、恶性肿瘤以及既往有卒中病史等患者可考虑输血。但是，对有机会接受肾移植的患者要尽量避免输血，防止排异。

3.2.1.4 低氧诱导因子脯氨酰羟化酶抑制剂的使用

ESA 可以提升透析和非透析人群的生存质量，减少红细胞输注。然而，由于 CKD 患者转诊和 ESA 报销限制，大部分非透析、3b~5a 期 CKD 患者的贫血并未得到及时有效的治疗。此外，由于 ESA 能增加患者发生心血管事件和卒中的风险，临床上需要找到一种更安全有效的治疗方法。Roxadustat（FG-4592）是一种口服低氧诱导因子脯氨酰羟化酶抑制剂（HIF-PHI），通过激活一些早期响应目标基因（包括 EPO 和 EPO 受体编码基因），促进铁吸收、铁转运。用于与 CKD 相关的贫血治疗。美国一项多中心的开放随机研究数据显示，伴有贫血的非透析 CKD 患者，对于不同的 Roxadustat 起始剂量方案都有很好的耐受性，该药可通过降低血清铁调素水平纠正贫血。贫血纠正后，在没有静脉补铁的情况下，通过改变 Roxadustat 的给药剂量、频率，仍可在一定程度上维持 Hb 水平。

3.2.1.5　其他

寻找并治疗潜在的感染病灶是贫血治疗的重要内容之一。此外，还需纠正加重贫血的其他原因，如出血、叶酸缺乏、营养不良、严重继发性甲状旁腺功能亢进等。

3.2.2　慢性肾脏病合并高凝的治疗原则

CKD 患者由于有较高的 VTE 风险，需要给予适当的抗血小板、抗凝，甚至溶栓治疗。由于很多药物需经肾脏代谢，因此要评估抗凝药物蓄积的风险，既要避免抗凝药物过量增加出血风险，也要避免抗凝药物不足导致血栓形成。

3.2.2.1　抗凝治疗

当 CKD 患者存在低白蛋白血症，尤其白蛋白＜20g/L，和（或）血浆纤维蛋白原＞6g/L、抗凝血酶＜70％、D－二聚体水平升高时，血栓形成风险大，需要进行抗凝治疗。

1. 普通肝素或低分子肝素。

维持活化部分凝血活酶时间于正常高值两倍及以内。相比低分子肝素，普通肝素的半衰期较短、对脂代谢有一定影响，引起出血的风险更大。

2. 华法林。

对于 CKD 合并心房颤动的患者常推荐使用华法林，肾功能受损时需减少剂量，根据国际标准化比值调整用药。

3.2.2.2　抗血小板治疗

可选择的药物包括阿司匹林、氯吡格雷、双嘧达莫，对于肾功能受损的患者联合使用多种不同作用机制的抗血小板药物时要警惕出血的风险。注意个体对抗血小板治疗的反应存在差异。如发生出血性并发症，需要停用抗血小板和抗凝治疗，必要时输注血小板。

3.2.2.3　溶栓

当有血栓形成时可使用尿激酶，血栓形成后 6h 内使用效果最佳。

3.2.3　慢性肾脏病合并出血的治疗原则

CKD 患者存在出血倾向时，要密切监测血小板、凝血功能、纤维蛋白原、D－二聚体等的水平，可根据情况调整抗凝药物使用方案，必要时补充新鲜血浆、冷沉淀、凝血因子等。如使用肝素后出血，需要补充同等剂量鱼精蛋白。使用华法林的患者，需定期监测国际标准化比值。对于有出血倾向的透析患者，可考虑无肝素治疗或体外枸橼酸抗凝治疗。如已出现上消化道出血、颅内出血等严重并发症，按照相应疾病的治疗策略进行治疗。

3.2.4　慢性肾脏病患者血液系统管理的基本策略与效果评价

CKD 患者血液系统的管理需要依靠慢性病专业医师、营养师及护理人员进行全面、连续、主动的管理，以达到和维持理想的 Hb 水平、维持良好的凝血状态、延缓 CKD

进程、减少并发症、降低伤残率、提高生活质量并降低医药费用。下面以贫血管理为例，介绍相应的管理策略及效果评价。

3.2.4.1　建立信息管理系统

建立一个基于随访的 CKD 管理体系对于 CKD 患者的治疗和研究有非常重要的作用。医护人员可以与医院信息科配合，开发集临床数据录入、病历资料采集、随访提醒、结果导出与分析功能为一体的慢性病管理信息系统，实现患者资料的电子化管理。以 Hb 的管理为例，慢性病管理系统的功能包括：

（1）呈现某位患者某个时间段内 Hb 波动情况（即 Hb 趋势图），有利于医护人员掌握某位患者的贫血状况、制订个体化的治疗方案。

（2）分析所有纳入管理患者的 Hb 达标情况，有利于医护人员准确评估患者群体的贫血现状。

（3）进行简单的组间比较，如不同管理策略下 Hb 的组间差异，有利于医护人员评估治疗效果，科学地选择治疗策略。

（4）设置随访提醒功能，尤其是 Hb 异常值提醒功能，可以帮助医护人员有效管理随访队伍、安排患者随访、向患者发送针对性患教课程。

3.2.4.2　规范流程、加强团队沟通

进入管理后 CKD 患者的就诊流程与普通门诊患者有所区别。

（1）初诊患者遵循医师病情评估、建立慢性病档案、营养门诊初次营养指导、随访护士初次患教的流程。

（2）复诊患者先接受医师诊疗，根据医师对贫血状况的评估安排合适的患者教育（随访护士完成）及营养指导（营养门诊完成），随后将教育与指导情况反馈给医师以备调整治疗方案所需。

（3）病情变化需入院的患者，由门诊医师评估病情并开具入院通知书，由随访护士预约床位并提取随访档案转交住院部医师。

（4）贫血改善、病情稳定、由住院转为门诊随访的患者，由住院部医师开具出院证明并填写随访档案，转交门诊随访护士继续管理。

3.2.4.3　效果评价

1. 贫血的评估指标及评估频率。

1）贫血的评估指标。诊断贫血需进行的辅助检查包括全血细胞计数（红细胞计数、平均红细胞体积、红细胞平均 Hb 浓度、白细胞计数及分类、血小板计数），网织红细胞计数，铁储备指标（血清转铁蛋白饱和度、血清铁蛋白水平），其他指标（血清维生素 B_{12} 水平、叶酸水平、溶血相关指标等）。

2）贫血的检测频率。对于尚未出现贫血的患者：①CKD 3 期，至少每年检测 1 次。②非透析的 CKD 4～5 期，至少每年检测 2 次。③血液透析的 CKD 5 期、腹膜透析的 CKD 5 期至少每 3 个月检测 1 次。对于合并贫血的患者：①非透析的 CKD 3～5 期，至少每 3 个月检测 1 次。②血液透析的 CKD 5 期，至少每月检测 1 次。具体管理过程中可视病情调整监测频率。

2. ESA 疗效的评估与 ESA 抵抗。

使用合适剂量（按体重计算）的 ESA 治疗 1 个月后，Hb 水平与基线值比较没有升高，称为原发性 ESA 抵抗。如果既往使用 ESA 有效，现在为维持稳定的 Hb 水平需增加 ESA 剂量，且增加剂量达到原剂量的 50%，称为获得性 ESA 抵抗。出现 ESA 抵抗后要积极寻找导致 ESA 抵抗的原因：①铁缺乏。ESA 抵抗最常见的原因是铁缺乏。ESA 治疗期间，血清转铁蛋白饱和度、血清铁蛋白水平明显降低，可能由 Hb 合成加快、铁利用增加导致。②慢性失血。反复采血、胃肠道隐性失血、透析器凝血等均会导致铁缺乏，从而引起 ESA 抵抗。③炎症、感染、肿瘤。ESA 抵抗常发生在合并炎症、感染或恶性肿瘤时，可能与炎症介质干扰铁代谢及红细胞生成有关。许多隐性炎症可通过检查 C 反应蛋白得到提示。④继发性甲状旁腺功能亢进及骨髓纤维化。⑤抗 ESA 抗体诱发的纯红再障。

3. ESA 不良反应的评估。

总体来说，使用 ESA 是一项安全的治疗措施，但也存在一些不良反应：①血压升高，CKD 患者应该监测血压，包括诊室血压和家庭血压。②癫痫样发作，当血压控制不良且容量超负荷时要警惕治疗过程中癫痫样发作。③血液黏滞性增加导致血管通路中血栓形成。④高钾、高钙，发生率较低，无须因此增加监测频率。⑤脑卒中。⑥肌痛及输液样反应，多发生在 ESA 使用后 1~2h。

3.2.4.4　医护培训要点

首先，需要对 CKD 患者贫血的基础理论知识进行培训，学习 CKD 合并贫血管理的相关知识，提升团队的整体认知水平。其次，对 CKD 合并贫血的管理流程进行培训，在不同环节对接时务必详细交接患者贫血状况及所实施的贫血纠正方案。在临床实践中，鼓励管理人员结合所在单位的实际情况对流程进行动态改进和优化。最后，要重视沟通方法和技巧的培训，良好的沟通交流不仅有利于医护人员与患者的交流，也有利于医护人员内部的沟通协作。

3.2.4.5　管理制度

与一般的 CKD 管理相似，贫血的管理也需要建立随访档案登记制度、信息档案维护制度、管理现状报告制度、技能考核制度等。

另外，针对贫血的管理，需要成立专门的质控小组，随时报告危急值，定期提取并分析贫血相关指标，优化患者治疗方案。

3.2.4.6　营养指导

由于 CKD 患者多伴有食欲不振、味觉改变、心理压力大、内分泌紊乱等，因此普遍存在营养不良症状。同时相当部分的患者缺乏基本的营养常识，如何做到合理低蛋白饮食、限制盐的摄入、保障饮食中铁的摄入，需要医护人员，尤其是营养师给予专业的营养指导。营养指导的方式可以多样，包括营养门诊随访、专职护士宣教。可以进行一对一的辅导和帮助，也可以定期举行患者集体活动，包括小组讨论、经验分享等环节，鼓励患者从他人身上学习自我饮食管理的方法。

参考文献

[1] Daneschvar H L，Seddighzadeh A，Piazza G，et al. Deep vein thrombosis in patients with chronic kidney disease [J]. Thromb Haemost，2008，99 (6)：1035－1039.

[2] KDOQI. KDOQI Clinical Practice Guideline and Clinical Practice Recommendations for anemia in chronic kidney disease：2007 update of hemoglobin target [J]. Am J Kidney Dis，2007，50 (3)：471－530.

[3] Kliger A S，Foley R N，Goldfarb D S，et al. KDOQI US commentary on the 2012 KDIGO Clinical Practice Guideline for anemia in CKD [J]. Am J Kidney Dis，2013，62 (5)：849－859.

[4] Levin A，Thompson C R，Ethier J，et al. Left ventricular mass index increase in early renal disease：impact of decline in hemoglobin [J]. Am J Kidney Dis，1999，34 (1)：125－134.

[5] Livio M，Mannucci P M，Viganò G，et al. Conjugated estrogens for the management of bleeding associated with renal failure [J]. N Engl J Med，1986，315 (12)：731－735.

[6] McCarley P. The KDOQI Clinical Practice Guidelines and Clinical Practice Recommendations for treating anemia. in patients with chronic kidney disease：implications for nurses [J]. Nephrol Nurs J，2006，33 (4)：423－426，445.

[7] Molino D，De Lucia D，De Santo N G. Coagulation disorders in uremia [J]. Semin Nephrol，2006，26 (1)：46－51.

[8] Molnar A O，Bota S E，Garg A X，et al. The risk of major hemorrhage with CKD [J]. J Am Soc Nephrol，2016，27 (9)：2825－2832.

[9] Parikh A M，Spencer F A，Lessard D，et al. Venous thromboembolism in patients with reduced estimated GFR：a population-based perspective [J]. Am J Kidney Dis，2011，58 (5)：746－755.

[10] Wattanakit K，Cushman M. Chronic kidney disease and venous thromboembolism：epidemiology and mechanisms [J]. Curr Opin Pulm Med，2009，15 (5)：408－412.

[11] Wei S-Y，Chang Y-Y，Mau L-W，et al. Chronic kidney disease care program improves quality of pre-end-stage renal disease care and reduces medical costs [J]. Nephrology (Carlton)，2010，15 (1)：108－115.

[12] 林攀，丁小强，袁敏，等. 慢性肾脏病患者贫血患病现况调查 [J]. 复旦学报（医学版），2009，36 (5)：562－565.

[13] 中国医师协会肾内科医师分会肾性贫血诊断和治疗共识专家组. 肾性贫血诊断与治疗中国专家共识（2014 修订版）[J]. 中华肾脏病杂志，2014，30 (9)：712－716.

4 慢性肾脏病患者的钙磷管理

4.1 慢性肾脏病患者钙磷管理的特殊性

4.1.1 慢性肾脏病合并钙磷代谢紊乱的流行病学

随着血液透析技术的完善，CKD患者生存时间大大延长，但并发症相关问题仍亟待解决。钙磷代谢紊乱是CKD患者，尤其是ESRD患者的常见并发症之一。未透析或已透析患者中大多数存在钙磷代谢紊乱，骨质疏松、骨折发生率较正常人均明显升高。2012年一项研究显示，我国行血液透析和腹膜透析治疗的患者中高磷血症患病率很高，分别高达57.4%和47.4%，然而对于血磷的控制达标率仍较低；2013年一项来自四川省人民医院的横断面研究显示，217例长期进行血液透析的患者中，大多数都有明显的钙磷代谢紊乱，其中高磷血症患病率为45.16%、低钙血症为31.8%、高钙血症为21.66%。

4.1.2 慢性肾脏病患者钙磷管理的临床意义

CKD患者钙磷代谢紊乱与骨质疏松及CKD相关的心血管病的发生密切相关，是导致CKD患者骨折、心血管病发生和死亡的独立危险因素。钙磷代谢紊乱会导致CKD 1~5D期患者出现骨骼异常改变、心血管钙化，使患者生活质量严重下降，并引起患者的死亡风险明显增加。

高磷血症会促进患者钙和磷的异常沉积，引起患者软组织及血管出现异常钙化，最终导致心、肺、关节、皮肤、眼等部位损伤。高磷血症是患者出现心血管钙化的独立危险因素，血磷水平达标可以减轻血管钙化。血液透析患者的血磷水平每升高1mg/dL，死亡风险就会增加18%。与血磷<6.5mg/dL的透析患者相比，透析患者血磷≥6.5mg/dL时，死亡风险大约会增加27%。CKD患者常见的并发症——继发性甲状旁腺功能亢进（secondary hyperparathyroidism，SHPT）的发生，与血磷升高、血钙磷乘积升高密切相关。血磷升高、血钙降低，可使甲状旁腺分泌PTH，进而引起高PTH血症，最终导致SHPT的发生。SHPT也会引起维持性血液透析患者发生心血管钙化，患者心血管事件发生率和相关死亡率进一步上升。

维持性血液透析是CKD患者有效的治疗方式，但大多数患者的钙磷代谢紊乱由于长期未得到有效纠正，导致SHPT的发生和持续发展，使维持性血液透析患者的透析效果和生活质量严重下降，心血管事件发生率和相关死亡率明显上升。目前已有针对CKD 1~5D 期患者钙磷代谢紊乱的临床研究，但临床上仍然存在对慢性肾脏病－矿物质和骨代谢异常（chronic kidney disease－mineral and bone disorder，CKD－MBD）的低认知率、不正规诊治等问题，由此提示医护人员应该早期、合理地对 CKD 患者的钙磷代谢紊乱进行干预，以避免 SHPT 等不良事件的发生，使 CKD 1~5D 期患者的生活质量得以提高，同时降低患者并发症的患病率和 CKD 患者的死亡率，减轻患者的经济负担、减少不必要的医疗资源的浪费。

4.1.3 慢性肾脏病合并钙磷代谢紊乱的病理生理机制

维持机体钙磷平衡的主要器官是胃肠道、骨、肾脏，胃肠道从食物中吸收钙、磷，机体中大部分钙、磷以羟基磷灰石的形式储存于骨组织。机体摄入的钙 98％在肾小管重吸收，而排泄的钙中 20％经肾脏排出。而机体摄入的磷 85％~95％被肾小管重吸收，排泄的磷中 60％经肾脏排出。PTH 可刺激胃肠道对钙磷的吸收，同时刺激肾小球对钙的重吸收并抑制磷的重吸收，具有升高血钙水平、降低血磷水平的作用。而维生素 D_3在肝肾经两次羟化形成活性维生素 D_3，可促进小肠对钙磷的吸收，促进骨中钙盐溶解，促进肾小管对钙磷的重吸收，从而升高血钙、血磷水平。临床上将血钙磷乘积作为观察成骨作用的指标，正常成人血钙磷乘积为 $35\sim40\text{mg}^2/\text{dL}^2$。

2005 年 KDIGO 首次提出 CKD－MBD 的概念，CKD－MBD 是一类全身性的疾病，需要具备下列一项或以上特征：①血钙、血磷、血 PTH 或维生素 D 水平异常。②有骨骼转运、矿化、容积、生长方式或强度异常。③血管或其他软组织钙化。其中钙磷代谢紊乱尤为重要，高磷血症：血磷水平高于参考值高限（>1.45mmol/L）；低磷血症：血磷水平低于参考值低限（<0.87mmol/L）；高钙血症：校正的血清总钙水平高于参考值高限（>2.5mmol/L）；低钙血症：校正的血清总钙水平低于参考值低限（<2.1mmol/L）。

CKD 患者肾功能受损，会引起 1α－羟化酶活性下降，导致肾脏合成的活性维生素 D_3减少，进而肠道对钙、磷的吸收减少。同时肾小球损伤时，钙的重吸收减少，血钙降低，肾脏排磷受阻，血磷增高。血浆中过量的磷与游离钙结合形成磷酸钙，沉积于骨骼，加重低钙血症。低钙血症、活性维生素 D_3浓度下降、高磷血症导致甲状旁腺的增生，使血 PTH 水平增高，以代偿性机制调节机体钙磷代谢，最终可引起 SHPT 的发生，从而导致高钙血症、高磷血症的发生，严重者还将导致肾性骨病。高钙血症、高磷血症都可以导致血钙磷乘积增高，血磷升高和血钙磷乘积升高可以加重 CKD 病情，同时与透析患者的死亡率上升有关。

综上，CKD 患者钙磷代谢紊乱发生的机制十分复杂，其临床表现多样，对于不同CKD 阶段以及不同药物干预的患者，其机体内钙磷代谢紊乱的情况不尽相同，因此对CKD 患者钙磷代谢紊乱的管理极其重要。

4.2　慢性肾脏病患者钙磷管理策略

4.2.1　慢性肾脏病合并钙磷代谢紊乱的治疗原则

4.2.1.1　钙磷水平

1. 血钙水平。

因 CKD 患者常伴有低白蛋白血症，因此临床检测时应以校正钙水平为标准。当人血白蛋白<40g/L，KDIGO 指南推荐，校正钙（mg/dL）＝血清总钙（mg/dL）＋0.8×［4－人血白蛋白（g/dL）］。

1）CKD 3～5D 期患者，校正钙水平应维持在实验室参考值范围内，即 2.1～2.5mmol/L。

2）CKD 5 期患者，校正钙水平建议在参考值低限（2.10～2.37mmol/L）。

2. 血磷水平。

1）CKD 3～5 期的非透析患者：血磷水平应维持在参考值范围内，即 0.87～1.45mmol/L。

2）CKD 5D 期患者：血磷水平应维持在 1.13～1.78mmol/L。

3. 血钙磷乘积。

血钙磷乘积应维持在 $55mg^2/dL^2$ 以下。

4.2.1.2　钙磷监测方法

1. 监测时机。

对于成人 CKD 患者，KDIGO 指南指出，从 CKD 3 期开始，应定期、规律地监测血钙、血磷水平，同时还需监测 iPTH 的水平。

2. 监测频率。

对于 CKD 3～5 期的患者，可以根据血钙、血磷、iPTH 水平是否异常及其严重程度决定监测的频率。

1）CKD 3 期：每 6～12 月监测 1 次血钙、血磷水平，根据基线水平和 CKD 进展情况决定监测 iPTH 的频率。

2）CKD 4 期：每 3～6 月监测 1 次血钙、血磷水平；每 6～12 月监测 1 次 iPTH 水平。

3）CKD 5 期：每 1～3 月监测 1 次血钙、血磷水平；每 3～6 月监测 1 次 iPTH 水平。

3. 注意事项。

①对于 CKD 3～5 期患者，要分别评估血钙、血磷的水平以指导临床治疗，因血磷受饮食、昼夜节律、血液透析影响大，血钙磷乘积受血磷水平影响较大，故不建议以血钙磷乘积为唯一的评估标准。②如果患者由于血钙、血磷、PTH 异常而接受治疗，则应当根据患者病情合理增加监测频率。

4.2.1.3 慢性肾脏病合并钙磷代谢紊乱的治疗

降低高血磷，维持正常血钙，采用"3D"治疗方案：即饮食（diet）、透析（dialysis）、药物（drug）。

1. 饮食。

1）限制摄入含磷量高的食物，限制摄入含磷添加剂的食物。

2）选择磷吸收率低、磷/蛋白质比值低的食物，磷/蛋白质比值指每克蛋白质食物中所含有机磷的质量（mg）。CKD患者长期蛋白质摄入不足时会导致营养不良，为了满足透析患者对磷和蛋白质的需求，需要选择蛋白质含量高、磷含量低的食物。

3）控制磷摄入总量：CKD 3~5D期的患者，血磷超过参考值高限时，饮食磷摄入量应限制在800~1000mg/d。

控制磷摄入的同时应该保证蛋白质的摄入。研究发现，食物中的磷/蛋白质比值与患者死亡风险呈显著正相关，即低磷高蛋白质饮食可以显著降低透析患者死亡风险，而高磷低蛋白质饮食会显著增加患者死亡风险。血磷降低且蛋白质摄入增加的患者，是死亡风险较低的患者群体。减少蛋白质摄入可改善蛋白尿、代谢性酸中毒，减少尿毒症毒素，进而改善脂代谢紊乱、胰岛素抵抗及贫血。研究提示单纯低蛋白饮食或低蛋白饮食联合 α-酮酸治疗能有效降低患者血磷水平，使患者营养状态保持稳定。

2. 透析。

当CKD患者进入终末期时，血液透析则是清除磷的有效治疗方式。研究证明，每周血液透析的次数越多、每次进行血液透析的时间越长、透析器的膜面积越大，血液透析对磷的清除效果就越好。而改变透析治疗时的血流量、透析器的膜材料、透析液的种类并不能使磷的清除效果发生明显改变。血液透析对高龄、高Hb水平的患者血磷的清除率较低。增加透析的时间、频率有利于改善钙磷代谢，长时间频繁透析（单次透析时间超过5.5h，每周透析次数超过5次）能使血磷下降，同时应减少降磷药物的应用。对于CKD 5期的血液透析患者，建议降低透析液中的钙浓度，使其介于1.25~1.50mmol/L，同时可通过增加透析频率和延长透析时间来进一步清除磷；对于CKD 5D期的腹膜透析患者，建议使用钙离子浓度为1.25mmol/L的透析液。

虽然透析能清除一部分磷，但是具有一定的局限性，因为常规血液透析清除磷的能力有限，常规血液透析4h仅可清除约800mg磷，1周透析3次则仅能清除约2400mg磷，而且透析只能清除血液中的磷，蓄积在细胞核中的磷需要一段时间才能进入血液，因此血液透析可导致血磷"反跳"现象。事实上，PTH水平过高的CKD患者在接受透析治疗后，血磷不仅会高于正常值，甚至可能会迅速反跳至透析前水平，故而透析不足以清除血磷。

3. 药物。

由于低磷饮食+充分透析均不足以平衡进出人体的磷，因此磷结合剂是纠正高磷血症的重要手段。磷结合剂的作用原理：磷普遍存在于食物中，当食物被摄入时，磷在胃肠道被释放出来，在小肠会被人体吸收进入血液。当磷在胃肠道从食物中被释放出来时，磷结合剂像磁铁一样把磷吸住，然后一起经粪便排出体外，以此减少人体对磷的吸收，进而达到降低血磷水平的目的。主要药物如下：

1）含铝类药物。因有严重的不良反应（如骨软化病、脑病、贫血等），已不推荐常规使用。

2）含钙类药物。如碳酸钙（含钙 40％）、醋酸钙（含钙 25％）等。

（1）使用方法：根据血钙、血磷水平确定合适的剂量，需在用餐时服用。小剂量开始，逐渐加量，定期监测血钙、血磷、iPTH 水平，及时调整剂量。

（2）使用指征：CKD 3～5 期的非透析患者，限磷饮食后，血磷水平仍然高，而血钙水平正常或降低时；CKD 5D 期患者，限磷饮食及充分透析后，血磷水平仍不能控制，血钙水平正常或降低时。

（3）禁忌证：血磷水平高的同时有血钙水平升高、心血管钙化、PTH 水平过低或无动力性骨病。

3）非钙非铝类药物。如盐酸司维拉姆、碳酸司维拉姆、碳酸镧等。这一类药物不含钙元素，不会引起高钙血症，其降磷效果与含钙磷结合剂相同，是控制高磷血症的新选择。

（1）使用方法：随餐服用，根据每餐摄入的磷含量调整用药剂量，小剂量开始，每 1～2 周监测 1 次血钙、血磷水平。

（2）使用指征：使用含钙磷结合剂有禁忌的患者；CKD 5D 期患者伴有高磷血症，血钙>2.5mmol/L；CKD 5D 期患者伴有高磷血症，血钙<2.5mmol/L，给予足量含钙磷结合剂后血磷水平仍高于目标值；CKD 5D 期患者伴有高磷血症，同时伴有血管钙化，和（或）PTH 水平持续降低，和（或）无动力骨病。

国外临床研究显示，新型的非钙非铝类药物的最大优势是不易引起高钙血症，从而降低血管钙化的风险。但与含钙磷结合剂相比，非钙非铝类药物价格非常昂贵，因此限制了这类药物在国内临床的推广应用。

4.2.2　慢性肾脏病患者钙磷管理的基本策略与效果评价

由于人们对于 CKD 知晓率低，缺乏防范知识，而且早期 CKD 不易察觉，导致就诊治疗率低，到医院就诊的患者大多数已经发展至 CKD 3 期及以上。且目前 CKD 管理上存在一些问题，如专科医师注意力多集中于医疗干预而非预防，往往在高磷血症出现后再进行管理，因此有效的管理十分重要。

4.2.2.1　基本管理策略

目前多采用医院－家庭－自我管理的模式。

1. 基本原则。

制订清晰目标、鼓励团队建设、构建合作伙伴、促进方法系统化、不断探索完善方案。遵循 PDCA 管理程序，即制定（plan）、实施（do）、检查（check）、处理（action）。对医疗措施与流程进行动态改进和优化，针对临床中患者常见的表现与问题，采取针对性措施，使医疗措施不断完善。

2. 基本流程。

1）成立 CKD 患者钙磷管理小组，成员包括肾病科医师、随访护士、营养师等。

2）建立 CKD 患者钙磷管理的随访制度。

3) 纳入患者，建立档案资料。

4) 启动治疗前的规范化评估：评估患者有无相关危险因素，有哪些危险因素，是否需要处理。

5) 构建合理的 CKD 合并钙磷代谢紊乱的治疗方案：制订个体化的"3D"治疗方案。

6) 治疗后长期规范化随访，监测钙磷代谢指标，评估疗效。

7) 系统化的患者教育：定期举办 CKD 患者钙磷管理专题讲座，提高患者及家属的自我管理意识。

8) 多样的随访方式：亲情活动、上门服务、电话、短信、微信、QQ 随访、体检随访、门诊随访、社区工作站。

9) 建立完善的信息支持系统、完整的 CKD 患者钙磷管理数据库：患者、医护人员、医疗卫生服务部门的信息交流和反馈都很重要，信息支持系统和数据库能够确保信息交流和数据共享。

10) 建立 CKD 患者钙磷管理的质量控制体系，定期进行总结、持续改进。

3. 策略要点。

1) 多部门合作：政府支持、多部门参与，以整合资源、提高效率、完善机制、加强监管、宣传引导、持续发展。

2) 建立高效、新型的管理团队：团队成员包括家属、疾病控制人员、责任医师和护士等。

3) 强调从个体到群体、从治疗到预防，对高危人群进行干预。

4) 重视钙磷代谢紊乱发生发展全过程的管理（高危的管理、患病后的临床诊治、康复、并发症的预防和治疗）。

4.2.2.2 效果评价

从 CKD 3 期开始，定期监测患者血钙、血磷、iPTH 水平，制订准确的 CKD 合并钙磷代谢紊乱的诊断标准，制订专门的随访手册，充分结合"3D"治疗方案，严格把握治疗目标值，及时记录患者每次监测及用药情况，及时调整治疗方案。同时定期对患者及家属进行宣传教育，增强其依从性。定期对 CKD 患者钙磷管理的随访情况进行质控。针对每位钙磷代谢紊乱的患者进行钙磷代谢的量化评估，寻找导致钙磷代谢紊乱的关键因素，然后制订个体化的治疗方案，尽量达到钙磷摄入和排出的平衡，方案包括合理蛋白质饮食、补充钙和维生素 D、正确使用降磷药物、规范透析方式等，同时注意保护残余肾功能、加强患者及家属的健康教育，最终使 CKD 患者的钙磷代谢紊乱得到良好的控制，以避免骨质疏松、骨折、心血管事件的发生。

CKD 进展的防治需综合考虑病因、并发症及各种危险因素，钙磷代谢紊乱贯穿于 CKD 的整个病程，因此对于钙磷代谢紊乱的管理，需要医护人员认真考虑、分析，需要患者及家属的全程配合与支持，让患者得到细致、系统、全面的管理，降低 CKD 合并钙磷代谢紊乱、骨质疏松、骨折、心血管事件等的发生率，降低 CKD 患者的死亡风险，提升 CKD 患者的生存质量。

4.2.2.3　医护培训要点

1. 并发症防治。

门诊患者：根据入组 CKD 患者的随访档案，定期监测患者血钙、血磷、血钙磷乘积、iPTH 水平等。同时仔细询问患者的相关症状，避免并发症，如 SHPT、肾性骨病、心血管事件等的发生。

住院患者：住院患者病情一般相对较重，应全面监测血钙、血磷、iPTH、碱性磷酸酶活性等，检测有无 SHPT、肾性骨病、心血管事件等并发症，及时进行防范，采取药物治疗，降低患者死亡率。

2. 医护人员的管理。

应组建规范的 CKD 患者钙磷管理小组，制订患者门诊随访流程图，建立患者随访服务记录表，根据患者的症状、体征、辅助检查结果以及服药依从性等情况，提出合理的生活方式指导、用药方案。个体化进行药物治疗、护理、饮食的指导，定期进行质量控制。针对门诊随访情况，建立质量控制体系，定期进行总结，归纳常见失误，对其进行改进，持续改良管理方案。

1) 提高慢性病管理率：提高重点人群建档率，建立首诊时测定血钙、血磷、iPTH 的制度，规范患者登记管理流程。

2) 慢性病管理要素：团队合作和群组看病，慢性病自我管理，质量控制体系，卫生行政部门管理和医保政策支持，可靠的患者健康档案管理，合理有效的信息系统。

3) 以人群为基础：针对低危、高危人群，采取不同的干预措施，如健康促进、特定疾病危险因素评估、疾病预防、疾病治疗及并发症的管理。

4) 强调自我管理模式：以循证为基础、患者为中心，激发患者潜能；促进医患合作、病友互助、自我管理。

5) 规范管理：规范医护人员的服务意识和行为，规范社区人群的信息收集方式和内容，规范社区综合干预方法，规范社区人群健康趋势监测管理，规范综合干预的效应/效果评估标准。

6) 其他：定期举行学习讲座，掌握相关专业知识，同时学习 CKD 管理的新知识、循证医学新证据，提升团队的整体认知水平；掌握管理、沟通的方法和技巧；重视一体化管理和个体化管理的结合；加强 CKD 管理团队的内部沟通，医师、护士、营养师同心协力，提高指导意见的一致性；定期进行管理相关知识技能的考核，在患者住院过程中，应及时了解患者的病情，建立管理质量控制体系，将其计入绩效考核。

参考文献

[1] Floege J，Kim J，Ireland E，et al. Serum iPTH，calcium and phosphate，and the risk of mortality in a European haemodialysis population [J]. Nephrol Dial Transplant，2011，26 (6)：1948－1955.

[2] Imanishi Y. Clinical aspect of recent progress in phosphate metabolism. Phosphate retension，a powerful risk factor for mortality in chronic kidney disease (CKD) [J]. Clin Calcium，2009，19 (6)：828－835.

[3] Ketteler M，Elder G J，Evenepoel P，et al. Revisiting KDIGO clinical practice guideline on chrnic kidney disease-mineral and bone disorder：a commentary from a kidney disease：Improving Global Outcomes Controversies Conference [J]. Kidney Int，2015，87（3）：502-528.

[4] Ketteler M，Gross M-L，Ritz E. Calcification and cardiovascular pfoblerms in renal failure [J]. Kideny Int Suppl，2005（94）：S120-S127.

[5] Moe S M. Vascular calcification and renal osteodystrophy relationship in chronic kidney disease [J]. Eur J Clin Invest，2006，36 Suppl 2：51-62.

[6] National Kindney Foundation. K/DOQI Clinical Practice Guidelines for bone metabolism and idsease in chronic kidney disease [J]. Am J Kidney Dis，2003，42（4 Suppl 3）：S1-S201.

[7] Palmer S C，Hayan A，Macaskill P，et al. Serum levels of phosphorus, parathyroid hormone, and calcium and risks of death and cardiovascular disease in individuals with chronic kidney disease：a systematic review and meta-analysis [J]. JAMA，2011，305（11）：1119-1127.

[8] Spasovski G B，Bervoets A R J，Behets G J S，et al. Spectrum of renal bone disease in end-stage renal failure patients not yet on dialysis [J]. Nephrol Dial Transplant，2003，18（6）：1159-1166.

[9] Zimmerman D L，Nesrallah G E，Chan C T，et al. Dialysate calcium concentration and mineral metabolism in long and long-frequent hemodialysis：a systematic review and meta-analysis for a Canadian Society of Nephrology Clinical Practice Guideline [J]. Am J Kidney Dis，2013，62（1）：97-111.

[10] 侯凡凡，马志刚，梅长林，等. 中国五省市自治区慢性肾脏病患者心血管疾病的患病率调查 [J]. 中华医学杂志，2005，85（7）：458-463.

[11] 慢性肾脏病骨代谢及其疾病的临床实践指南——指南1 钙磷代谢的评估 [J]. 中国血液净化，2006，5（1）：48-50.

[12] 王政通，丁涵露，王君如，等. MHD人群慢性肾脏病矿物质和骨异常单中心横断面研究 [J]. 中国血液净化，2013，12（10）：552-556.

5 慢性肾脏病患者的血糖管理

5.1 慢性肾脏病患者血糖管理的特殊性

5.1.1 高血糖的表现及危害

疲乏无力，可引起酮症酸中毒，高渗性昏迷，水电解质代谢紊乱，加速 CKD 进展。

5.1.2 低血糖的表现及预防

5.1.2.1 早期低血糖的表现及预防

以交感神经兴奋为主，表现为出汗、饥饿、心悸、乏力、震颤、面色苍白等。

早期低血糖的预防：①每天饮食规律，定时定量。②遵医嘱口服降糖药及注射胰岛素，不自行增减药量及停药。③活动量增加时及时减少胰岛素用量。④注射混合胰岛素时应先摇匀。⑤外出时随身携带高糖食品，如糖块、饼干、果汁等。

5.1.2.2 严重低血糖的表现及预防

以中枢神经系统症状为主，表现为意识模糊、精神失常、大小便失禁、易怒、惊厥、昏迷，甚至死亡。

严重低血糖的预防：①出现低血糖早期症状时，及时补充高糖食物。②如因糖尿病导致眼部疾病，请家属为患者注射胰岛素。让患者保持愉悦的心情，防止一次性注射过多胰岛素。③规律随访，复查，及时调药。

5.1.3 糖尿病足的保护

糖尿病足分为湿性坏疽、干性坏疽和混合性坏疽。一旦确诊应积极到医院进行扩血管、活血化瘀、抗感染治疗及清创处理，病情严重的患者需动脉重建或截肢。

5.1.4 糖尿病肾病患者血糖控制目标

空腹血糖控制在 3.9~6.1mmol/L，餐后 2h 血糖控制在 3.9~7.8mmol/L，糖化血红蛋白控制在 7%~9%。

5.2 慢性肾脏病患者血糖管理策略

5.2.1 自我监测血糖

5.2.1.1 自我监测血糖的目的

使血糖异常患者对自身血糖水平更加了解，当血糖水平超出控制目标时，能降低并发症发生风险，延缓疾病的进展，合理调整治疗方案。

5.2.1.2 血糖自我监测的方法

1. 血糖仪的选择。

血糖仪分为吸血式血糖仪、抹血式血糖仪。

吸血式血糖仪操作方便，用试纸接触一下出血点即可。通过试纸控制采血量，不会因为血量的问题出现结果偏差。

抹血式血糖仪的采血量相对较大。血量偏多，将影响测试结果；血量偏少，操作失败。

2. 自我监测血糖的步骤（以吸血式血糖仪为例）。

（1）用温水或中性肥皂洗净双手，反复揉搓准备采血的手指。用75%酒精消毒手指指腹，待干。

（2）打开吸血式血糖仪开关，取一条试纸插入机内，手指不可触及试纸测试区，取完试纸后盖好试纸筒。

（3）用采血笔紧压指腹，按动弹簧开关，针刺指腹。优选无名指指腹两侧，因无名指血管丰富而神经末梢分布较少，出血充分，痛感轻微。

（4）将血吸到试纸专用区域后等待结果，不要追加滴血，否则会导致测试结果不准确。

5.2.2 饮食指导

饮食治疗遵循低盐、低脂、优质低蛋白质饮食原则，特别注意糖尿病饮食中的"三宜""三不宜"原则。

"三宜"包括一宜五谷杂粮，二宜黄豆及其制品，三宜苦瓜、香菇、柚子、南瓜。

"三不宜"包括一不宜进食各类含糖量高的食品，二不宜进食高胆固醇食物及动物脂肪，三不宜饮酒。

5.2.3 运动指导

运动会消耗体内糖分，降低血糖，提高机体对胰岛素的敏感性，可降低胰岛素的用量，延缓糖尿病肾病患者心血管并发症的发展，但要预防低血糖的发生。

5.2.4 胰岛素管理

胰岛素是一种蛋白质激素，由胰岛 β 细胞分泌。胰岛素参与调节糖代谢，控制血糖平衡。

5.2.4.1　胰岛素的分类和作用

按照作用特点可分为长效、中效、短效、超短效及混合胰岛素。

（1）长效胰岛素：来得时、诺和平，主要用于睡前。

（2）中效胰岛素：优泌林 N、诺和灵 N、重和林 N、万苏林 N 和甘舒霖 N，主要用于睡前。

（3）短效胰岛素：普通胰岛素或中性胰岛素，包括甘舒霖 R、优泌林 R、诺和灵 R 和重和林 R，主要用于三餐前。

（4）超短效胰岛素：门冬胰岛素、赖脯胰岛素，主要用于三餐前，为了更好地控制餐后血糖。

（5）混合胰岛素：一般由短效和中长效胰岛素混合而成，用于早晚餐前。

5.2.4.2　胰岛素的保存方法

（1）未开封的胰岛素保存在 2℃～8℃的冰箱冷藏层，切勿放在冷冻层，冷冻后的胰岛素不能使用。

（2）开封后的胰岛素，不放在冰箱冷藏层，放在常温（<25℃）阴凉处，避免阳光直射。

（3）胰岛素开封时要注明开封时间，开封后在 28d 内用完，未用完的部分丢弃。

（4）放在冰箱中的胰岛素，注射前应置于常温下 20min 后再注射。

（5）使用胰岛素前应检查胰岛素是否在有效期内，如有结晶或絮状物，则不能使用。

（6）外出时，胰岛素应随身携带，切勿放在行李箱中。

5.2.4.3　胰岛素的注射部位

腹部吸收最快，其次是上臂外侧和大腿外侧，臀部吸收最慢。皮下注射胰岛素的部位要经常更换，一个部位连续注射两周后，就应更换部位。因为多次在同一部位注射，可能使局部皮下组织吸收能力下降，影响胰岛素的吸收和利用。注射部位应保持皮肤清洁，避免感染。注射前，只可用 75％酒精对皮肤进行消毒，不能使用碘酒、碘伏等含碘消毒剂，因为碘会导致胰岛素变性。

5.2.4.4　胰岛素的注射方法

（1）安装笔芯：安装前检查笔芯是否完整、有无裂缝，如有破损应更换。扭开笔芯架，装入笔芯，用 75％酒精消毒笔芯前端橡皮膜，取出针头，打开包装，顺时针旋紧针头，摘去针头保护帽（胰岛素注射笔针头为一次性使用物品，切勿重复使用）。

（2）排气：每次更换胰岛素笔芯都要进行本操作。将显示为零单位的剂量调节旋钮拨至一单位处，针尖向上直立，手指轻弹笔芯架数次，使空气聚集在上部，按压注射键，至有一滴胰岛素从针头溢出，即表示驱动杆已与笔芯完全接触且笔芯内气泡已排尽。否则须重复此操作。

（3）剂量选择：旋转剂量调节旋钮，调至所需注射单位数。

（4）注射：注射部位常规消毒，一只手拇指、食指可捏起皮肤脂肪层，另一只手握笔垂直快速进针，拇指按注射键注射，注射完毕后继续在皮下停留 10s，再顺着进针方向快速拔针。

（5）拔针后无须按压穿刺部位，按压可能导致胰岛素外渗，影响注射剂量。

5.2.4.5　胰岛素注射的不良反应和处理

1）低血糖。低血糖对 CKD 合并糖尿病患者的危害远远大于单纯糖尿病患者，会加快 CKD 的进程，应严格控制患者的血糖，避免低血糖的发生。

（1）低血糖的诊断：糖尿病肾病患者血糖值≤3.9mmol/L 即可诊断低血糖。

（2）低血糖的紧急处理：低血糖必须马上处理，延误治疗可能导致不可逆的脑损害。能自我进食的患者应立即进食高糖食品，如果汁、糖块、饼干等。昏迷患者不能强行喂食，以免误吸，导致窒息。不能进食的患者应立即静脉推注 50％葡萄糖注射液 40～60mL。

2）有胰岛素过敏的患者，遵医嘱选择其他药物治疗。

3）注射部位皮下脂肪出现萎缩、增生、硬结时应避免选择该部位进行注射。

4）糖尿病肾病患者存在胰岛素抵抗时，注射胰岛素期间应严密监测血糖，实时根据血糖调整胰岛素的用量。

5.2.5　口服降糖药物注意事项

（1）由于 CKD 患者肾功能下降，CKD 合并糖尿病患者口服降糖药物后出现低血糖的概率远高于非 CKD 的糖尿病患者，需注意低血糖的预防及及时处理。

（2）可供 CKD 合并糖尿病患者选择的口服药物少，请严格遵医嘱及按说明书执行，切忌服用非医嘱药物，或自行加减量药物。

（3）血糖波动及时与医护人员沟通，在医师指导下调整用药方案。

（4）定期监测肝肾功能、白细胞等指标。

6 慢性肾脏病患者的血脂管理

6.1 慢性肾脏病患者血脂管理的特殊性

6.1.1 血脂的概念及分型

血脂是血浆中的胆固醇、甘油三酯和类脂（如磷脂）等的总称。血脂异常（dyslipidemia）通常指血浆中总胆固醇（total cholesterol，TC）和（或）甘油三酯（triglyceride，TG）水平升高，有时也包括高密度脂蛋白胆固醇（high density lipo protein-cholesterol，HDL-C）降低。根据《中国成人血脂异常防治指南（2016 年修订版）》，我国动脉粥样硬化性心血管疾病（atherosclerotic cardiovascular disease，ASCVD）一级预防人群血脂水平和异常分层标准见表 2-1。

表 2-1　ASCVD 一级预防人群血脂水平和异常分层标准［mmol/L（mg/dL）］

分层	TC	LDL-C	HDL-C	非-HDL-C	TG
理想水平	—	<2.6 (100)	—	<3.4 (130)	—
合适水平	<5.2 (200)	<3.4 (130)	—	<4.1 (160)	<1.7 (150)
边缘升高	≥5.2 (200) 且 <6.2 (240)	≥3.4 (130) 且 <4.1 (160)	—	≥4.1 (160) 且 <4.9 (190)	≥1.7 (150) 且 <2.3 (200)
升高	≥6.2 (240)	≥4.1 (160)	—	≥4.9 (190)	≥2.3 (200)
降低	—	—	<1.0 (40)	—	—

WHO 根据血浆脂蛋白谱的变化将血脂异常分为Ⅰ~Ⅴ型，但此分型复杂，目前更多采用以下两种分型法：

（1）简易分型法。即高胆固醇血症、高甘油三酯血症、混合型高脂血症、低高密度脂蛋白胆固醇血症。

（2）原发性和继发性血脂异常症。CKD 引起的血脂异常属于继发性血脂异常症，血脂异常在 CKD 患者中发生率高，有分析显示慢性肾功能衰竭人群中肾小球疾病患者合并血脂异常的患病率是非肾小球疾病患者的 2 倍。临床上这种血脂异常在血液透析、腹膜透析及肾移植者中较为普遍。

6.1.2 慢性肾脏病合并血脂异常的临床特点

较多研究表明 CKD 患者是高脂血症的高危人群，并有着不同于普通人群的血脂特点，可表现为多种类型血脂异常，不同患者的血脂异常程度不同。如慢性肾功能衰竭者的血脂异常常表现为高 TG、高 TC、高脂蛋白 a（Lp-a）、低 HDL-C。腹膜透析者以TC、LDL-C 升高为主，TG、载脂蛋白 B（Apo-B）也明显升高，HDL-C 降低。维持性血液透析者的血脂异常特点是各种脂质及脂蛋白水平明显下降，可出现明显的低胆固醇血症。肾移植者中血脂异常发生率高，移植后第 1 年内血脂异常总发生率超过50%，常表现为 II 型和 IV 型高脂血症。血脂异常呈现 TC、LDL-C、TG 升高，而HDL-C 正常或降低的特点。肾病综合征者的血脂异常种类最多、程度最重，常表现为TC、LDL-C、Lp-a、TG、Apo-B 升高，并且随着肾功能进展，血脂异常特征转变为以 TG、极低密度脂蛋白胆固醇（VLDL-C）升高为主。糖尿病肾病者早期以 TG 升高为主，同时可伴 LDL-C 升高和 HDL-C 降低，蛋白尿严重时更明显。

6.1.3 慢性肾脏病合并血脂异常的病理生理机制

大多数原发性血脂异常原因不明，可能由基因与环境共同导致。家族性的血脂异常症多与基因缺陷有关。继发性高脂血症一般继发于某些疾病，如糖尿病、甲状腺功能减退症、库欣综合征、某些肝脏或肾脏疾病等，也可能由某些药物造成，如糖皮质激素、噻嗪类利尿剂、环孢素等。

CKD 合并高脂血症的产生与脂解酶活力的下降，LDL 清除减慢，载脂蛋白分布谱改变等有关。尿蛋白的排泄增多也是可能的原因，特别是大于 3g/24h 时。胰岛素抵抗是糖尿病肾病患者发生脂代谢紊乱的机制之一。CKD 患者脂代谢紊乱与肾脏对多种激素的分泌、降解、排泄出现障碍有关，如肾上腺素增多，促进脂肪动员，而继发性甲状旁腺功能亢进时，过多的 PTH 引起细胞内钙超载，导致脂蛋白脂酶、肝脂酶的合成、释放下降。持续性透析患者的微炎症状态也容易引起脂蛋白升高。

6.1.4 慢性肾脏病患者血脂管理的临床意义

CKD 患者容易伴发血脂异常，异常升高的血脂又可通过多种途径加速 CKD 的进程。高 TG 和低 HDL 是促使糖尿病患者 GFR 降低的重要独立危险因素。有关研究也表明高脂血症可能增加 CKD 发生的概率。我国一项调查显示，心血管病已经成为 CKD的独立危险因素，而 TC 或 LDL 升高又被认为是心血管病发生的独立危险因素。因此，关注并加强 CKD 患者血脂管理，是预防心血管病发生、延缓 CKD 进程、改善预后的重要措施。

6.1.5 逆流行病学现象

CKD 患者存在多种代谢紊乱，尤其是肾功能衰竭及维持性血液透析患者，营养不良发生率很高，可能出现尿毒症性营养不良-炎症综合征。在这种特定的情况下，高胆固醇血症不是心血管病的危险因素，而低胆固醇血症者却可能有更高的死亡率，这与普通人群的流行病学规律相反，称之为"逆流行病学现象"。因此制订调脂方案时也必须考虑患者 BMI、营养状况、血脂等具体情况，在不同阶段采取不同措施。

6.2　慢性肾脏病患者血脂管理策略

6.2.1　基本管理策略

所有 CKD 患者均应监测、控制血脂。改善生活方式是治疗的基础，同时需根据血脂异常类型及理想目标制订合适的管理策略，并定期进行调脂疗效和药物不良反应的监测。决定调脂时机及靶目标时需要考虑患者存在的危险因素，如冠心病、糖尿病等，同时应预测远期预后和终点事件。

6.2.2　管理方案

1. 调脂治疗的时机。

进行调脂治疗前需进行人群危险评估，以 ASCVD 总体发病危险作为决策的基础来制订具体方案。ASCVD 包括冠状动脉粥样硬化性心脏病，脑卒中及其他动脉粥样硬化性血管病。对于已诊断为 ASCVD 者，危险分级可以直接列为极高危，有下列之一者也可直接列为高危：

（1）LDL－C≥4.9mmol/L 或 TC≥7.2mmol/L。

（2）糖尿病患者，1.8mmol/L（70mg/dL）≤LDL－C<4.9mmol/L（190mg/dL）或 3.1mmol/L≤TC<7.2mmol/L，且年龄≥40 岁。

不属于以上几类者，可按表 2－2、2－3 进行未来 10 年内 ASCVD 总体发病危险的评估和治疗目标值确定，然后确定调脂方案。

表 2－2　10 年内 ASCVD 发病危险

危险因素个数	血清胆固醇水平分层（mmol/L）		
	3.1≤TC<4.1 或 1.8≤LDL－C<2.6	4.1≤TC<5.2 或 2.6≤LDL－C<3.4	5.2≤TC<7.2 或 3.4≤LDL－C<4.9
无高血压			
0~1 个	低危（<5%）	低危（<5%）	低危（<5%）
2 个	低危（<5%）	低危（<5%）	中危（5%~9%）
3 个	低危（<5%）	中危（5%~9%）	中危（5%~9%）
有高血压			
0 个	低危（<5%）	低危（<5%）	低危（<5%）
1 个	低危（<5%）	中危（5%~9%）	中危（5%~9%）
2 个	中危（5%~9%）	高危（≥10%）	高危（≥10%）
3 个	高危（≥10%）	高危（≥10%）	高危（≥10%）

注：本表参考《中国成人血脂异常防治指南（2016 年修订版）》。危险因素包括吸烟、低 HDL－C、年龄（男性≥45 岁、女性≥55 岁）。

表 2-3　不同人群 LDL-C 或非 HDL-C 治疗达标值 [mmol/L（mg/dL）]

危险等级	LDL-C	非 HDL-C
低危、中危	<3.4（130）	<4.1（160）
高危	<2.6（100）	<3.4（130）
极高危	<1.8（70）	<2.6（100）

注：本表参考《中国成人血脂异常防治指南（2016 年修订版）》。

10 年内 ASCVD 发病风险为中危且年龄小于 55 岁者，符合以下 2 项及以上者，其 ASCVD 余生危险判为高危：①收缩压大于 160mmHg 或舒张压大于 100mmHg；②非 HDL-C≥5.2mmol/L；③HDL-C<1.0mmol/L；④BMI≥28kg/m²；⑤吸烟。

2. 评估方案。

对于启用药物治疗的时机，临床上一般根据个体 ASCVD 危险程度决定。其中肾小球微小病变所致的高脂血症在原发病缓解后可恢复。在目标值设定方面，目前尚无 CKD 患者调脂治疗的统一标准，基于风险-获益考虑，CKD 合并血脂异常治疗仍以 LDL-C 达标为重要参考标准。CKD 1~2 期患者可参照表 2-2、2-3 根据危险因素分层设定 LDL-C 治疗目标值。CKD 3~4 期患者，建议控制 LDL-C<2.6mmol/L、非 HDL-C<3.4mmol/L。CKD 4~5 期、CKD 合并糖尿病或高血压者应使 LDL-C<1.8mmol/L、非 HDL-C<2.6mmol/L。LDL-C≥4.9mmol/L，且无其他危险因素时，建议将 LDL-C 基线水平降低 50%。极高危患者若 LDL-C 已达目标值，仍应将 LDL-C 降低 30%。对于 ESRD 和血液透析患者，需充分考虑降脂治疗的风险和获益，个体化设定 LDL-C 目标值。

TG 的合适水平是≤1.70mmol/L。轻、中度 TG 升高（2.26~5.63mmol/L）时，仍以 LDL-C 达标为主要目标。而出现重度高甘油三酯血症（≥5.64mmol/L）时，有发生胰腺炎的风险，应积极降低 TG 水平。TC 的合适水平是<5.2mmol/L，边缘升高为 5.2~6.2mmol/L，≥6.2mmol/L 即为明显升高。

3. 具体措施。

1）治疗性质的生活方式改变（therapeutic life-style change，TLC）。针对性地改变生活方式能起到一定效果，使用药物干预以前可以先执行 TLC（表 2-4）。

表 2-4　TLC 的基本要素

要素	建议
限制使 LDL-C 升高的膳食成分	
饱和脂肪酸	摄入量<总热量的 7%
膳食胆固醇	摄入量<300mg/d
增加使 LDL-C 降低的膳食成分	
植物固醇	摄入量 2~3g/d
水溶性膳食纤维	摄入量 10~25g/d

续表2-4

要素	建议
总热量	调节到能够保持理想体重或能预防体重增加
体力活动	足够的中等强度锻炼，每天至少消耗200kcal热量

注：本表参考《中国成人血脂异常防治指南（2016年修订版）》。

《2014年中国胆固醇教育计划血脂异常防治专家建议》给出了一些比较有用的建议：

（1）胆固醇摄入量小于200mg/d，饱和脂肪酸摄入量不超过总热量10％，反式脂肪酸摄入量不超过总热量的1％，增加蔬菜、水果、粗纤维食物、富含 $n-3$ 脂肪酸的鱼类的摄入，盐摄入控制在小于6g/d，酒精摄入量男性小于25g/d、女性小于15g/d。

（2）增加体力运动：每天坚持30~60min中等强度有氧运动，每周至少5d。

（3）维持体重质量：BMI维持在 $25kg/m^2$ 以下，超重或肥胖者减重的初步目标为体重降低10％。

（4）控制其他危险因素：戒烟有助于降低ASCVD危险水平。

坚持TLC 6~8周后复查血脂，若已达标或有明显改善，可继续。不达标或没有明显改善，再进行强化膳食治疗，选用能降低LDL-C的食物，如全谷类、水果、蔬菜等。6~8周后，复查血脂，若达标或继续改善，可继续此方案，否则应考虑药物干预。

2）选择合适的调脂药物。目前临床上常用的药物包括他汀类、贝特类、烟酸类、树脂类及胆固醇吸收抑制剂等。其中中等调脂强度的他汀药物具有充分的临床和实验研究证据，对于CKD患者具有较大获益，是论述和应用的重点。

（1）他汀类药物。他汀类药物可以改善肾小球硬化状态，延缓肾小球疾病进展。其可能机制有：抗炎、抗氧化、扩张内皮相关血管、增加滤过能力、减少系膜扩张、阻止脂质沉积引起的肾小球硬化、抑制中性粒细胞和巨噬细胞的浸润、促进内皮一氧化氮合酶的生成、抑制炎性细胞因子。

2013年KDIGO公布的慢性肾脏病血脂管理临床实践指南再次肯定和巩固了他汀类药物在CKD治疗中的核心地位：CKD 1~2期患者可参照普通人群的血脂治疗策略，适时使用他汀类药物；维持性透析的成人CKD患者不建议使用他汀类或他汀类/依折麦布联合制剂，如果开始透析时患者已经在服用他汀类或他汀类/依折麦布联合制剂，则建议继续使用；成人肾移植受者，建议使用他汀类药物；伴高甘油三酯血症的成人CKD患者（包括长期透析治疗和肾移植的患者），建议改善生活方式；其余可参考表2-5的内容。

表 2-5　KDIGO 关于慢性肾脏病血脂管理要点

年龄	eGFR 值	病情程度	推荐用药
≥50 岁	eGFR＜60mL/（min·1.73m²），未长期透析或肾移植	GFR 分期为 CKD3a～5 期	推荐他汀类/依折麦布联合制剂
≥50 岁	eGFR＜60mL/（min·1.73m²）	GFR 分期为 CKD1～2 期	推荐他汀类药物
18～49 岁，且未开始长期透析或接受肾移植患者	—	既往冠脉疾病；糖尿病；缺血性脑卒中；预计 10 年内因冠状动脉病变致死或发生非致死心肌梗死风险超过 10%	建议出现一种或多种情况时使用他汀药物

　　用法用量的大原则是结合患者具体情况和药物特点确定合适用量，在使 LDL－C 或非 HDL－C 达标的情况下，需兼顾安全性和成本。我国居民胆固醇平均水平低于欧美国家，对高强度他汀类药物治疗耐受性差。CKD 患者因肾脏功能减退、并发症存在或应用多种药物，应用降脂药物时发生不良反应的风险增高，尽量避免贝特类与他汀类药物联用，对于 eGFR＜60mL/（min·1.73m²）者还应调整剂量，不推荐常规服用高强度大剂量他汀类药物，可选择中等强度他汀类药物，不达标时考虑联合依折麦布。

　　他汀类药物可能导致肌痛、肌炎，甚至横纹肌溶解综合征等肌病。肌痛不伴肌酸激酶（CK）升高，而肌炎伴 CK 升高。当出现横纹肌溶解综合征时，患者易出现高钾、高磷、高尿酸、低钙血症，代谢性酸中毒，甚至可伴极其严重的代谢紊乱、急性肾损伤（AKI）、低血容量性休克。若抢救不及时，患者往往因急性肾功能衰竭而死亡。

　　（2）贝特类药物。贝特类药物又称苯氧酸类药物，主要用于降低甘油三酯。它可增强脂蛋白脂酶（LPL）的脂解活性，去除血脂蛋白，从而降低 TG 和提高 HDL－C 水平。

　　常用的贝特类药物有非诺贝特、苯扎贝特、吉非贝齐。此类药对高甘油三酯血症或以 TG 升高为主的混合型高脂血症较为适用。

　　①用法用量。贝特类药物的使用需要根据肾功能调整剂量，严重肾功能受损者应当停用。如苯扎贝特片就需要参考 Scr 或肌酐清除率（CCR）调整用量，Scr 在 135～225μmol/L，减为 0.4g/d；Scr 在 226～530μmol/L，减为 0.2g/d；Scr 大于 530μmol/L，减为每 1～3 日 0.2g。由于缺乏统一的用药指南，故临床在用此类药时应参照具体药物说明定量使用。②不良反应及应对策略。常见不良反应为消化障碍、胆石症、肝酶升高和肌病。有严重肾病和肝病者慎用或禁用。与他汀类合用时会增加肌病发生风险，必须谨慎。同时应监测肝酶与肌酶水平，如有明显异常应停药。另外，同时服用降糖药和抗凝药时，需要注意调整剂量。

　　（3）烟酸类药物。烟酸属 B 族维生素，增加剂量时可发挥降脂作用。但其确切机制尚不明确。烟酸有速释剂和缓释剂两种。目前在用的是缓释剂，不良反应轻，易耐受，适用于高 TG、低 HDL－C 的高脂血症或以 TG 升高为主的混合型高脂血症的治疗。患者常出现颜面潮红、高血糖、高尿酸（或痛风）、上消化道不适等不良反应。慢性肝病和严重痛风者禁用；溃疡病、高尿酸血症者应慎用。

（4）胆酸螯合剂。胆酸螯合剂主要为碱性阴离子交换树脂，该制剂干扰胆酸的肝肠循环，促进胆酸从大便排出，阻断胆固醇的重吸收，同时加速血中 LDL 清除。代表药物有考来烯胺、考来替泊。此类药物不降低 TG，可减少冠状动脉事件，降低冠心病死亡率。常见不良反应有便秘、胃肠不适。异常 β 脂蛋白血症和 TG>4.52mmol/L 者禁用；TG>2.26mmol/L 者慎用。

（5）胆固醇吸收抑制剂。胆固醇吸收抑制剂通过减少肠道内胆固醇吸收，降低血浆胆固醇水平及肝脏胆固醇储量。口服后吸收迅速，可有效抑制胆固醇和植物固醇的吸收。

适应证：常规使用他汀类药物治疗后胆固醇水平不能达标或不耐受他汀类药物者；联合贝特类药物用于 TG 升高为主的混合型高脂血症；联合他汀类药物治疗经血浆置换等特殊治疗后仍不能达标的纯合子家族性高胆固醇血症；纯合子型谷甾醇血症；与常规剂量他汀类药物联用治疗急性冠脉综合征，预防心血管事件。常用剂量为 5～10mg/d，老年患者一般无须调整用量。与他汀类药物合用时对 LDL-C、HDL-C 和 TG 的改善作用进一步增强，且安全性好。

胆固醇吸收抑制剂的不良反应为头痛和恶心，不宜与考来烯胺同用。禁用于活动性肝病者。

（6）普罗布考。此药通过干预脂蛋白代谢，产生调脂作用。主要适用于高胆固醇血症，尤其是纯合子型家族性高胆固醇血症的治疗。

（7）$n-3$（$\omega-3$）长链多不饱和脂肪酸。主要为二十碳戊烯酸（EPA）和二十二碳六烯酸（DHA），可降低 TG 和轻度升高 HDL-C，对 TC 和 LDL-C 无影响。

（8）新型调脂药。新型调脂药目前主要在国外使用，如微粒体甘油三酯转移蛋白抑制剂洛美他派（lomitapide）、第 2 代反义寡核苷酸载脂蛋白 B100 合成抑制剂米泊美生（mipomersen）及前蛋白转化酶枯草溶菌素 9（PCSK9）抑制剂。

3）降脂药物的联合应用。经过强化生活方式治疗和他汀类药物充分治疗后若 TG 水平仍不达标，应联用不同类别降脂药物以提高血脂达标率，降低不良反应。常采取他汀类联用其他一类药物的方案：他汀类与贝特类、他汀类与烟酸类、他汀与依折麦布、他汀与胆酸螯合剂、他汀类与 $n-3$ 脂肪酸联用，国外还有使用他汀类与 PCSK9 联合应用治疗家族性高胆固醇血症患者的报道。不推荐首选贝特类与烟酸类药物联用，除非患者 TG 严重升高或不能耐受他汀类药物。另外，也可酌情选用具有确切降脂作用的中成药。

联合用药的注意事项：多数他汀类药物由肝脏细胞色素（CYP450）进行代谢，故和其他与 CYP 药物代谢系统有关的药物联用时可能引起不良反应，联合使用贝特类可增加肌病发生的风险。

4）其他疗法。目前有外科治疗、基因治疗和血液净化等。外科治疗现已基本不用。基因治疗有望治疗单基因缺陷所致的家族性高胆固醇血症，但技术尚不成熟。血液净化属于有创疗法，可降低 TC、LDL-C，但其作用只能维持 1 周左右，且成本高，也可能使血中一些有用成分丢失，故仅用于极个别对他汀类药物过敏或罕见纯合子家族性高胆固醇血症者。

4. 疗效和不良反应的监测。

（1）疗效监测。饮食与非药物治疗3~6个月，如相关指标达标可继续治疗，6~12个月复查1次。持续达标者，每年复查1次。药物治疗1~2月，应复查血脂、谷丙转氨酶（ALT）、谷草转氨酶（AST）和CK，持续达标者，6~12个月复查1次。若药物治疗3~6个月仍未达标，建议调整剂量或更换药物，或考虑联用药物，治疗1~2月后再复查。达标后延长为每6~12个月复查1次，生活方式的改变和药物治疗必须长期进行才能产生稳定疗效。

不良反应监测。如AST或ALT水平超过3倍基线水平，应暂停用药，同时每周复查肝功能，直至其恢复至正常。应注意有无肌痛、肌压痛、肌无力、乏力和发热等症状，CK升高至5倍基线水平时应停药。

6.1.6.3 效果评价

CKD患者调脂治疗后的最大获益在于减少心血管事件，一项随机对照试验证实他汀类药物可使CKD患者发生心血管事件的风险减少23%，CKD患者发生冠心病事件的风险减少18%，心血管病导致的死亡或全因死亡风险减少9%，但是他汀类药物对心血管的保护作用会随着肾功能的下降而下降。一项研究表明辛伐他汀联合依折麦布可有效减少CKD 3~4期非透析患者ASCVD事件的发生。此外，他汀类药物还可通过非降脂作用使CKD患者获益，如抗炎、保护血管内皮功能等。一项荟萃分析表明他汀类药物可减少CKD患者蛋白尿的排泄，提高GFR，降低Scr、BUN，改善肾功能，缓解糖尿病肾病患者的肾脏损害，明显降低造影剂肾病的患病率。

参考文献

[1] Baigent C，Landray M J，Reith C，et al. The effects of lowering LDL cholesterol with simvastatin plus ezetimibe in patients with chronic kidney disease (Study of Heart and Renal Protection)：a randomized placebo-controlled trial [J]. Lancet，2011，377 (9784)：2181-2192.

[2] European Association for Cardiovascular Prevention & Rehabilitation，Reiner Z，Catapano A L，et al. ESC/EAS Guidelines for the management of dyslipidaemias：the task force for the management of dyslipidaemias of the European Society of Cardiology (ESC) and the European Atherosclerosis Society (EAS) [J]. Eur Heart J，2011，32 (14)：1769-1818.

[3] Geng Q，Ren J Y，Song J X，et al. Meta-analysis of the effect of statins on renal function [J]. Am J Cardiol，2014，114 (4)：562-570.

[4] Hou W，Lv J，Perkovic V，et al. Effect of statin therapy on cardiovascular and renal outcomes in patients with chronic kidney disease：a systematic review and meta-analysis [J]. Eur Heart J，2013，34 (24)：1807-1817.

[5] Russo G T，De Cosmo S，Viazzi F，et al. Plasma triglycerides and HDL-C levels

predict the development of diabetic kidney disease in subjects with type 2 diabetes：the AMD annals initiative [J]. Diabetes Care，2016，39（12）：2278－2287.

[6] 葛均波，徐永波. 内科学 [M]. 8 版. 北京：人民卫生出版社，2013.

[7] 傅淑霞，张春霞，陈亚坤，等. 肾小球病患者血脂异常特点及相关因素分析 [J]. 临床荟萃，2014，29（5）：497－501.

[8] 耿雪，张凯，崔炜. 术前大剂量他汀类药物预防对比剂肾病的 meta 分析 [J]. 临床荟萃，2014，29（1）：5－9.

[9] 贾新未，傅向华. 他汀类药物的多重肾脏保护作用 [J]. 临床荟萃，2010，25（5）：453－455.

[10] 李军辉，程东生，王锋，等. 糖尿病肾病患者血脂异常与尿蛋白关系 [J]. 上海交通大学学报，2016，50（3）：478－482.

[11] 李莎，王芳，唐亮，等. 阿托伐他汀对糖尿病肾病患者肾脏保护作用的 Meta 分析 [J]. 中国药房，2014，25（40）：3752－3755.

[12] 刘章锁，张军军. 他汀类药物在慢性肾脏病患者中的应用 [J]. 肾脏病与透析肾移植杂志，2013，22（4）：346－347.

[13] 卢一平. 肾移植术后血脂代谢异常的特点和处理策略 [J]. 肾脏病与透析肾移植杂志，2010，19（2）：150－152.

[14] 吕玉凤，刘必成. 透析患者心血管疾病危险因素的逆流行病学现象 [J]. 中华肾脏病杂志，2006，22（3）：183－186.

[15] 沈晓洁，吴灏，余日臻，等. 成年与老年维持性血液透析患者营养状况的比较研究 [J]. 中国全科医学，2015，18（16）：1927－1930.

[16] 孙春晓. 慢性肾脏病血脂代谢紊乱的特点及其相关因素的临床研究 [D]. 济南：山东中医药大学，2015.

[17] 谭焱，傅君舟，梁鸣，等. 降低血脂保护糖尿病肾病患者肾功能的观察 [J]. 临床医学工程，2011，18（5）：707－708.

[18] 王琴，牟姗，马良，等. 普伐他汀对慢性肾脏病患者肾功能及尿蛋白作用的临床研究 [J]. 中国中西医结合肾病杂志，2014，15（8）：682－685.

[19] 吴歌，贾晓媛，黄博，等. 代谢综合征与中青年慢性肾脏病的相关性研究 [J]. 中国全科医学，2014，17（2）：130－133.

[20] 张洁，柴健. 他汀类药物致横纹肌溶解症文献分析 [J]. 天津药学，2008，20（1）：27－29.

[21] 张路霞，王海燕. 中国慢性肾脏病的现状及挑战——来自中国慢性肾脏病流行病学调查的启示 [J]. 中华内科杂志，2012，51（7）：497－498.

[22] 张益民，李幼姬. 他汀类药物与蛋白尿 [J]. 中国中西医结合肾病杂志，2006，7（12）：692.

[23] 中国成人血脂异常防治指南修订联合委员会. 中国成人血脂异常防治指南（2016年修订版）[J]. 中国循环杂志，2016，31（10）：937－950.

[24] 中国胆固醇教育计划专家委员会，中国医师协会心血管内科医师分会，中国老年

学学会心脑血管病专业委员会，等. 选择性胆固醇吸收抑制剂临床应用中国专家共识（2015）[J]. 中华心血管病杂志，2015，43（5）：394-398.

[25] 2014年中国胆固醇教育计划血脂异常防治建议专家组，中华心血管病杂志编辑委员会血脂与动脉粥样硬化循证工作组，中华医学会心血管病学分会流行病学组. 2014年中国胆固醇教育计划血脂异常防治专家建议 [J/OL]. 中华心脏与心律电子杂志，2014，2（3）：12-16.

7 慢性肾脏病患者的血尿酸管理

高尿酸血症（hyperuricemia，HUA）是尿酸排泄减少和（或）尿酸合成增加所致的一种代谢性疾病，随着我国人民生活水平的提高和饮食结构的变化，HUA 的患病率也逐年增高。HUA 是引起痛风、肾结石和尿酸性肾病的关键因素，常与高龄、男性、肥胖、脂代谢紊乱、酗酒等传统心血管病危险因素共存，是 CKD、糖尿病、高脂血症、心血管病、脑卒中的独立危险因素之一。因此，重新认识 HUA 与 CKD 的关系、预防和治疗 HUA 及其相关并发症，具有重要的临床意义。

7.1 慢性肾脏病患者血尿酸管理的特殊性

7.1.1 慢性肾脏病合并高尿酸血症的流行病学

近年来由于社会经济的发展和人民生活条件的改变，高血压、肥胖、饮酒人数越来越多，HUA 患病率总体呈现逐年升高趋势，美国一项流行病学研究数据显示，HUA 与肾脏疾病、糖尿病、高血压有相近的流行趋势。据统计，我国 20 世纪 80 年代初，男性 HUA 患病率为 1.4%、女性为 1.3%。21 世纪初，我国 HUA 患病率男性达到 7.3%～58.4%、女性则为 1.3%～23.8%。我国 CKD 患者的 HUA 患病率为 36.6%～50.0%，随着 CKD 的进展其患病率明显升高。

7.1.2 慢性肾脏病合并高尿酸血症的病理生理机制

尿酸是嘌呤化合物在人体内的最终代谢产物，为弱有机酸，容易沉积在酸度较高的组织（如运动后的肌肉、关节腔）和温度较低的远侧端肢体（如足趾）。约 80% 尿酸源于人体内部，约 20% 源于食物。尿酸在未经分解的情况下经由肾脏、消化道排出体外。正常情况下，人体内有 1000～1200mg 尿酸（成年男性约为成年女性的 2 倍），体内尿酸处于动态平衡状态，每天大约有 600mg 尿酸形成和排出。当尿酸的动态平衡被破坏，血尿酸水平就会增高，导致 HUA。CKD 患者由于 GFR 下降，肾脏排泄尿酸减少而导致 HUA，但 CKD 患者可通过增加肠道尿酸排泄和降低黄嘌呤氧化酶的活性等代偿机制降低血尿酸水平，故而血尿酸未必与 Scr 成比例升高。此外，在高血压、糖尿病、代谢综合征等疾病基础上也易合并血尿酸增高和肾脏损害，而 HUA 与肥胖、高血压、胰岛素抵抗、高脂血症等心血管危险因素，可协同促进心血管病的发生、发展，诱发和加重肾脏损害。利尿剂、非甾体抗炎药、环孢霉素及肿瘤化疗药物等也可导致肾脏损害和血尿酸水平升高。

7.1.3 慢性肾脏病患者血尿酸管理的临床意义

近年来，一系列临床研究发现，HUA 与 CKD 的发生发展关系密切，血尿酸水平升高是 CKD 发生及不良预后的强有力预测因素。有学者发现血尿酸水平与 CKD 患病率呈正相关关系，血尿酸水平越高，CKD 患病率越高，血尿酸水平为 $460\mu mol/L$ 的患者比 $320\mu mol/L$ 患者的 CKD 患病率增加约 10%。进一步研究还发现，血尿酸每升高 $60\mu mol/L$，CKD 的患病风险增加 71%。在一项针对 2 型糖尿病患者的随访中，学者发现合并 HUA 的患者 CKD 患病率较正常水平者明显升高。一项国内研究也发现 HUA 患者的 CKD 患病率显著高于血尿酸水平正常者（32.7% vs. 16.2%）。一项 Meta 分析的结果也显示 CKD 的患病率与血尿酸水平之间存在相关性，HUA 是 CKD 新发的独立预测因素。

目前大量的研究证据显示 HUA 与高血压、心血管病等密切相关，是这些疾病发生发展的独立危险因素。CKD 患者易合并心血管事件，而心血管事件是导致 CKD 患者死亡的首位原因。HUA 既是 CKD 进展的危险因素，也与许多心血管病危险因素（包括老年、糖尿病、高血压、高血脂、肥胖等）相关，通过相互作用或独立参与影响心血管病的发生、发展及转归。对 HUA 进行早期干预，有助于预防和治疗与 CKD 相关的心血管病，从而降低 CKD 患者出现心血管病的风险。

7.2 慢性肾脏病患者血尿酸管理策略

7.2.1 控制目标

血尿酸水平超过正常范围时，多种并发症的发生风险增加，无论是单纯 HUA 患者还是合并心血管危险因素或心血管病患者，血尿酸水平均应控制在 $<360\mu mol/L$。对于有严重痛风发作的患者，血尿酸水平宜 $<300\mu mol/L$。不推荐长期维持血尿酸水平 $<180\mu mol/L$。

7.2.2 监测方法及注意事项

（1）监测人群：对于成人 CKD 患者，推荐从 CKD 3 期开始，应定期、规律监测血尿酸水平。

（2）监测频率：对于有痛风、心血管事件高危因素的患者每 1～2 个月监测 1 次；无上述危险因素的患者每 3～6 个月监测 1 次。

（3）监测方法及注意事项：正常嘌呤饮食状态下，应非同日 2 次测定空腹血尿酸水平，如有痛风发作，需在急性痛风发作完全消退后 2 周或以上进行重新测定。此外，需注意血尿酸的参考值范围会因检测方法和受检人群的性别及年龄不同而有所差别。

7.2.3　治疗原则

7.2.3.1　针对导致高尿酸血症的主要危险因素，进行生活指导

积极开展健康教育，对患者进行生活指导，提高患者防病治病意识。生活指导主要包括以下内容：

1. 改变饮食习惯。

（1）严格控制动物内脏、海鲜和肉类等高嘌呤食物的摄入：每天嘌呤的摄入量限制在 200mg 以内，尽量不食用动物内脏，需要进食者，可行汤煮，使部分嘌呤溶解在汤中，从而减少嘌呤摄入量。

（2）适量摄入碳水化合物、控制蛋白质及脂肪的摄入量：主食以碳水化合物为主，碳水化合物包含的热量占总热量的 50%～60%。蛋白质以优质蛋白为主，每日蛋白质摄入量为 0.8～1.0g/(kg·d)。脂肪包含的热量占总热量 20%～25%。

（3）保证充足的维生素摄入：新鲜蔬菜（除紫菜、香菇、豆类和菠菜外）和水果可帮助尿酸溶解及排出，可多食用。

（4）限制饮酒、多饮水：饮酒促进三磷酸腺苷降解为单磷酸腺苷，从而导致尿酸水平升高。啤酒富含嘌呤，应禁止饮用。饮水可促进尿酸排泄，预防尿酸盐结晶沉积和尿路结石形成。无肾功能受损时每日尿量应保持 2000mL 以上，以增加尿酸排出。

2. 改变生活方式。

（1）戒烟：尼古丁可引起血尿酸水平升高，而吸烟还可导致心血管疾病及肾脏疾病的患病率和相关死亡率增加。

（2）减轻体重：BMI 是 HUA 的独立危险因素。BMI 是与体内脂肪总量密切相关的指标，BMI 的理想值是 22kg/m^2，BMI≥24kg/m^2 即考虑超重，此时患者应注意控制体重。因快速减肥可能导致痛风发作，故而减重以每月下降 1～2 kg 为宜。

3. 适当运动。

一般认为，HUA 患者需每日进行中等强度运动 30min 以上，适度运动还可以改善高血压、糖耐量和减少身体脂肪，但应注意避免过度运动导致急性痛风发作。

4. 定期评估。

医护人员需对患者的生活指导落实情况进行定期评估，一般以 2～3 个月评估 1 次为宜，重点询问患者的生活习惯，测量血尿酸、血糖、血脂、血压、体重和 BMI，进行纵向比较分析，总结经验教训，修正指导内容。

7.2.3.2　结合高危因素及血尿酸水平进行分级管理

首先应判断患者是否为高危人群，常见高危因素包括中老年、肥胖、男性、糖尿病、高脂血症、高血压和痛风家族史。

其次根据患者不同分级给予相应治疗。近年来国内外的专家共识及指南对 HUA 患者大多建议采取适当的干预措施，并针对 HUA 患者的各种状态提出了具体建议，针对 CKD 合并 HUA 患者的治疗原则如下：

为预防 HUA 引起的痛风性关节炎、痛风结节、肾功能受损和尿路结石，有必要降

低血尿酸。改变生活习惯是重要措施。而降低血尿酸也有利于肥胖、高血压、糖和血脂代谢紊乱等并发症的治疗。对于从未有痛风性关节炎发作的 HUA 患者，通常不需要药物治疗，但如果血尿酸持续过高，就要找出原因并注意饮食。

对于无心血管危险因素或无心血管伴发疾病的无症状性 HUA 患者可用药物治疗。对于合并心血管危险因素或心血管病者，应使血尿酸长期控制在 $360\mu mol/L$ 以下。对于反复发作的痛风性关节炎和有痛风结节者，需用药物治疗，待急性症状缓解（≥2周）后开始降尿酸治疗，治疗过程中，如果痛风性关节炎发作，不停用药物，可根据痛风性关节炎治疗原则，同时合用糖皮质激素。需维持血尿酸在目标范围内，以防止反复发作，力求血尿酸控制在 $360\mu mol/L$ 以下，$300\mu mol/L$ 以下则更佳。

7.2.3.3 适宜药物治疗

1. 避免长期使用可能造成血尿酸升高的药物。

如噻嗪类利尿剂、袢利尿剂、乙胺丁醇、吡嗪酰胺、烟酸、阿司匹林等。

2. 碱化尿液。

尿液 pH 值为 6.2～6.9 时有利于尿酸盐结晶溶解和从尿液排出，但尿液 pH 值＞7.0 时易导致结石形成，因此碱化尿液的过程中要检测尿 pH 值。常用的碱化尿液的药物为碳酸氢钠（小苏打）：每次 1g，每日 3 次。本品在胃中产生二氧化碳，可引起嗳气等胃部不适表现，应引起注意。同时 CKD 患者长期服用时需注意可能因钠负荷增加而诱发充血性心力衰竭。

3. 降低血尿酸。

90%以上的 HUA 为肾脏尿酸排泄减少所致，故而促尿酸排泄药被广泛用于 HUA 治疗，其主要通过抑制尿酸在肾小管的主动再吸收，促进尿酸排泄，降低血尿酸水平。常用药物为苯溴马隆和丙磺舒，用药时需注意保证尿量在 2000mL/d 以上，并使用碱化尿液药物，维持尿液 pH 值在 6.2～6.9。该药不宜用于肿瘤放化疗时急性 HUA 的治疗；不宜应用于痛风发作期。此外，$eGFR<30mL/(min \cdot 1.73m^2)$ 和已有肾结石者不宜使用。

已有尿酸结石和（或）痛风石形成者，$eGFR<30mL/(min \cdot 1.73m^2)$ 及 $Scr>2.0mg/dL$ 的肾功能不全者，对促尿酸排泄药无效或不能耐受者，需考虑选择抑制尿酸合成药，代表药物包括别嘌醇及非布司他。别嘌醇初始剂量 200～400mg/d，分 2 次服用，维持剂量为 100～200mg/d。别嘌呤醇费用低廉，但偶有严重过敏反应，严重时可致患者死亡，故而使用该药期间需要密切监测别嘌呤醇的超敏反应。非布司他为非嘌呤类黄嘌呤氧化酶选择性抑制剂，通过抑制尿酸合成降低血尿酸水平，可应用于对别嘌呤醇过敏或不耐受的患者，其临床疗效优于别嘌呤醇，轻到中度肾功能不全或老年患者无须调整药物剂量。有研究显示，对于重度肾功能不全者，采用非布司他治疗 HUA，有利于保护其肾功能。

4. 急性痛风发作治疗。

应依照患者病情、有无其他并发症、既往对药物的反应、药物的疗效和安全性选择药物。急性痛风发作后治疗越早（起病后 24h 内），疗效越好。对于合并痛风的 CKD 患者，可将糖皮质激素作为一线治疗药物，方法有口服、关节内注射及静脉输注三种，根据病情严重程度选用治疗方案。对于轻中度发作，仅累及 1 个或几个小关节的患者，可给予口服治疗。对于累及 1~2 个大关节的患者，可考虑关节内注射长效糖皮质激素。对于重度、多关节受累的患者可考虑静脉输注糖皮质激素治疗。

糖皮质激素尽管可以作为痛风一线治疗药物，但其减量或停止后容易出现痛风复发，特别是有反复发作史的患者，因此这些患者使用糖皮质激素治疗时应考虑将糖皮质激素的减量时间延长至 10~21d。在减量过程中仍出现痛风的患者，可考虑给予抑制尿酸合成药（别嘌呤醇或非布司他）同时治疗。糖皮质激素使用中应注意血糖升高，血压上升和体液潴留等不良反应。应该避免糖皮质激素的频繁和重复使用，以防出现严重不良反应。

有残余肾功能及腹膜透析患者应避免使用非甾体抗炎药。而血液透析患者，特别是轻中度发作、仅累及 1 个或几个小关节的患者，非甾体抗炎药可作为备选治疗药物短期使用，但需要关注其和其他药物之间的相互作用。血液透析患者应避免使用秋水仙碱，因为其不能被透析清除，可能导致中毒。

7.2.4　管理策略及评估

（1）分级管理：根据患者病情严重程度、并发症情况制订分级随访制度。一级随访：每 1~2 个月门诊随访 1 次；二级随访：每 3~6 个月门诊随访 1 次。

（2）长期达标：持续治疗比间断治疗更为有效，故建议患者定期监测血尿酸水平，对于单纯饮食控制不能使血尿酸达标者需持续服药，以保证血尿酸长期达标。

（3）用药选择：促尿酸排泄药仅用于 CKD 1~3 期，eGFR≥30mL/(min·1.73m²) 患者。eGFR<30mL/(min·1.73m²) 及 Scr>2.0mg/dL 的肾功能不全患者，需考虑选择抑制尿酸合成药。

（4）避免药物不良反应：用药期间需监测肝肾功能。服用促尿酸排泄药期间需大量饮水以增加尿量，避免尿酸在泌尿系统形成结石。使用别嘌呤醇的患者需密切监测别嘌呤醇的超敏反应。使用噻嗪类利尿剂及肾功能不全是发生超敏反应的危险因素，此外，别嘌呤醇的超敏反应与所用剂量相关，故而应尽可能使用最低有效剂量。别嘌呤醇所致严重超敏反应与 $HLA-B^*5801$ 基因密切相关，使用别嘌呤醇前需进行相关检测。服用抑制尿酸合成药的初期可导致血尿酸水平迅速下降，从而引起急性痛风发作和痛风发作频率增加。既往有痛风者，使用抑制尿酸合成药初期，为预防痛风性关节炎发作，可合用小剂量秋水仙碱。非甾体抗炎药有肾毒性，应谨慎服用。

（5）联合治疗：对于肾功能轻度异常者或单药治疗不能使血尿酸达标者可考虑采用抑制尿酸合成药及促尿酸排泄药的联合治疗方案。对于肾功能明显异常者应单独使用抑制尿酸合成药。对于合并高血压、血脂代谢紊乱、糖尿病肾病的 HUA 患者可考虑选用氯沙坦和非诺贝特，因其具有一定促尿酸排泄作用。

（6）注意药物之间的相互作用：如别嘌呤醇与利尿剂（噻嗪类、呋塞米）合用可导致药物在体内蓄积，需减少使用剂量。

（7）其他情况：为预防药物治疗初期的痛风发作，可同时服用非甾体抗炎药或秋水仙碱。在使用抑制尿酸合成药期间，如果出现痛风发作，无须中止治疗。

7.2.5 医护培训要点

管理的基本原则：制订清晰目标、构建管理团队、不断优化管理办法、探索完善方案。对医疗措施与流程进行动态改进和优化，针对临床中患者常见的表现与问题，采取针对性医疗措施干预，使医疗措施不断完善。

7.2.5.1 门诊管理要点

1. 收集患者基本信息。

1）一般情况调查：年龄、性别、种族、受教育程度、职业、日常用药情况、是否进行肾脏替代治疗等。对于女性患者应询问月经、生育史。

2）健康状况、既往史调查：近期健康状况，如尿量、肾功能指标；既往病史，如高血压、高血糖、高血脂等。

3）体格检查：测量身高、体重、血压、腰围、臀围，计算 BMI。

4）生活习惯调查：着重调查海鲜、鱼类、红肉摄入量，一天内摄入食物中嘌呤的含量在 250mg 以下为低嘌呤饮食，800mg 以上则为高嘌呤饮食。调查每周饮酒的次数，酒的种类，饮酒量等；烟龄，每日吸烟多少支；是否久坐，日常活动量以及运动习惯。

5）其他：血尿酸、血脂、血压和血糖是 CKD 患者心血管病事件和全因死亡危险综合风险评估的重要指标。

2. 工作人员的管理。

建立疾病管理小组：患者接受包括医师、护士和营养师在内的管理小组的健康指导，门诊应组建规范的管理小组，制订患者门诊随访流程图，发放患者随访手册，通过随访，根据患者的症状、体征、辅助检查的结果以及服药依从性等情况，提出合理生活方式指导、用药方案，力求随访工作的安全、专业和有效。在门诊随访过程中，还需要定期总结，发现不足，提出改进措施，持续提高管理质量。

7.2.5.2 住院期间管理要点

1. 并发症防治。

住院患者除按照门诊管理进行患者信息采集外，还需检测有无高血压、高脂血症、糖尿病等并发症，及时进行防范、药物治疗。

2. 工作人员的管理要点。

1）分级管理：针对患者危险级别不同分级管理，给予不同的干预措施，如健康促进、疾病预防、特定疾病危险因素评估。

2）采用多种形式进行健康教育：①个体化患者教育。采用一对一的形式进行个体化健康教育。②群体患者教育。制订患者教育课程表，内容涵盖 HUA 的基本概念、营养指导、疾病防治、生活行为指导等知识，并在授课后接受患者反馈。

3）推动患者自我管理：通过健康教育、患者交流互助，患者可具备一定的自我管理技能、知识，可以依靠自己解决疾病带来的部分问题。

4）规范化、信息化管理：学习 CKD 管理相关知识及循证医学新证据，提升管理小姐的整体认知水平，从而进行疾病的规范管理，同时借助信息平台工具对患者信息进行收集、整理、归纳、提炼，发现问题，提出针对性处理办法。

5）小组管理：重视团队协作，强调医护一体化和个体化的结合。不断学习，并定期进行相关知识技能的考核。建立质量控制体系，将其计入绩效考核。

3. 落实随访管理制度。

1）建立患者档案。

2）随访工作由随访医师和护士共同完成。

3）严格按照预约时间定期进行电话随访和门诊随访。

4）随访内容全面、客观，处方调整及时，随访记录内容完整。

5）每月定期召开工作例会，医疗组长和护理组长分别汇报当月医疗、护理工作质量情况，内容包括门诊随访率、新增病例数、退出率、住院率、尿酸达标率等。

6）总结工作情况、寻找问题、讨论、提出改进措施。

参考文献

[1] Batuman V，Maesaka J K，Haddad B，et al. The role of lead in gout nephropathy [J]. N Engl J Med，1981，304（9）：520－523.

[2] Beck L H. Requiem for gouty nephropathy [J]. Kidney Int，1986，30（2）：280－287.

[3] Bellomo G，Venanzi S，Verdura C，et al. Association of uric acid with change in kidney function in healthy normotensive individuals [J]. Am J Kidney Dis，2010，56（2）：264－272.

[4] Chonchol M，Shlipak M G，Katz R，et al. Relationship of uric acid with progression of kidney disease [J]. Am J Kidney Dis，2007，50（2）：239－247.

[5] Iseki K，Ikemiya Y，Inoue T，et al. Significance of hyperuricemia as a risk factor for developing ESRD in a screened cohort [J]. Am J Kidney Dis，2004，44（4）：642－650.

[6] Moe O W. Posing the question again：does chronic uric acid nephropathy exist? [J]. J Am Soc Nephrol，2010，21（3）：395－397.

[7] Monballyu J，Zachee P，Verberckmoes R，et al. Transient acute renal failure due to tumor-lysis-induced severe phosphate load in a patient with Burkitt's lymphoma [J]. Clin Nephrol，1984，22（1）：47－50.

[8] Murray T，Goldberg M. Chronic interstitial nephritis：etiologic factors [J]. Ann Intern Med，1975，82（4）：453－459.

[9] Obermayr R P，Temml C，Gutjahr G，et al. Elevated uric acid increases the risk for kidney disease [J]. J Am Soc Nephrol，2008，19（12）：2407－2413.

[10] Ohno I，Hosoya T，Gomi H，et al. Serum uric acid and renal prognosis in patients with IgA nephropathy [J]. Nephron，2001，87（4）：333－339.

[11] Razis E，Arlin Z A，Ahmed T，et al. Incidence and treatment of tumor lysis syndrome in patients with acute leukemia [J]. Acta Haematol，1994，91（4）：

171—174.

[12] Sánchez-Lozada L G，Tapia E，Santamaría J，et al. Mild ihyperuricemia induces vasoconstriction and maintains glomerular hypertension in normal and remnant kidney rats [J]. Kidney Int，2005，67 (1)：237—247.

[13] Weiner D E，Tighiouart H，Elsayed E F，et al. Uric acid and incident kidney disease in the community [J]. J Am Soc Nephrol，2008，19 (6)：1204—1211.

[14] 毕礼明. 慢性肾衰竭高尿酸血症的认识争议和治疗 [J]. 重庆医学，2011，40 (29)：3004—3006.

[15] 鄂静，郑亚莉，曹丽，等. 高尿酸血症引起慢性肾脏病的 Meta 分析 [J]. 宁夏医学杂志，2015，37 (3)：229—231.

[16] 刘宏，唐羽裳，刘必成. 从我国高尿酸血症调查数据谈高尿酸肾病的诊治 [J]. 药品评价，2014，11 (23)：6—10，29.

[17] 王庆文，刘志红. 高尿酸血症与慢性肾脏病的关系 [J]. 中华医学杂志，2012，92 (8)：510—511.

[18] 吴东海. 各国历次痛风和高尿酸血症指南的比较分析 [J]. 中华风湿病学杂志，2013，17 (5)：346—349.

[19] 吴盛忠，赵凯明，徐静，等. 高尿酸血症的健康管理 [J]. 中华健康管理学杂志，2009，3 (6)：368—370.

[20] 张晓敏，刘宏，刘必成. 高尿酸血症与慢性肾脏病发生发展关系的研究进展 [J]. 东南大学学报 (医学版)，2013，32 (1)：114—117.

[21] 中华医学会内分泌学分会. 高尿酸血症和痛风治疗的中国专家共识 [J]. 中华内分泌代谢杂志，2013，29 (11)：913—920.

8 慢性肾脏病患者的营养管理

CKD 会造成机体一系列的代谢紊乱，如蛋白质、碳水化合物、脂类等的代谢紊乱，水电解质代谢紊乱及酸碱平衡紊乱。而饮食中营养素的摄入又会对肾脏功能产生不同程度的影响，如饮食中蛋白质摄入过多时会产生大量含氮代谢产物，对残余肾单位造成毒性作用，加重肾脏损伤。CKD 患者常常会伴随营养不良，增加疾病并发症的发生风险，影响预后。营养治疗可以有效改善机体营养状况，减轻尿毒症症状。营养管理是 CKD 管理中的一个重要环节，它包括对患者的营养支持、膳食指导和教育，以及对患者饮食情况及营养指标的随访、监测。合理的营养管理可以有效提高 CKD 治疗的效果。

8.1 慢性肾脏病患者营养管理的特殊性

8.1.1 营养学基本概念

8.1.1.1 营养的概念

营养（nutrition）利用的相关过程指人体摄入、消化、吸收营养物质，并且利用这些物质去满足生长、发育、新陈代谢、组织修复等需要的生理过程。

营养利用的相关过程是营养物质的吸收利用过程。这些营养物质称为营养素。营养素是指食物中对人体有维持生命、促进生长发育、维持健康作用的成分。人体必需的营养素有近 50 种，营养素一般分为宏量营养素、微量营养素及其他膳食成分。宏量营养素是构成膳食的主要成分，通过提供能量来维持基本代谢、生长和活动，包括糖类（碳水化合物）、脂类、蛋白质。而矿物质（常量元素和微量元素）及维生素（水溶性维生素和脂溶性维生素）则称为微量营养素。其他膳食成分包括膳食纤维、水和植物化学物等。

1. 能量。

能量（energy）是维持人体各种生命活动和从事体力活动的保障。人体所需的能量主要来源于糖类（碳水化合物）、蛋白质和脂肪，这三种营养素又被称为产能营养素，在体内氧化代谢时释放能量供机体利用。三种产能营养素在饮食中的能量供给应有一个合适的比例，一般来说，碳水化合物所提供的能量应占总能量的 50%～65%，蛋白质提供的能量占 10%～15%，脂肪提供的能量占 20%～30%。除这三种产能营养素外，乙醇也可以产生能量，乙醇产生的能量又称"空热"，因为其产生的能量不能被机体利用，只是以热的形式向外界散发。

《中国居民膳食营养素参考摄入量（2013 版）》中指出，不同年龄层的人群需要的能量不同，不同活动强度的人群所需要的能量也有差异。

2. 蛋白质。

蛋白质（protein）是机体氮元素的唯一来源，是人体的必需营养素，具有多种生理功能，是一切生命的物质基础。蛋白质除了为机体提供能量，还参与构成和修复人体组织，同时也是机体酶、激素、抗体等的重要组成成分，参与调节生理功能。

组成蛋白质的氨基酸共有 20 种，它们又被分为必需氨基酸（essential amino acid，EAA）、条件必需氨基酸（conditionally essential amino acid，CEAA）和非必需氨基酸（nonessential amino acid，NEAA）。必需氨基酸是指人体自身无法合成，必须由膳食提供的一类氨基酸，包括 9 种氨基酸。其他种类氨基酸是在一定条件下可以由必需氨基酸转换而成或机体可以自身合成的氨基酸。

根据蛋白质中氨基酸的种类和比例可以将蛋白质分为完全蛋白质、半完全蛋白质及不完全蛋白质三类。

1）完全蛋白质：所含必需氨基酸种类齐全、比例合适，能充分被机体利用，促进生长发育。如来自鱼、禽、蛋、瘦肉、奶类、大豆的蛋白质，是优质蛋白质的良好来源。

2）半完全蛋白质：组成蛋白质的必需氨基酸种类较为齐全，但比例不合适或数量不足，如小麦中的麦胶蛋白。

3）不完全蛋白质：必需氨基酸组成种类不齐全的蛋白质，如来自明胶、动物结缔组织的蛋白质。

我国 18~49 岁正常成年人每日蛋白质的推荐摄入量：男性为 65g，女性为 55g。

3. 脂类。

脂类（lipid）是人体能量储存的重要物质，脂类主要有甘油三酯、磷脂和固醇类，其中甘油三酯占食物中脂类的 95%。脂肪除储存和提供能量外，还可以帮助维持机体正常体温，对内脏起支撑和保护作用。脂类还参与一些重要细胞因子的分泌，如瘦素、肿瘤坏死因子、雌激素等，参与构成机体重要组织成分，如细胞膜。脂类还具有一些特殊功能，如增加饱腹感、改善食物感观性状、促进脂溶性维生素的吸收与利用等。

脂肪酸在营养学上常分为饱和脂肪酸（saturated fatty acid，SFA）和不饱和脂肪酸（unsaturated fatty acid，UFA），碳链上不含双键的脂肪酸称为饱和脂肪酸，大多源于动物性食物。碳链上有不饱和双键的脂肪酸称为不饱和脂肪酸，而动物脂肪中的鱼油属于不饱和脂肪酸。根据双键个数又分为单不饱和脂肪酸（monounsaturated fatty acids，MUFA）和多不饱和脂肪酸（polyunsaturated fatty acids，PUFA），植物油中的不饱和脂肪酸含量较高。

脂肪酸在功能上可分为必需脂肪酸和非必需脂肪酸，必需脂肪酸（essential fatty acid，EFA）是人体需要但不能自身合成的一类脂肪酸，需膳食供给。必需脂肪酸包括亚油酸、α-亚麻酸，均属于不饱和脂肪酸。

我国 18~49 岁正常成年人每日膳食脂肪供能占全天总能量摄入的 20%~30%，其中烹调用油的摄入量为 25~30g/d 即可。

4. 碳水化合物。

碳水化合物（carbohydrate）也称糖类，是中国居民膳食中主要的能量来源。除了储存和供给能量，碳水化合物也是构成机体的重要组分，如糖类和脂类结合形成的糖脂参与组成神经组织和细胞膜、糖类和蛋白质结合形成的糖蛋白参与一些激素和酶的组成。碳水化合物还能调节脂肪代谢，起抗生酮作用。足量的碳水化合物可以为机体提供充足的能量，起到节约蛋白质的作用。

碳水化合物可分为糖、寡糖、多糖三类。

1）糖：包括单糖、双糖和糖醇。单糖由 3~9 个碳原子组成，是最简单的糖类，包括葡萄糖、果糖和半乳糖；双糖由 2 分子的单糖缩合而成，包括蔗糖、乳糖和麦芽糖；而糖醇是单糖的衍生物，常见的有木糖醇、山梨醇和麦芽醇等。

2）寡糖：是由 3~9 个单糖构成的小分子多糖，包括棉子糖、水苏糖、低聚果糖等。

3）多糖：是由≥10 个单糖组成的高分子聚合物，包括淀粉、糖原和膳食纤维。

我国 18~49 岁正常成年人碳水化合物的参考摄入量为 120g/d，全天供能占总能量的 50%~65%。

8.1.1.2　合理营养与营养失调

营养状况可分为合理营养、营养缺乏和营养过度（又称为营养过剩）三种，营养缺乏和营养过度都属于营养失调。

1. 合理营养。

合理营养的具体内容应该包括：①营养素的供给与消耗达到动态平衡；②有利于疾病的预防，如营养缺乏相关疾病和营养过度相关疾病；③合理的食物结构及恰当的食物选择；④合理的膳食制度、科学的加工烹调方法以及清洁卫生的食品。

2. 营养缺乏。

指机体缺少一种或多种营养素而导致的营养缺乏相关疾病或状态。

3. 营养过度。

指营养素摄入过多，超过机体需要而导致的营养过度相关疾病或状态。

营养物质的摄入和消耗是一个动态平衡的过程，一旦平衡被打破，机体就会处于一种营养失调的状态。营养缺乏和营养过度都属于营养失调，营养缺乏主要存在于经济较为落后的地区，而营养过度则主要存在于富裕发达的地区，目前全球因营养过度导致的慢性疾病患病率呈增长的趋势。

8.1.1.3　平衡膳食

平衡膳食（balanced diet）是能满足机体基本营养需求，并达到促进健康、预防疾病目的的膳食。平衡膳食要求膳食中提供的能量和营养素必须满足机体的生理需求，同时，能量与营养素、不同营养素之间应有合适的比例，这就要求人们应选择种类齐全、数量充足、比例合适的食物种类。

中国营养学会在《中国居民膳食指南（2016）》中指出了平衡膳食的具体措施：①食物多样，谷类为主；②动吃平衡，体重合理；③多吃蔬菜、奶类、大豆；④适量吃鱼、禽、蛋、瘦肉；⑤少盐少油，控糖限酒；⑥杜绝浪费。

平衡膳食可以帮助机体达到合理营养的状态，但合理营养是一个综合性的概念，除了食物种类的选择，还应考虑食品的安全卫生及烹调加工方式的合理，使营养素能够安全且最大化地被机体消化、吸收与利用。

8.1.2 慢性肾脏病患者营养管理的基础知识

8.1.2.1 慢性肾脏病患者的营养代谢特点

1. 蛋白质代谢。

CKD 对蛋白质的代谢影响显著。肾脏功能正常时，经口摄入的蛋白质在体内消化、吸收、分解后，一部分蛋白质被机体吸收利用，另一部分则被分解为含氮代谢产物，经肾脏排出体外。当出现 CKD 时，由于 GFR 下降，一些含氮代谢产物，如尿素、肌酐、胍类等排出减少，蓄积在体内。这些代谢毒素长期堆积在体内，不仅增加肾脏负担，也会影响机体其他器官功能，如消化器官，使患者产生恶心、呕吐、食欲降低等消化道症状。体内激素和酶的水平异常、感染、出血等情况又加重了蛋白质的分解，导致患者长期处于负氮平衡状态，血中氨基酸比例失调，必需氨基酸水平下降，可低于正常人的 $25\%\sim30\%$，非必需氨基酸水平升高，可高于正常人的 15%，原本在肾脏组织中合成的氨基酸，如丝氨酸、酪氨酸，也由于肾脏功能的减退而减少。

2. 糖代谢。

CKD 常导致糖代谢紊乱，主要表现为糖耐量降低和低血糖两种情况，以前者多见。过去一般认为糖尿病引起的代谢改变和微血管病变会导致 CKD，而如今，大量的研究发现非糖尿病的 CKD 患者后期也易出现糖代谢紊乱，一项对 26166 名非糖尿病肾病患者进行的为期 9 年的随访调查发现，12.8% 的患者出现了新发糖尿病，新发糖尿病组的死亡风险低于糖尿病肾病组，但仍高于非糖尿病组。糖耐量降低主要与胰高血糖素水平升高、胰岛素受体敏感性降低、尿毒素的蓄积、氧化和炎症反应、一些激素变化等相关，ESRD 患者或轻或重都会发生胰岛素抵抗现象。

3. 脂代谢。

脂代谢紊乱也是 CKD 患者常发生的伴随症状，主要由脂质分解代谢受到抑制而合成代谢增强所致，以高脂血症为主，多表现为血甘油三酯、血浆极低密度脂蛋白（VLDL）、低密度脂蛋白（LDL）、脂蛋白 a（Lp－a）水平升高，高密度脂蛋白（HDL）水平下降。脂代谢紊乱会增加心血管病发生风险。

4. 水电解质代谢、酸碱平衡。

CKD 时常出现水电解质代谢紊乱和酸碱平衡紊乱，其中代谢性酸中毒和水、钠代谢紊乱较为常见。由于酸性代谢产物经肾脏排出减少，蓄积于体内，易造成代谢性酸中毒。随着肾功能的减退、尿量减少、肾脏调节钠平衡的能力下降，患者易出现水钠潴留，进而表现水肿、血压升高等症状。当尿排出减少时，钾的排出也会减少，在少尿期易发生高钾血症，此类患者应采取低钾饮食，控制食物中钾的摄入，也有少部分会出现低钾血症，这与钾摄入不足、腹泻、大量出汗等有关。肾功能损伤还可引起磷的排出减少，导致高磷血症，血磷升高后，与钙结合形成磷酸钙沉积于骨与软骨组织，同时，血磷升高可抑制维生素 D 的活化功能，影响钙吸收，导致低钙血症。

5. 维生素代谢。

维生素代谢紊乱在 CKD 患者中也较为常见，由于疾病对机体消化道和内分泌等的影响，CKD 患者的食物摄入往往会减少，加之一些酶活性改变，导致体内维生素水平发生变化，如维生素 B_6、叶酸水平下降，维生素 A 水平增高。透析患者由于透析液与体液的交换，机体水溶性维生素的丢失量也会增加。

8.1.2.2　慢性肾脏病患者的营养状况

1. 营养不良。

CKD 患者易发生营养不良，表现为贫血、消瘦、头发枯黄、面色暗沉等，临床检查时可出现皮下脂肪减少，BMI、人血白蛋白、血红蛋白、前白蛋白水平降低。营养不良是 CKD 常见的并发症，有研究对医院进行调查，显示非透析的 CKD 1~4 期患者消瘦、贫血、低白蛋白血症的发生率分别为 3.0%、34.1% 和 9.8%，营养不良发生率可达 22.7%，CKD 病情越严重，营养不良发生率越高，CKD 5 期患者营养不良发生率可达 29.0%，透析患者由于在透析过程中会丢失大量蛋白质，消耗部分能量，营养不良发生风险增加，维持性血液透析患者营养不良发生率可达 23%~76%，腹膜透析患者营养不良发生率可达 18%~50%，且营养不良发生率随年龄增长而增加。导致 CKD 患者易出现营养不良的原因可归纳为以下三点：

1）摄入减少。CKD 患者常常出现进食减少的情况，原因包括：其一，一些代谢废物蓄积于体内，对消化道产生影响，使 CKD 患者易感恶心、呕吐、食欲缺乏；其二，疾病导致患者常心情不佳，进而导致食欲不振、厌食；其三，患者对疾病饮食了解不够，相关营养知识不足，而过分限制主食及蛋白质类食物的摄入。这些原因导致 CKD 患者能量及营养素的摄入无法满足机体需求，进而出现营养不良。

2）丢失过多。尿毒症患者发生呕吐、腹泻情况明显，营养素丢失增加。对于透析患者，透析过程中机体内的氨基酸、肽类、水溶性维生素等会随透析液流失，透析过程中蛋白质的丢失量大，腹膜透析患者每天可丢失蛋白质 25~40g。

3）代谢紊乱。CKD 患者中常见蛋白质、糖和脂代谢紊乱，疾病本身及合并的代谢性酸中毒使蛋白质的分解增加而合成减少。胰高血糖素、肾上腺素、去甲肾上腺素、甲状旁腺素水平升高，使机体分解代谢增强，易引起及加重营养不良。

2. 蛋白质－能量营养不良。

蛋白质－能量营养不良（protein－energy wasting，PEW）指各种原因导致的体内蛋白质、能量物质储备下降的状态，其实质为持续性的蛋白降解和肌肉组织分解，主要表现为进行性骨骼肌萎缩，会导致 CKD 后期患者出现体重下降、低白蛋白血症、骨骼肌萎缩等。PEW 的发生主要归因于饮食摄入不足和蛋白质分解代谢增强。

PEW 是 CKD 患者的常见并发症，有统计显示，PEW 在 ESRD 患者中的患病率为70%~75%，在维持性血液透析患者中的患病率可超过 50%。国际肾脏营养代谢协会（ISRNM）从生化指标、体重、肌肉质量、饮食摄入量四方面制订了 PEW 的诊断标准（表 2－6）。

表 2-6　PEW 的诊断标准

项目	诊断标准
生化指标	1）人血白蛋白<38g/L； 2）血清前白蛋白<300mg/L（仅针对维持性透析患者）； 3）血清胆固醇水平<1g/L。
体重	1）BMI<23kg/m²； 2）无意识的体重减轻：3个月内体重下降>5%或6个月内>10%； 3）体脂比例<10%。
肌肉质量	1）肌肉消耗：3个月内肌肉量减少>5%或6个月内>10%； 2）上臂围减少量>同类人群上臂围中位数的10%； 3）净生成肌酐水平（受肌肉量和饮食中肉类量的影响）。
饮食摄入量	1）透析患者无意识的蛋白质摄入量<0.8g/(kg·d)或CKD 2~5期患者蛋白质摄入量<0.6g/(kg·d)（至少持续2个月）； 2）无意识的能量摄入量<25kcal/(kg·d)（至少持续2个月）。

至少满足上述 4 项中的 3 项，每项至少满足其中一个条件，每项标准需在不同时间至少测量 3 次，每次间隔 2~4 周，即可诊断为 PEW。

营养不良会延长 CKD 患者住院时间，增加住院费用，增加其他并发症的患病率及死亡率，这就使得营养管理在 CKD 的治疗中尤为重要。

8.1.2.3　慢性肾脏病患者营养管理的含义

营养不良是 CKD 常见的并发症，营养管理最基本的目的是预防和改善营养不良状况。肾脏功能的减退也会导致水电解质代谢紊乱、酸碱平衡紊乱以及含氮代谢产物的堆积，所以营养管理除了保证机体每日能量和营养素的需求，还要通过控制摄入蛋白质的质与量，减轻肾脏负担，以此来预防和治疗相关代谢紊乱和疾病。

CKD 会引起体内营养素的代谢紊乱、水电解质代谢紊乱和酸碱平衡紊乱，造成营养不良的风险较大，而营养素不合理的摄入在某种程度上也会加重 CKD。营养管理在 CKD 的临床治疗中有着不可替代的作用，它的必要性体现在：

（1）改善营养不良状况。如前所述，CKD 患者中营养不良发生率高，而营养不良又会加重 CKD，促进营养不良相关并发症的发生，如感染、出血等。改善营养状况可以很好地辅助疾病治疗。

（2）减少含氮代谢产物蓄积，减轻尿毒症症状。GFR 下降，蛋白质代谢所产生的含氮代谢产物排出减少，蓄积在体内会对器官造成损伤。控制饮食中的蛋白质摄入、合理选择优质蛋白质可以减少含氮代谢产物的产生和蓄积，增加蛋白质的利用。

（3）延缓 CKD 进展。饮食中蛋白质和脂肪摄入量过多，会加重 CKD 病情，通过调整饮食结构，减少毒性代谢产物的产生，减轻蛋白尿，调节水电解质的代谢，可以延缓 CKD 进展。

（4）降低高血磷，改善低血钙，减轻钙磷比例失衡引起的继发性甲状旁腺功能亢进。

（5）减轻胰岛素抵抗，改善糖代谢。

（6）提高相关酯酶活性，改善脂代谢。

（7）提高患者生存率，延长生存期。

8.1.2.4　慢性肾脏病患者营养管理的原则

1. 非透析 CKD 患者的营养管理原则。

（1）蛋白质的需求。蛋白质摄入过多会使含氮代谢产物增多，而对于非透析 CKD 患者，GFR 下降，肾脏排出这些毒性产物的能力随之下降，长期蓄积会增加肾脏负担，所以饮食中应限制蛋白质的摄入，采取优质低蛋白饮食，饮食中的优质蛋白质应占总蛋白质的 $1/2\sim2/3$。CKD 不同时期对蛋白质的需求不同（表 2-7）：CKD 1～2 期时，应限制蛋白质摄入，推荐蛋白质摄入量为 $0.8g/(kg\cdot d)$；CKD 3 期时，应开始低蛋白质饮食，推荐摄入量为 $0.6g/(kg\cdot d)$，并可辅以复方 α-酮酸制剂 $0.12g/(kg\cdot d)$。当 $eGFR<15mL/(min\cdot1.73m^2)$ 时，蛋白质的摄入需严格限制，约为 $0.4g/(kg\cdot d)$，并辅以复方 α-酮酸制剂 $0.20g/(kg\cdot d)$。

临床所使用的复方 α-酮酸制剂一般含有 5 种 α-酮酸和 4～5 种必需氨基酸。应注意，复方 α-酮酸制剂每片含钙 50mg，当服药量较大时，尤其与活性维生素 D 同时服用时需监测血钙，谨防高钙血症发生。

表 2-7　慢性肾脏病分期及蛋白质的需求

CKD 分期	eGFR $[mL/(min\cdot1.73m^2)]$	蛋白质 $[g/(kg\cdot d)]$
1	≥90	0.8
2	60～89	0.8
3	30～59	0.6
4	15～29	0.4～0.6
5	<15	0.4

（2）能量的需求。CKD 患者的能量摄入必须充足，这是保证优质蛋白质被充分利用的基础，能量摄入量推荐 $30\sim35kcal/(kg\cdot d)$，能量与氮之比约为 $250\sim300kcal：1g$（正常膳食为 $100\sim150kcal：1g$），其中 85%～90% 的能量应来自淀粉。

注意：能量及蛋白质需求量均需按标准体重（kg）（也可称为理想体重）计算，而不是实际体重。

我国目前计算成年人理想体重的方法常有以下两种。

方法 1：

理想体重（kg）＝身高（cm）－105（适合于成年男性）

理想体重（kg）＝［身高（cm）－100］×0.85（适合于成年女性）

理想体重（kg）＝身高（cm）－100（适合于身高不满 150cm 者）

方法 2：

理想体重（kg）＝［身高（m）］^{2}×22.2（适合于成年男性）

理想体重（kg）＝［身高（m）］^{2}×21.9（适合于成年女性）

使用不同的计算方法时，同一个人的理想体重可能会不同，但一般差别不会很大。

（3）脂肪的需求。CKD 患者中常常存在脂代谢紊乱，因此也应限制脂肪的摄入，控制患者血脂水平，防止肾小球硬化，延缓 CKD 进展。脂肪供能不超过摄入总能量的 30%，烹调时多用植物油，减少动物脂肪中饱和脂肪酸的摄入。

（4）钙、磷的需求。CKD 患者中，血磷水平可能升高、血钙水平可能下降，导致磷酸钙在肾组织和软组织沉积，引起肾硬化。高磷血症还可引起甲状旁腺功能亢进，加速骨质疏松。CKD 患者通常需要限制磷的摄入，适当提高钙的摄入。CKD 1～3 期的患者血磷水平通常正常，但当 eGFR<60mL/(min·1.73m^2) 时血 PTH 水平开始升高，此时给予低磷饮食可有效降低 PTH 水平。所以，当 CKD 患者的 PTH 水平升高或血磷水平升高时，开始限制饮食磷的摄入，当 PTH 水平高于 CKD 各期的靶目标范围时，饮食磷应控制在 800～1000mg/d。出现高磷血症时，磷的供给量应<600mg/d，同时低蛋白饮食可降低磷的摄入。钙的供给量应为 1400～1600mg/d。钙剂有时会引起恶心、便秘、腹泻等症状，所以总钙摄入量不宜超过 2000mg/d（包括饮食钙及钙剂）。临床上活性维生素 D 的大量使用可引起高磷、高钙，此时饮食中的钙不作严格要求。钙磷过高时会沉积于软组织内，所以应经常监测血钙和血磷水平。

（5）钠、钾的需求。CKD 患者对钠、钾的需求应视情况而定，当发生水钠潴留时，提示机体发生水肿、高血压，应限制钠的摄入，根据水肿和血钠情况可采取低盐饮食（烹调用盐 2～3g/d）、无盐饮食（不额外添加烹调用盐，且钠的摄入量<1000mg/d）、低钠饮食（钠的摄入量<500mg/d）。当尿排出减少时，血钾增高，易发生高钾血症，此时应控制饮食中钾的摄入，避免使用含钾高的食物，控制蔬菜、水果的摄入量。

（6）维生素和微量元素的需求。CKD 患者会出现维生素代谢紊乱，特别是体内 B 族维生素和叶酸含量可能下降。而维生素 A 水平可能升高，饮食中应适当减少维生素 A 的摄入，注意 B 族维生素和叶酸的补充，同时还应补充铁和锌等。

（7）膳食纤维的需求。膳食纤维能防止便秘，改善糖耐量，还能调整肠道菌群，使结肠中细菌的产氨量减少，增加粪便中氮的排出，降低 BUN。每日膳食纤维的推荐摄入量为 20～25g。

2. ESRD 患者的营养管理原则。

透析可以帮助含氮代谢产物（如尿素、肌酐）的排出，但同时也增加了机体能量、蛋白质和其他一些营养素的丢失。ESRD 患者若不注意饮食，更易发生营养不良。ESRD 患者的饮食需求应根据透析种类、透析时间、透析频次及患者的自身情况来定。

1）血液透析时的营养管理原则。

（1）蛋白质的需求。血液透析时机体蛋白质丢失严重，且血液透析本身会刺激蛋白质的分解，加速蛋白质丢失。维持性血液透析患者蛋白质的摄入量为 1.0～1.2g/(kg·d) 时，才能保证正常的氮平衡，因此推荐摄入量为 1.2g/(kg·d)，同时推荐复方 α-酮酸制剂摄入量为 0.075～0.120g/(kg·d)。对于每周血液透析 1 次的患者，蛋白质的摄入量应有所限制，约 0.6g/(kg·d)，其中 50% 以上的蛋白质应为优质蛋白质。若每周血液透析 30h 以上，饮食中的蛋白质可不限，但需注意低钠低钾。

（2）能量的需求。透析使机体能量消耗增大，一般来说，血液透析患者可按 30～40kcal/(kg·d) 供给。充足的能量还可以保证蛋白质的充分利用，起到节约蛋白质的作用。

（3）碳水化合物和脂肪的需求。保证碳水化合物的摄入是保证能量来源的基础，但应限制单糖类食物的摄入以减少甘油三酯的合成。ESRD 患者常发生脂代谢紊乱，40%～60%患者合并Ⅳ型高脂血症，所以膳食中脂肪应限量，当脂肪提供的能量占总能量 25%～35%时，血脂水平有暂时下降趋势，饮食中应注意限制饱和脂肪酸的摄入，适当提高单不饱和脂肪酸的比例。

（4）矿物质、维生素的需求。钠、钾的摄入可根据尿量、血压、实验室检查结果、水肿情况进行调整。由于透析患者常少尿或无尿，钠、钾的摄入量限制应较为严格，血液透析患者钠摄入量为 1500～2000mg/d，同时控制好液体的摄入量和血压。钾的摄入量根据具体情况而定，一般建议控制在 2000mg/d 以下。同时饮食中应增加钙的摄入、降低磷的摄入，血液透析患者在透析过程中可从透析液中获取部分钙，所以一般来说经口摄入钙 1000～1200mg/d 即可，除了膳食补充钙，还可增加钙剂及维生素 D 制剂。磷摄入量一般不超过 17mg/(kg・d)，出现高磷血症时，可用药物降低磷的吸收。血液透析患者也应常规补铁。透析患者易发生维生素缺乏，尤其是水溶性维生素，应及时补充。

2）腹膜透析时的营养管理原则。

（1）蛋白质的需求。相对于血液透析，腹膜透析时蛋白质丢失量更大，每次腹膜透析丢失蛋白质的量可高达 25～40g。维持性腹膜透析的患者蛋白质摄入量推荐为1.2～1.3g/(kg・d)，同时辅以复方 α－酮酸制剂 0.075～0.120g/(kg・d)。其中，优质蛋白质摄入量应占总摄入量的 60%以上。

（2）能量的需求。腹膜透析时能量消耗较大，摄入能量需达到 35～45kcal/(kg・d)。

（3）矿物质的需求。腹膜透析能较好控制水钠摄入，故要求相对不需特别严格。钠摄入量一般为 2000～3000mg/d，无特殊情况时钾的推荐量为 3000～3500mg/d。

其余营养素的需求同血液透析。

3）肾移植前后的营养管理原则。肾移植是 ESRD 最有效的治疗方法。ESRD 患者多存在营养代谢紊乱，如低白蛋白血症、贫血、高脂血症等，机体处于负氮平衡，合理的营养管理能有效纠正负氮平衡，提高手术耐受能力，促进移植肾功能恢复，提高移植肾的存活率，减少并发症。肾移植前后营养管理的目的是为了及时满足营养需求，减轻肾的负担。需根据机体不同阶段提供适合的营养支持。

8.1.3　慢性肾脏病患者营养管理的含义

8.1.3.1　慢性肾脏病患者营养管理的定义及内容

营养管理（nutritional management）指运用营养学的理论、技术及社会性措施，研究和解决个人及人群的营养问题，包括食物生产和供给、膳食结构、饮食行为、社会经济、营养政策、营养教育及营养性疾病预防等。

营养管理除了包括针对 CKD 患者的临床营养治疗，还包括在生活方式和疾病相关危险因素上的管理，如纠正不健康的饮食习惯并进行教育和监测等，通过全面的管理来改善 CKD 患者营养不良状况，缓解尿毒症症状，延缓 CKD 进展，做到 CKD 的有效预防和控制。

8.1.3.2 慢性肾脏病患者营养管理的目标

CKD 患者营养管理的根本目标是通过调整饮食，防止和减少体内蛋白质的分解，维持机体氮平衡，改善患者营养状况，同时减少尿毒症毒素的堆积，纠正水电解质代谢紊乱及维持酸碱平衡，避免疾病恶化，提高生存率和延长生存时间。有效的营养管理可以提高患者对疾病的认知水平，使其正确掌握 CKD 相关的膳食知识，提高自我饮食管理能力，并在医护人员和自我的管理下坚持对膳食进行管理。

8.1.3.3 慢性肾脏病患者营养管理的重要性

目前，CKD 已成为威胁人类健康的主要疾病之一，其患病率和相关死亡率呈持续上升的趋势。而 CKD 需要长期治疗，且越是发展到后期所需要的治疗费用越高，所以延缓 CKD 进展尤为重要。CKD 营养管理的重要性主要体现在以下几个方面：

（1）减轻含氮代谢产物的蓄积，避免肾功能衰竭。CKD 患者的 GFR 下降，尿素、肌酐及胍类无法及时排出，在体内的蓄积增多，造成肾脏损伤，引起尿毒症症状，加速肾小球硬化，破坏残余肾功能。所以营养管理中，低蛋白质饮食是一个重要环节。饮食中蛋白质的摄入量减少，这些代谢产物的产生和蓄积也会相应减少，从而减轻肾脏负担。

（2）改善机体营养状况，促进康复。CKD 导致的营养不良也会影响疾病的发展，增加疾病的并发症，加重病情，导致不良临床结局的发生。所以营养管理的一个重要作用是改善患者营养状况。此外营养管理还可以帮助维持机体水电解质代谢正常、酸碱及钙磷代谢平衡等。

（3）帮助患者加强自我管理，提高治疗长期效果。CKD 患者对病情的治疗大多局限于医院，回到家后便忽略了饮食，导致病情反复。我们应该认识到对 CKD 患者的营养管理需要临床医师、护士、营养师形成一个营养管理小组，对患者进行饮食教育、膳食干预，使患者重视疾病，从而有效缓解病情。

总的来说，营养管理可以使治疗更加有效，有助于促进疾病康复、提高生活质量、节省医疗费用。

8.2 慢性肾脏病患者营养管理策略

慢性病的治疗如果仅仅局限于医院是远远不够的，对待慢性病的有效治疗方式是对慢性病进行综合管理。这需要临床医师、护士、营养师及家属等共同参与，以多种方式对患者进行干预，预防和延缓慢性病的发生发展。

针对 CKD 患者的营养管理是一个长期综合的管理，管理需遵守一定的流程，包括对患者的膳食调查、营养状况筛查、膳食指导和教育、营养治疗、后期的监管和随访等。

8.2.1　慢性肾脏病患者营养管理流程

CKD 患者营养管理流程见图 2-1。

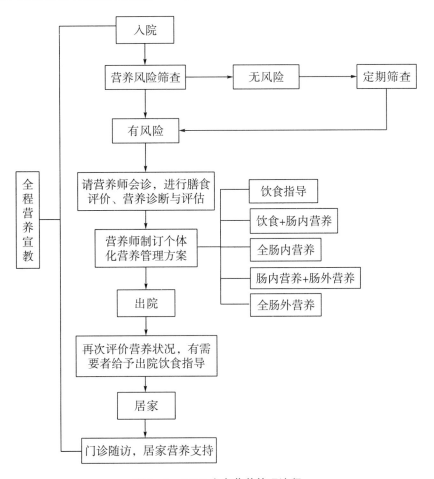

图 2-1　CKD 患者营养管理流程

8.2.1.1　慢性肾脏病患者营养状况及膳食情况评价方法

对于 CKD 患者应首先进行营养状况的评估，评估需由临床营养专业人员完成，主要通过膳食调查、实验室检查等手段进行评估。营养不良是一个循序渐进的过程，通过评估，医护人员可以确定患者目前是否有营养不良风险或是否已存在营养不良，及时实施营养干预，达到预防或改善营养不良、避免营养因素相关的不良临床结局发生的目的。临床常用的评价方法有营养风险筛查、主观综合评价方法、膳食调查评估等。

1. 营养风险筛查。

营养风险（nutrition risk）指发生与营养因素有关的不良临床结局的风险，包括并发症发生、住院时间长及住院费用高等风险，而不是指发生营养不良的风险。

营养风险筛查 2002（nutrition risk screening 2002，NRS2002）是一个简单易行，适用于住院患者进行营养风险筛查的量表。适用对象：年龄 18～90 岁、住院 1d 以上、次日 8 点前不进行手术、神志清楚并愿意接受筛查的患者。

NRS2002 分为两个部分：初步筛查和最终筛查。

（1）初步筛查包括四个方面的问题：①BMI 小于 20.5kg/m² （18.5kg/m²）吗？（我国成人 BMI 下限为 18.5kg/m²，所以在对我国患者进行筛查时，应考虑患者的 BMI 是否小于 18.5 kg/m²）②在过去 3 个月有体重下降情况吗？③在过去 1 周内有摄食减少情况吗？④有严重疾病史或治疗史（如 ICU 治疗史）吗？

四个问题中如果有一项回答为"是"则进入最终筛查阶段，若全为"否"则表示患者不存在营养风险，无须最终筛查，但需一周以后复查，即使患者对以上答案的回答全为"否"，但如果计划接受腹部大手术治疗，仍属于存在营养风险，需要预防性地给予营养支持。

（2）最终筛查涉及的评分包括：①营养状态受损评分；②疾病严重程度评分；③年龄评分，具体见表 2-8。

表 2-8 NRS2002 最终筛查评分

评分项目	0 分	1 分	2 分	3 分
营养状态受损	正常营养状态；BMI≥18.5kg/m²，过去 3 个月体重无变化，过去 1 周食物摄取量无变化	过去 3 个月体重丢失＞5％或过去1周食物摄取量比正常需要量低 25％～50％	一般情况差，过去 2 个月体重丢失＞5％或过去 1 周食物摄取量比正常需要量低 50％～75％	BMI＜18.5kg/m² 且一般情况差，过去 1 个月体重丢失＞5％或过去 1 周食物摄取量比正常需要量低 75％～100％
疾病严重程度	正常营养需要量	营养需要量轻度增加的疾病：髋关节骨折，慢性疾病伴急性并发症，肝硬化，慢性阻塞性肺疾病，血液透析，糖尿病，一般恶性肿瘤	营养需要量中度增加的疾病：腹部大手术，卒中，中度肺炎，血液恶性肿瘤	营养需要量明显增加的疾病：颅脑损伤，骨髓移植，APACHE＞10 分的 ICU 患者
年龄	18～69 岁	≥70 岁	—	—

注：APACHE 指急性生理与慢性健康评分。

当临床诊断不包含表 2-8 中的疾病时，可根据以下定义判断疾病严重程度：

1 分：慢性病患者因出现并发症而住院治疗。患者虚弱但不需卧床。营养需要量略有增加，但可通过补充营养素来弥补。

2 分：患者需卧床，如腹部大手术后。营养需要量相应增加，但大多数患者仍可通过补充营养素得到恢复。

3 分：患者在 ICU 中需机械通气支持，营养需要量增加且不能通过单纯补充营养素完全弥补，但可以通过单纯补充营养素使蛋白质分解和氮丢失量明显减少。

NRS2002 总分值为表 2-8 中三项评分的总和，总分值≥3 分者存在营养风险，需开始营养干预，总分值＜3 分者暂不需营养干预，但需每周复查 1 次。

2. 主观综合评价法。

临床上一般通过膳食调查、实验室检查等对患者的营养状况进行综合评价，但当人力和物力有限时，只能选择几项必不可少的主观参数对患者的营养状况进行评价。主观综合评价法（subjective global assessment，SGA）是一种较为简便的临床营养评价方法。其最大特点是除个别人体测量项目之外，大都采用询问法，省去生化分析流程，易于掌握。其理论基础是身体组成的改变与进食改变、消化吸收功能改变、肌肉量变化、身体功能及活动能力改变等相关。SGA 的主要内容见表 2－9。

表 2－9　主观综合评价法（SGA）的主要内容

主要内容	A 级	B 级	C 级
近 2 周体重改变	无/升高	减少<5%	减少≥5%
饮食改变	无	减少	不进食/低能量流食
胃肠道症状（持续 2 周）	无/食欲减退	轻度恶心、呕吐	严重恶心、呕吐
活动能力改变	无/减退	能下床走动	卧床
应激反应	无/低度	中度	高度
肌肉消耗	无	轻度	重度
肱三头肌皮褶厚度	正常	轻度减少	重度减少
踝部水肿	无	轻度	重度

注：上述 8 项中，至少 5 项属于 C 或 B 级者，可分别判定为重度或中度营养不良。

3. 膳食调查。

对于 CKD 患者，筛查人员不仅要通过询问饮食情况算出能量及特殊营养素的摄入量和各种营养素之间的比例关系，还要同时仔细询问患者的饮食习惯（包括地域特点、食物偏好、口味、烹调方式等）等。通过对饮食情况进行仔细调查，筛查人员可以发现患者饮食中存在的问题，进行正确的膳食指导。膳食调查的方式主要有称重法、记账法、化学分析法、询问法、食物频数法，在实际工作中常采取的是询问法中的 24h 膳食回顾法，即询问患者过去 24h 内的饮食情况，此法具有针对性，较为准确，但对筛查人员要求较高。

8.2.1.2　慢性肾脏病患者营养管理手段

1. 肠内营养。

肠内营养（enteral nutrition，EN）指通过口服或管喂（鼻胃管、鼻肠管、胃造瘘、空肠造瘘等）的方式将特殊制备的营养物质经胃肠道送入患者体内的营养支持方法。与一般饮食不同的是，肠内营养制剂的营养成分易消化，或者不需消化就能直接被机体吸收利用，是改善患者能量及营养素摄入不足常见的方式。

筛查出有营养不良或存在营养风险的 CKD 患者都应及时给予营养，若患者无肠内营养禁忌证应尽量选用肠内营养支持。营养师应结合患者自身疾病情况、膳食调查结果，为患者制订个体化的营养支持方案，并每日查房对患者的执行情况进行随访，做好记录，根据患者病情变化及时调整营养支持方案。对于需限制蛋白质摄入的患者，肠内营养制剂应选用低蛋白质配方，且蛋白质的来源应为优质蛋白质。此外，应根据患者病情选择低钠低钾配方。

2. 肠外营养。

肠外营养（parenteral nutrition，PN）也称静脉营养，是一种经静脉为患者提供营养物质的方式，肠外营养提供包括氨基酸、脂肪、糖类、维生素及矿物质在内的营养素。当 CKD 患者存在呕吐、返流等无法有效给予肠内营养的情况时，可考虑使用肠外营养。

3. 膳食指导与教育。

CKD 患者的饮食情况对疾病有着重要的影响，对患者进行仔细的膳食调查后，营养师应及时对患者的膳食做出评价，让患者清楚认识到自己的饮食误区并耐心解答患者的疑问，提高患者自我管理能力。

在患教过程中，营养师要积极收集患者关于饮食上的疑问，如"是不是不能吃豆类？""淀粉类食物有哪些？""血钾高应该注意什么？""鸡蛋黄能吃吗？"，并对这些问题进行详细解答，帮助患者建立正确的饮食观念。对这些疑问的收集，也能让营养师更好地了解 CKD 患者存在的关于饮食的疑问和误区，有利于 CKD 营养知识的有效传播。

在患教过程中，应尽量采用简单、便于患者理解的语言讲述，不能使用专业语言，如低蛋白质饮食中的 40g 蛋白质，我们可以用 5 个"1"来表示：1 盒奶＋1 个鸡蛋＋50g（1 两）精瘦肉＋500g（1 斤）瓜类蔬菜＋100～150g 普通主食。

对患者进行膳食教育后，可采取 3 日饮食记录法让患者对自己的饮食进行记录，嘱每月进行一次连续 3 日的饮食记录，首先，饮食记录可以方便营养师随访时对患者的饮食情况做出评估，了解患者饮食中存在的误区，并再次纠正；其次，记录饮食可以提高患者饮食医嘱的执行率及执行的正确率。

4. 治疗膳食。

治疗膳食是由营养师根据住院患者特殊饮食需求编制食谱，医院食堂根据要求制作的膳食。医院应提供针对 CKD 患者的治疗膳食。家属提供膳食不方便或提供的膳食不能达到要求时，患者可在营养师的建议下选择治疗膳食。

8.2.1.3 慢性肾脏病患者治疗膳食的医院管理

营养师负责食谱的编制，并监督医院食堂的膳食制作，定期对食堂员工进行相关治疗膳食的培训，让食堂员工熟悉治疗膳食的制作流程，并了解治疗膳食在 CKD 治疗中的重要作用。

对治疗膳食的管理要求：首先，医院食堂采购的原料需新鲜、卫生、安全；其次，食堂应有一个专门的膳食配制区进行治疗膳食的配制，精确称量食物，以便达到良好的疾病辅助治疗效果；最后，营养师应对治疗膳食进行尝检、留样，及时了解患者对膳食的评价建议，并积极改善。

营养科可制作《住院患者膳食适应证和应用原则》等手册，并发放至科室，让医护人员及住院患者了解各类疾病（包含 CKD）相关治疗膳食、清楚治疗膳食订餐流程等。

治疗膳食订餐流程：

（1）主管医师根据《住院患者膳食适应证和应用原则》在医院信息系统中开具相应的膳食医嘱。

（2）责任护士审核医嘱，与主管医师沟通后通知营养科，或营养师收到会诊通知后至病房进行营养评估并制订治疗膳食方案。

（3）营养师收集患者信息，拟订个体化食谱并通知医院食堂配制。

（4）配餐员核对患者信息并将膳食送达病区。

8.2.1.4　慢性肾脏病患者营养管理的随访与监管

CKD 患者营养管理中后期的随访和监管是保证管理有效性的重要方式。在实际操作中如果没有及时随访，患者的依从性会降低，对膳食知识的记忆也会变得模糊。对进行营养管理的 CKD 患者应建立专门的档案记录，观察患者营养指标及疾病情况的变化。

对于住院患者，营养师应定期查房，监督并鼓励患者。对于门诊患者应安排定期随访，提醒患者随访的时间。营养师需对随访患者的饮食情况，身高、体重、皮褶厚度等人体测量指标，实验室检查指标等进行营养评估，了解患者的膳食及营养状况，并做出相应措施。

8.2.2　慢性肾脏病患者营养管理的相关治疗膳食

8.2.2.1　低蛋白质膳食

1. 膳食原则和要求。

低蛋白质膳食指在保证摄入能量足够的基础上降低蛋白质的含量，以充分利用蛋白质，蛋白质供给量为 $0.6\sim0.8g/(kg \cdot d)$，具体量可根据疾病情况进行调整。其中，优质蛋白质应占 50% 以上。主食中可减少植物蛋白质的摄入。

2. 特点。

膳食中蛋白质含量低，可以有效减少含氮代谢产物的生成和蓄积，减轻肝、肾负担。所以非透析的 CKD 患者宜采用低蛋白质饮食。

3. 食物选择。

麦淀粉、藕粉、粉丝、粉条、土豆粉、凉粉等几乎不含蛋白质，推荐选用。红薯、南瓜、冬瓜等蛋白质含量也很低，可以选用。富含优质蛋白质的食物有鸡蛋、牛乳、鱼肉、鸡胸脯肉等。

少用非必需氨基酸含量较高的食物，如米、面、硬果类。血钾高时，应限制含钾高的食物的摄入，如杂豆类、薯类、杂粮、坚果等。控制食盐、酱油、脂肪的摄入。

4. 估算膳食中蛋白质的含量。

每一类食物中蛋白质含量不同，我们可以通过表 2-10 来简单估算膳食中蛋白质的含量及对应的能量值。

表 2-10 不同食物提供的蛋白质及对应的能量值

食物种类及生重	蛋白质含量	对应的能量值
谷类（稻米、小麦等）50g	约 4g	约 180kcal
薯类（红薯、马铃薯、山药、芋头）50g	约 1g	40～50kcal
精瘦肉（鱼、禽、畜肉）50g	约 9g	约 90kcal
大豆 25g（100g 北豆腐/150g 南豆腐）	约 9g	约 90kcal
乳类 250mL	约 8g	约 135kcal
蛋类 50g	约 7g	约 90kcal
坚果类 25g	约 7g	约 120kcal
蔬菜 500g（瓜类及绿叶蔬菜各占一半）	约 5g	约 90kcal
淀粉类（藕粉、粉丝、土豆粉）50g	0～1g	约 180kcal
油脂类 10g	0	约 90kcal

注：主要参考《中国食物成分表标准版（第 6 版）》，北京大学医学出版社。

8.2.2.2 限钠膳食

CKD 患者易发生水电解质代谢紊乱。当患者发生水钠潴留，出现血钠升高、水肿、高血压情况时需采用限钠膳食。

1. 膳食原则和要求。

膳食中钠的含量应根据患者病情变化及时调整。在烹调方式上，减少盐的使用，可使用糖、醋、番茄汁、芝麻酱等调味剂改善口味，或用钾盐代替钠盐，但血钾高的患者不宜食用钾盐。

2. 特点。

限钠膳食是纠正水钠潴留的一项重要措施，饮食中食盐是钠的主要来源，1g 盐含钠 393mg，《中国居民膳食指南（2016）》推荐每日盐的摄入小于 6g，但我国居民实际每日食盐摄入量远远超过推荐值。

3. 分类。

限钠膳食又分为低盐饮食、无盐饮食、低钠饮食三种，根据病情变化进行选择。

低盐饮食：每日食盐控制在 2～3g，或酱油 10～15g，饮食中禁用一切含钠高的咸食，如盐蛋、咸菜、腊肉、豆腐乳等。

无盐饮食：烹调过程不额外添加食盐或酱油，每日钠的摄入量限制在 1000mg 以下，禁用咸食。

低钠饮食：不额外添加食盐，每日钠的摄入量应小于 500mg，应禁选或少选含钠高（钠含量＞100mg/100g）的食物。

8.2.2.3 低钾膳食

CKD 患者在少尿期，钾的排出受限，导致血钾升高，这时应选择低钾膳食，纠正高钾血症。

少吃米面，最好食用藕粉、粉丝等纯淀粉食物。烹调时蔬菜应在大量清水中长时间浸泡后再进行烹饪，烹调方式应以煮为主，不喝汤。市面上出售的代盐和无盐酱油含大量钾，不宜食用。当血钾升高时应避免选用高钾食物（钾含量>500mg/100g）。

一般来说，颜色较深的新鲜叶类蔬菜、新鲜水果、杂豆、粗粮、菇、坚果类食物中钾含量较高，而瓜类蔬菜、淀粉类食物中钾含量相对较少。

8.2.3　慢性肾脏病患者营养管理的涉及对象

CKD 患者的营养管理需要一个团队的合作，营养师应与临床医师、护士共同协作，做好 CKD 患者的营养管理。临床医师应及时发现需要营养管理的患者并及时联系营养师，同时，临床医师和护士也应了解 CKD 患者营养管理的基础知识，做好回答患者饮食方面问题的准备。此外，患者家庭的影响在营养管理中也非常重要。

8.2.3.1　医护人员

1. 提高医护人员的整体素质，规范营养管理小组建设。

治疗过程中，患者如果得不到准确而专业的营养知识，会造成对饮食的误解，对治疗也没有任何帮助。所以，医护人员应更加专业化，提高整体的专业水平，并不断学习，更新知识，提高专业技能。除专业知识外，医护人员还需了解人文、心理、人际沟通的知识，以便与患者更好地交流，提高交流的效率，帮助患者建立对抗疾病的信心。

CKD 患者的营养管理需要一个团队的协作，相关医护人员不仅有营养师，还包括临床医师、护士等，所以，对临床医师、护士的营养管理培训也尤为重要。应定期对肾病科医师和护士进行营养管理的培训，让所有的医护人员都参与进来，了解营养管理的重要性，以便更好地结合临床为患者解答饮食问题，做出正确指导和教育。

例如，成都医学院第一附属医院积极动员成都医学院实习生及见习生参与卫生日义诊及患教活动，鼓励大家参与终末期肾脏病患者营养调查项目。2016 年成都医学院申报了大学生创新性实验项目，组织食品营养与检测专业和临床医学专业学生对成都医学院第一附属医院约 80 个透析患者进行营养状况和终末期肾病相关饮食知识了解程度的调查，为培养人才队伍打下了坚实的基础。

2. 建立规范的营养管理临床路径。

建立规范的临床路径是患者得到有效营养管理的基础和保障。营养师对 CKD 患者进行营养状况和膳食情况的调查，对其营养状况进行评估，根据患者自身情况计算其需要的能量及营养素，及时对患者及家属行膳食指导或实施营养治疗。营养师可以通过营养会诊、营养查房、门诊咨询、健康教育讲座、发放营养知识手册、电话交流以及网络交流对患者的饮食行为进行评估和教育。另外，医院针对营养管理患者应建立定期监督和随访机制，随访内容包括患者一般情况、肱三头肌皮褶厚度、上臂肌围等，通过对这些情况的监测记录和长期随访，医护人员可以了解营养管理的效果，并及时做出调整。

8.2.3.2　患者及家属

1. 患者的自我管理。

疾病管理的最终目的是提高患者自我管理能力，这就需要让 CKD 患者了解营养管理的重要性，并以团队协作的方式增加营养管理的乐趣和动力。

CKD 患者的营养管理是一个长期的过程，首先需要患者自身对 CKD 饮食知识有一个正确的了解。目前，大多数患者还不了解或不能正确了解 CKD 饮食知识，那些对 CKD 饮食知识一知半解的患者，往往不知道自己能吃什么或应该吃的量是多少，通常过分限制自己的饮食，这样的患者容易发生营养不良。医护人员有责任将 CKD 饮食知识推广给患者，让患者了解正确饮食可以有效地辅助 CKD 的治疗，减少体内含氮代谢产物的产生和蓄积，延缓肾功能衰竭的进程，缓解机体水电解质代谢紊乱和酸碱平衡紊乱的状况，预防和缓解营养不良，而不正确的饮食方式会对 CKD 治疗造成不良的影响，甚至加重病情。

医院可以通过多种方式对 CKD 患者进行营养管理知识的教育：①举办营养健康教育讲座。医院可定期在院内或社区对 CKD 患者开展营养宣教，这种方式针对的人群较多，医护人员能面对面与患者交流，了解 CKD 患者对营养知识的误解和疑虑。②发放营养知识手册。结合营养宣教，将手册发放至患者手中，让患者不仅在课堂上接收营养知识，也将营养知识带到家中。③门诊和病区张贴相关海报及摆放展板。这样可以使 CKD 的营养管理知识无处不在，随处可见。④利用网络平台。信息时代的今天，网络传播知识的方式被广泛应用，越来越多的人通过互联网获取知识，CKD 患者及家属可以在医师推荐的专业网络平台上获取相关营养管理知识。

加强 CKD 患者营养管理需要医护人员共同努力，医护人员首先需教会 CKD 患者自我管理的方法，然后帮助患者树立信心，鼓励其坚持自我管理。

例如，成都医学院第一附属医院经过实践操作，建立了一套自己的管理模式，主要从门诊、科室及营养管理团队三个方面加强患者营养管理。

1）门诊。营养门诊主要给 CKD 患者提供营养咨询和饮食指导，营养师会根据患者自身疾病情况和膳食习惯制订详细食谱，并用食物模型进行饮食教育，让患者对饮食有一个直观的感受，便于饮食的控制，并配合发放图谱，使患者能自己估算每日所需主副食的摄入量。同时，营养师会为患者建立营养档案，并让患者记录饮食情况，嘱其定期随访，以此监督患者饮食医嘱执行情况，鼓励其长期坚持。营养门诊应加强与肾病科的良好合作，建议需要营养管理的 CKD 患者均到营养门诊接受营养指导。

2）科室。肾病科科室可在科室走廊及病房张贴关于营养治疗和饮食教育的海报，或在明显的地方摆放展示相关知识的展板。内容包括饮食对 CKD 的影响、患者为什么要进行营养治疗等，建议采用简单的语言和图文结合的方式，让患者更易理解。科室还可摆放食物模型展柜，食物模型按照真实食物蛋白质含量进行分类，帮助患者直观地了解每份食物蛋白质的含量，便于合理控制饮食。

此外，营养师通过采取会诊、查房的方式对有营养干预需求的 CKD 患者进行膳食调查、人体成分测量、营养风险评估调查，并结合实验室指标对患者进行营养评价，发现营养不良患者，及时进行营养干预，并定期查房随访，根据患者病情变化调整营养治疗方案。针对存在饮食误区的患者，营养师应指出患者饮食问题，并对患者及家属做床旁饮食指导，减轻不适当饮食造成的肾脏负荷，纠正水电解质代谢紊乱。

3）建立 CKD 患者营养管理团队。团队可以帮助患者更好地实施并坚持一项计划。

营养师可以将 CKD 患者集中在一起，形成一个小团队，患者可以在团队中交流自己对 CKD 饮食的疑问、分享每日饮食的食谱。在这样的团队中，CKD 患者会经常得到提醒，接收来自病友和营养师的鼓励，学习其他病友的食谱，让自己的饮食更加丰富，增加饮食的趣味性。尤其在得知有患者在长期坚持下 CKD 指标有了明显的改善时，其他患者会更加坚定信心并坚持下去。

2. 家庭的支持。

要想做到有效的饮食控制，家庭的支持非常重要，家属应了解患者的饮食对疾病控制的重要性，做出符合患者营养需求的膳食。同时，家庭的支持会坚定患者实施并坚持营养管理的决心。家庭的支持是 CKD 患者营养管理措施落实的基本保障。

8.2.4　慢性肾脏病患者营养管理中应注意的问题

8.2.4.1　加强多学科合作

CKD 患者的营养管理是 CKD 患者管理的一个重要环节，在实际操作过程中，营养师应加强与肾病科医护人员的交流。通过交流，营养师可以及时了解患者的病情变化，与医护人员共同为患者制订适合的营养方案，充分掌握患者的营养管理情况，以便其他治疗的开展。通过加强合作，医护人员可提高患者对 CKD 营养知识的认知，并有效提高患者对医嘱的执行力。

患者的情绪会影响饮食情况，CKD 患者常出现抑郁、焦虑等不良心理情绪，导致进食减少，医护人员应及时发现，并由心理医师或相关专业医师对患者进行心理上的管理，保证饮食医嘱有效执行。此外，若糖尿病肾病患者需控制血糖，营养师在调整饮食的同时应与内分泌科医师协商制订血糖控制方案。

加强多学科之间的合作，应建立有效的合作途径来保证营养管理的顺利进行，如营养会诊、医护人员培训、网络平台交流等。

8.2.4.2　鼓励患者坚持有效管理

CKD 患者的营养管理在初期一般能取得较好的效果，但到了后期，患者对自己的饮食管理容易出现懈怠，尤其在 CKD 指标有了一些改善时患者更易放松对饮食的控制。原因可能有：①饮食单一，长期坚持太难。②家庭不方便提供疾病治疗膳食。③没有意识到 CKD 的饮食管理是一个长期的过程，疾病情况有所好转时便停止。④患者对营养管理的认识随时间的延长出现了偏差。

应通过各种途径对患者进行营养教育，让患者能多方面地得到正确的营养知识。定期随访患者的饮食情况，做出及时评价和鼓励。教授患者不同的治疗膳食的做法，使患者的膳食更丰富。建立病友小团队，促进同伴之间交流、分享自己的饮食。采取各种方式让患者真正参与到营养管理中并从中获得成就感，这样可以使营养管理长期并有效进行。

8.2.4.3　及时普及正确的营养知识

在实际工作中医护人员发现，CKD 患者常有一些错误的饮食观念，这些错误的饮食观念往往会使患者对自己的饮食过分限制，引起营养不良，加重病情。营养师应总结并及时纠正这些观念，让患者清晰地知道自己可以吃什么、应该怎么吃。

8.2.4.4　注意与患者的沟通技巧

与患者沟通时，应使用患者容易理解的语言，内容应简洁、充分，并对患者进行耐心的教育，充分理解患者的心情，仔细倾听患者的疑问。只有有效沟通，患者才能更好地接受和实施营养管理。

参考文献

[1] Fouque D，Kalantar-Zadeh K，Kopple J，et al. A proposed nomenclature and diagnostic criteria for protein-energy wasting in acute and chronic kidney disease [J]. Kidney Int，2018，73（4）：391−398.

[2] 《中国居民膳食指南（2016）》核心推荐. 《中国居民膳食指南（2016）》发布 [J]. 中国妇幼健康研究，2016，27（5）：670.

[3] 刁永书，马登艳，陈懿，等. 慢性肾脏病 1~4 期患者的营养状况分析 [J]. 华西医学，2016，31（1）：72−74.

[4] 顾景范，杜寿玢，郭长江. 现代临床营养学 [M]. 2 版. 北京：科学出版社，2009.

[5] 郭翠玲，张春燕，夏国珍. 饮食指导对改善维持性血液透析患者营养不良的效果评价 [J]. 护士进修杂志，2010，25（23）：2188−2190.

[6] 国外医学（内分泌学分册）编辑部. 慢性肾脏病蛋白营养治疗专家共识 [J]. 国外医学（内分泌学分册），2005，25（6）：437−438.

[7] 韩晓文，李静文，杨曼. 终末期肾病患者的营养管理 [J]. 内蒙古医学杂志，2006，38（6）：541−544.

[8] 石汉平，李薇，齐玉梅，等. 营养筛查与评估 [M]. 北京：人民卫生出版社，2014.

[9] 孙文. 《中国居民膳食营养素参考摄入量（2013 版）》结果发布 [J]. 家庭用药，2014（7）：65.

[10] 吴一帆，陈富升，傅立哲，等. 三天饮食记录法在慢性肾脏病患者营养管理中的应用研究 [J]. 中国全科医学，2012，15（20）：2317−2319.

[11] 杨月欣. 营养配餐和膳食评价实用指导：营养师必读 [M]. 北京：人民卫生出版社，2008.

[12] 周蓉，蒋更如. 慢性肾脏病患者营养状态分析 [J]. 中国基层医药，2010，17（2）：179−181.

9 慢性肾脏病患者的心理管理

9.1 慢性肾脏病患者心理管理的特殊性

9.1.1 心理管理的定义

心理管理是运用心理学的方法对心理活动过程、心理特征以及心理状态有意识地进行训练、引导、激发、控制、优化、教育、辅导、疏导、调适、矫治等的实践活动。医护人员在对患者进行心理管理时，首先要进行原发病的治疗，其次要鼓励患者进行必要的功能锻炼，以使患者的各种功能状态得到改善或维持稳定。

9.1.2 慢性肾脏病患者常见的心理反应类型

随着 GFR 的不断下降，CKD 患者逐渐出现全身多器官/系统的并发症以及不同程度生理功能的改变，加之疾病对患者及家庭带来的经济负担、患者长期患病后家庭成员的支持度下降以及患者自身对疾病治疗所抱的希望随病程进展逐渐破灭，患者的工作、生活及心理状态受到不同程度的影响，进而可产生不良的心理反应。CKD 患者可表现出多种不良心理反应，包括焦虑、抑郁、认知功能障碍等。

9.1.2.1 焦虑

焦虑可分为现实性焦虑与病理性焦虑两种类型。现实性焦虑是因感受到现实的潜在挑战或威胁而产生的一种情绪反应，焦虑的强度与现实的威胁程度呈正相关，并可随着现实威胁的消失而消失，其发生具有适应性意义。病理性焦虑则是持续且无具体原因地感到紧张不安，并伴有明显的运动性不安及自主神经功能紊乱症状，患者常伴随主观痛苦感或存在社会功能受损。焦虑是 CKD 患者常见的心理问题。有研究发现 CKD 1～4 期患者焦虑患病率为 89.1%，CKD 5 期患者为 92.8%。焦虑常伴随不同程度的认知功能障碍和健康相关生活质量（healthy related quality of life，HRQOL）评分、幸福指数（HI）、社会交往质量的下降。CKD 患者的焦虑与年龄、并发症、血 PTH 水平相关。

临床上可使用焦虑评估量表对患者的焦虑状态进行评估。常用的评估量表包括焦虑自评量表、汉密尔顿焦虑量表、焦虑状态特质问卷、测验焦虑量表、显性焦虑量表、贝克焦虑量表等。焦虑自评量表（self-rating anxiety scale，SAS）是一种临床常用的焦虑评估量表，用于分析患者主观症状，多在咨询门诊中使用，通过测评了解患者的焦虑症状，使用非常简便。

当通过评估认为患者存在焦虑时，需要对其进行干预。医护人员应针对患者焦虑的原因，以足够的耐心和同情心给予患者安慰和引导，为患者提供倾诉的途径，以帮助患者疏导积累的焦虑情绪。鼓励患者参加多种形式的娱乐消遣活动，以分散其对焦虑的注意力，如安排患者在治疗之余看书报或影视节目、收听音乐或广播、与人聊天或进行棋类比赛等。必要时给予患者心理治疗，如放松治疗、认知行为治疗等。轻度焦虑一般可以通过心理疏导解决。当焦虑程度较重，通过心理疏导焦虑症状仍然不能缓解，需要在精神科医师指导下适当服用抗焦虑药物。

9.1.2.2 抑郁

抑郁是一种消极的心理反应。可分为抑郁情绪和抑郁症。抑郁情绪是因一定的客观事件而产生的消极情绪，事出有因，可随事件的解决而消除；抑郁症则是一种病理性的抑郁情绪，常无缘无故地产生，并不易消除。CKD 患者抑郁的主要特征为显著而持久的情绪低落。临床表现为持续的情绪低落、体重过度下降、疲劳无力、注意力不集中、睡眠障碍、自我价值贬低，甚至有自杀倾向。成年 CKD 患者中抑郁的患病率为 20%～40%，显著高于普通成年人群 2%～4% 的患病率。约 20% 的 CKD 患者表现为重度抑郁。

CKD 患者抑郁的发生与多种因素相关，包括患者的年龄、性别、种族、受教育程度、就业情况、经济状况、维持性血液透析的时间、血红蛋白及白蛋白水平、并发症等。CKD 患者并发症越多、症状越重，抑郁程度越重。抑郁使患者的情绪不良化，经常处于无明显原因的悲观情绪中，从而给自己制造很多心理障碍。抑郁的患者由于经常缺乏睡眠，导致精神不振、体重下降，其又可进一步加重抑郁症状，形成恶性循环。抑郁还可造成食欲减退、乏力等症状，而这些症状持续存在会加重身体原有病情。部分严重抑郁的患者甚至有自杀念头。抑郁患者的状态还会影响亲戚朋友，给他们带来折磨。抑郁可导致 ESRD 患者 HRQOL 评分下降，重度抑郁可增加 CKD 患者住院治疗、进入血液透析阶段以及死亡的风险。

在这种情况下，医护人员应提供热情、周到及耐心的服务。另外，患者亲属和单位同事应给予患者关心及鼓励，并帮助其解决治疗过程中遇到的困难，增加患者对治疗的信心。改变患者的认知，使其看到治疗中的有利因素。医护人员可以向患者讲解情绪对健康和疾病的影响，使患者了解良好的情绪、坚强的意志均有利于病情的改善。多给患者积极的暗示，向患者介绍其他患者顽强战胜疾病的动人事例。对于有自杀念头或行为者，应高度警惕，做好预防工作。针对重度抑郁患者可适当运用抗抑郁药物。

9.1.2.3 认知功能障碍

认知是人脑接受外界信息，将信息加工处理转换成内在的心理活动，从而获取或应用知识的过程。认知功能障碍指人的语言、视空间、计算、判断、执行、记忆、理解等认知功能中的一项或多项受损，并影响个体的日常活动或社会能力。CKD 患者常存在不同程度的认知功能障碍，主要表现为 CKD 患者随着肾功能水平的逐渐下降，语言表达能力和操作执行能力呈现不同程度的下降。认知功能障碍导致 CKD 患者 HRQOL 评分下降，是维持性血液透析患者死亡的危险因素之一。

9.1.3　慢性肾脏病患者心理管理的意义

对 CKD 患者进行心理管理指通过发现患者心理层面上存在的问题，应用心理学的方法进行训练、引导，提高患者的治疗依从性，建立对疾病治疗的信心，使医患关系更和谐，以达到有效管理的目的。

9.2　慢性肾脏病患者心理管理策略

9.2.1　心理状况的评估与诊断

医护人员可通过深入观察患者的精神面貌、神态、情绪、认知及行为，积极细致地与患者沟通，对患者的心理状况进行分析、评估。客观的评估方法主要指采用心理评定量表进行测定。常用的心理评定量表有汉密尔顿焦虑量表、状态焦虑问卷、抑郁量表、抑郁自评量表、症状自评量表、家庭功能调查表及综合质量问卷等。

9.2.2　心理干预的基本原则

心理干预需建立在密切的医患关系的基础上，医护人员需要与患者保持持久、稳定且良好的医患关系。同时还需要遵循五项基本原则，即接受性原则、支持性原则、真诚性原则、科学性原则及保密性原则。

9.2.3　心理治疗措施

1. 支持性心理治疗。

帮助患者分析发病及症状迁延的主客观因素，让患者了解疾病的发生过程与机制，使患者掌握疾病状况，了解治疗的概况，并进行解释、安慰、启发、说服，缓解患者的不良情绪，从而使患者主动地与医护人员合作，同疾病作斗争。

2. 认知疗法。

通过与患者进行深入沟通，医护人员可以发现其对疾病的错误认知。积极的情绪锻炼可以改善患者的心理适应能力，激发其奋发向上的斗志，使其能积极主动地克服治疗中遇到的困难，从而更好地执行各种治疗措施，提高治疗效果。在临床上，我们常常遇到慢性肾功能衰竭患者认为自己无药可救，因此感到恐惧、绝望，对战胜疾病失去信心，从而消极甚至拒绝治疗。这时候就需要医护人员耐心、细致地发现患者的问题所在，向患者详细讲解什么是慢性肾功能衰竭、有哪些治疗方法、经过治疗身体会有哪些变化、透析的原理和操作方法是什么、患者的预后和生存期怎么样等，多数患者通过这样的讲解会消除对慢性肾功能衰竭的疑虑和恐惧，从而建立与疾病长期作斗争的信心。

3. 行为治疗。

行为治疗是以减轻或纠正患者症状或不良行为为目标的一类心理治疗技术的总称，包括操作条件疗法、自我调整疗法等。

操作条件疗法：在 CKD 患者身体状况相对稳定时，医护人员可鼓励其逐步脱离患者角色，逐渐增加活动量，恢复劳动能力。治疗过程中应对患者取得的成绩给予及时的肯定及鼓励，使患者最终摆脱其对患者角色的习惯心理。

自我调整疗法：根据一套特定的顺序，以机体的一种反应去改善机体本身的另一种反应，以改善躯体的生理和心理状态。

4. 运动康复治疗。

运动康复治疗（包括有氧运动、抗阻运动以及有氧联合抗阻运动）能够改善 CKD 患者躯体功能、心理功能障碍及 HRQOL 评分。1 项对 263 例 CKD 患者进行踏车、引体向上、举重等运动训练的研究结果显示，运动康复治疗不仅可以改善 CKD 患者的躯体功能，而且能够显著改善 CKD 患者的焦虑和抑郁。另 1 项对维持性血液透析患者的随机对照研究显示，递增式抗阻运动能够显著改善维持性血液透析患者的心理功能障碍，提高 HRQOL 评分。

5. 透析方案调整。

透析方案的调整内容包括延长血液透析时间、增加血液透析次数及使用特殊透析方式（如高通量血液透析、血液透析滤过、血液灌流等），调整透析方案能够改善维持性血液透析患者心理功能障碍、HRQOL 评分、认知功能障碍。1 项高通量血液透析对维持性血液透析患者生活质量影响的研究显示，高通量血液透析能够改善维持性血液透析患者的 HRQOL 评分。另 1 项对 299 名维持性血液透析患者的随机临床试验显示，增加血液透析次数可以部分改善维持性血液透析患者的记忆力和语言的流畅性等。

6. 生物－音乐反馈疗法。

生物－音乐反馈疗法是集音乐治疗与生物反馈治疗为一体的综合治疗方法，能缓解患者的精神紧张和身心应激反应，纠正患者的某些心理与认知障碍。生物－音乐反馈疗法已在部分医院的血液透析患者中运用，能改善患者失眠、焦虑等不良心理反应。

9.2.4 效果评价

对心理治疗的效果需要及时进行评价，主要运用患者满意度和心理评估评量表来进行评价。通过对患者干预后的心理状态给予及时、客观、准确的评价，医护人员可以了解患者心理状态的改善情况、心理干预措施是否选择得当。

9.2.5 医护培训要点

医院可建立心理管理团队，成立心理疏导小组。明确心理疏导小组的服务宗旨、工作职责、工作内容、工作原则，组织心理疏导小组成员接受专业心理咨询培训。小组成员参加培训后，对本科室医护人员开展相关培训，并组织考核。培训内容包括 CKD 患者心理的共性、CKD 患者常见的心理反应特征、心理评估常用方法、心理评估量表的选择和使用、心理干预与治疗的理论与技巧等。此外，心理疏导小组可收集临床工作中遇到的典型疑难案例，定期在科室中进行分享和讨论，总结分析临床中遇到的问题，并寻找改进措施。

参考文献

［1］Greenwood S A，Lindup H，Taylor K，et al．Evaluation of a pragmatic exercise rehabilitation programme in chronic kidney disease［J］．Nephrol Dial Transplant，2012，27 Suppl 3：iii126−iii134．

［2］Hedayati S S，Minhajuddin A T，Afshar M，et al．Association between major depressive episodes in patients with chronic kidney disease and initiation of dialysis，hospitalization，or death［J］．JAMA，2010，303（19）：1946−1953．

［3］Lee Y-J，Kim M S，Cho S，et al．Association of depression and anxiety with reduced quality of life in patients with predialysis chronic kidney disease［J］．Int J Clin Pract，2013，67（4）：363−368．

［4］Palmer S C，Vecchio M，Craig J C，et al．Association between depression and death in people with CKD：a meta-analysis of cohort studies［J］．Am J Kidney Dis，2013，62（3）：493−505．

［5］Song W J，Sohng K Y．Effects of progressive resistance training on body composition，physical fitness and quality of life of patients on hemodialysis［J］．J Korean Acad Nurs，2012，42（7）：947−956．

［6］Tamura M K，Unruh M L，Nissenson A R，et al．Effect of more frequent hemodialysis on cognitive function in the frequent hemodialysis network trials［J］．Am J Kidney Dis，2013，61（2）：228−237．

［7］唐平．医学心理学［M］．北京：人民卫生出版社，2009．

［8］唐毓嫔．高通量透析对维持性血液透析患者生活质量的影响［J］．临床肾脏病杂志，2010，10（9）：419−420．

［9］张莉，戴珊珊，梁志锋，等．慢性肾脏病不同分期患者焦虑、抑郁及健康相关生活质量的研究［J］．临床内科杂志，2013，30（8）：558−560．

10 慢性肾脏病患者的康复管理

10.1 慢性肾脏病患者的肾脏康复

10.1.1 肾脏康复的定义

肾脏康复（renal rehabilitation，RR）指运用医疗、教育、运动、营养等手段，使 CKD 患者在生理、心理和社会上达到最佳功能状态，稳定、延缓甚至逆转 CKD 的进展，减少并发症和降低死亡率，使患者能够回归家庭、回归社会。肾脏康复主要包括运动锻炼、饮食和入量管理、药物和医疗监督、患者教育、心理管理和职业咨询。

10.1.2 慢性肾脏病患者面临的康复问题及康复意义

CKD 患者随着疾病进展，除了面临与 CKD 直接相关的问题，还面临体力下降、不良心理状态、就业困难以及被社会疏远等问题。归纳起来，主要是以下三方面。

（1）躯体功能障碍：乏力、胸闷、气短、心悸、疼痛、胃肠道症状、性功能障碍。

（2）精神心理问题：焦虑、易激惹、抑郁、恐惧、认知功能障碍。

（3）社会参与度下降：日常生活能力降低、生活质量下降、工作能力降低。

肾脏康复治疗通过采取多方面综合干预措施，可以稳定、延缓甚至逆转 CKD 的进展，是切实可行、行之有效的治疗措施，且为其他康复领域提供了一个有前景的模式。

10.1.3 慢性肾脏病患者的肾脏康复管理策略

10.1.3.1 肾脏康复现状

1. CKD 患者相关的肾脏康复设施功能不全。

目前肾脏康复的理念尚未得到足够重视，康复医疗资源总量不足、分布不均，服务体系不健全、不完善，各级康复医疗机构定位不明确，没有形成完善的分级医疗、双向转诊机制。康复机构服务能力较弱，有氧运动、抗阻运动等基础性治疗技术开展极少，社区/家庭康复远未普及，缺少远期效果评价。

2. 没有统一的 CKD 肾脏康复治疗标准。

目前国内外对于 CKD 不同分期患者在康复治疗时机、干预内容、康复训练、辅助设施、环境改善及护理等方面缺乏统一标准。

3. 康复专业人员缺乏。

全国康复专业人员缺乏，资料显示我国目前预计需要各类康复专业人员 50 万人，而从事相关工作的只有数万人，专门从事肾脏康复的专业人员更是不足，专业人员的缺乏限制了肾脏康复的进一步发展。

10.1.3.2 肾脏康复评定

1. 康复评定的目的。

客观、准确地检查患者的临床情况，综合判断患者是否适合康复治疗，评估患者生理和心理的功能情况，找出康复目标，制订康复措施，判断康复效果，决定患者去向。

2. 肾脏康复评定的内容。

随着肾功能减退，CKD 患者逐渐出现肾性贫血、营养不良、肌肉容量减少、运动耐量下降，因此患者常感到肌肉酸软无力、心慌气短、易疲劳等不适，严重者出现躯体功能障碍。由于该病为慢性病，不能治愈，需长期服药，发展至晚期则需肾脏替代治疗，因此患者常呈现不同程度的焦虑、抑郁，加之病痛的折磨，患者常常烦躁易怒，严重者甚至仇视社会。进入透析阶段以后，需频繁往返医院，患者不能正常工作，失去经济来源，心理问题更加严重。因此肾脏康复评定内容应包括生理功能和心理功能评定，如运动功能评定、神经－肌肉功能评定、心肺功能及体能评定、心理评定、社会生活能力评定、语言能力评定、职业能力评定。

3. 肾脏康复评定的方法。

康复评定的方法应具有可信性、有效性、灵活性和统一性的特点，评定工具包括仪器、评分量表、问卷调查表等。仪器评定比较客观和精确，但费用相对较高。通过心肺功能测定仪，医护人员可以综合评定 CKD 患者心脏功能、最大摄氧量、靶心率，进而可以制订适合患者的运动治疗方案。评分量表、问卷调查表相对仪器评定较主观，但方便快捷、节约费用，能粗略判断患者的心肺功能、生活质量、精神状态，临床上可根据不同的康复目的，选择不同的评定方法。

10.1.3.3 肾脏康复治疗

1. 肾脏康复团队的工作内容。

CKD 发展至晚期，患者常合并多种疾病，如糖尿病、冠心病、慢性阻塞性肺疾病、痛风等，因此肾脏康复需要多科专业人员协作，建立多专业联合协作的康复团队，领队是肾病科医师，成员包括康复科、心脏科、内分泌科、呼吸科、老年科、中医科、外科的临床医师，以及护士、营养师、药剂师、心理医师、职业咨询师、患者家属、社会工作者等，以患者为中心，在肾脏替代治疗之前给予宣传教育。肾脏替代治疗期间提供全面的透析培训和血管通路保护培训，筛选和处理抑郁症。血液透析期间进行肌力训练，鼓励和促进患者就业和就学，使其回归社会。

2. 肾脏康复流程。

CKD 患者病情稳定、需要实施康复时，首先由肾病科医师接诊，组织各专业人员对患者进行检查评定，共同制订治疗计划，再由各专业人员分别实施。治疗中定期召开治疗讨论，评价治疗计划的执行情况。治疗结束时，再次召开治疗讨论会，总结治疗效果，并对下阶段的治疗或出院后的康复提出意见，安排社区康复（图 2-2）。

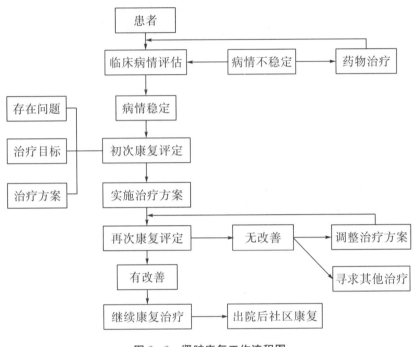

图 2-2 肾脏康复工作流程图

3. 肾脏康复具体措施。

常用的康复治疗手段有物理治疗、作业治疗、心理咨询、文体治疗、言语治疗、我国传统医学治疗、康复工程、康复护理、社会服务等。肾脏康复具体措施主要涉及运动锻炼、饮食和入量管理、药物和医疗监督、患者教育、心理管理和职业咨询等。

1）运动锻炼。通过改善机体状态，改善心肺功能，患者的运动耐量可以得到提高，因此推荐 CKD 患者规律运动。

2）饮食和入量管理。对 CKD 患者进行合理的饮食和入量管理可延缓肾功能衰竭进展，纠正患者的营养不良，最终提高患者的生存率。研究显示，传统的患教模式下，仅约 9.6% 患者的蛋白质摄入符合推荐要求，大部分患者蛋白质和钠盐常摄入过多，热量普遍摄入不足。由于患教手段单一，缺乏对患者的连续追踪和患教效果的评价，患者很难长期坚持下去。同时因为精力和财力的限制，目前肾病门诊的管理者多为肾病科医师，医师在疾病诊断、治疗上有优势，但不擅长患者的饮食、入量管理。专职护士除了进行疾病宣教，还负责分诊患者，协助医师办理特殊门诊，在有限的时间内，很难对患者的营养状态做一个全面的评估。而医院的营养师很少真正参与到 CKD 患者的饮食和营养评估，即使参与也是临时的、不连续的，很难发挥营养师在 CKD 饮食和入量管理中的关键作用。

如何对 CKD 患者的饮食和入量进行有效管理？①建立包括营养师在内的 CKD 管理团队，营养师在 CKD 患者饮食和入量管理中发挥着重要作用，营养师定期对 CKD 患者进行饮食和入量教育、营养状况的评估以及饮食咨询。②建立规范的 CKD 饮食和量管理路径。根据不同的 CKD 分期和原发病，制订切实可行的随访时间和随访内容，并利用各种量表和评估手段，评估治疗效果。③实施多元化的患者教育：针对不同层次的患者，采用讲座、电子邮件、微信、QQ 等方式，向患者传递饮食相关知识和应对疾病的技巧，通过举办炒菜比赛、饮食沙龙考察患者是否将学到的知识和技巧运用到实际生活，可以邀请患者家属一起参与，从而增强患者信心，调动患者的主观能动性和积极性。同时可以利用一些高科技手段，例如容量口杯，该口杯与手机应用软件连接，能精确记录患者每日喝水量，医护人员能直接看到患者饮水情况，实时监测患者入量，对于反复水肿、入量控制不佳的患者非常有效。

3）药物和医疗监督。CKD 患者常长期服用保肾、降压、排毒、纠正贫血等药物，服药种类多。同时由于基础病因不同，患者还可能合并糖尿病、高尿酸血症、冠心病、系统性红斑狼疮等疾病，导致服药种类增加，很多患者在服药一段时间后出现胃痛、食欲缺乏，不能坚持服药，自行减药或停药，最终影响治疗效果。因此在 CKD 患者康复管理中，药物和医疗监督很重要，需要药剂师提供用药指导、药物咨询、药物监督等服务。

4）患者教育。患者教育在慢性病管理中占据重要地位，健康教育及生活方式干预可以帮助患者不发病、少生病、晚生病。如何有效地进行患者教育？①采取以患者为中心的教育模式。②重视家属在患者教育中的作用，通过与家属沟通，更好地了解患者，取得他们最大程度的配合，使他们积极主动参与患者的诊治，提高照顾患者的能力。同时家属的监督可使患者体会到自己在家庭中的价值，进而更好地配合治疗。③进行多元化的患者教育。利用多种通信工具和教育形式，满足不同文化层次患者的需求，让患者可以方便、快捷地获取疾病相关知识。

5）心理管理。抑郁和焦虑是 CKD 患者遇到的常见心理问题，且心理障碍与躯体症状密切相关。CKD 患者常出现注意力不集中、表情淡漠、烦躁易怒、记忆力减退、反应迟钝、工作效率低等症状。如何对 CKD 患者进行有效的心理管理？①建立包括心理医师在内的 CKD 管理团队，心理医师定期对 CKD 患者进行心理评估，对焦虑、抑郁倾向患者及时进行心理疏导和药物治疗。②建立规范的 CKD 心理管理路径，根据不同的心理状态，制订切实可行的随访时间和随访内容，并利用各种量表和评估手段评估治疗效果。③实施多维度的心理障碍预防和干预措施，让患者和家属同住，使患者得到更多的理解、关心和陪伴，缓解疾病造成的压力。

6）职业咨询。CKD 患者广泛存在乏力、疲劳等不适，很多患者被迫离开工作岗位。保持工作状态可对 CKD 患者产生积极的影响，除了缓解患者经济压力，还能够提高患者的社会归属感。因此，CKD 患者需要积极配合医护人员治疗 CKD 及相关的并发症，根据自身情况调整工作岗位及工作时间，努力维持工作状态。

10.1.4　效果评价

目前全球范围内缺乏统一的评估 CKD 康复治疗状况的工具，其中肾脏康复自我评估工具（USAT）的应用较为广泛。USAT 把肾脏康复相关计划分为初、中、高级 3 个标准，初级标准包括的计划相对易于实现，主要包括为 CKD 患者提供书面材料、对患者的成就给予鼓励等；中级标准更专注于康复，包括常规和系统性地制订患者康复目标、定期安排小组练习活动、在透析中心召开康复主题相关的会议等；高级标准包括综合的项目内容，例如在透析中心提供定期、正式、专注于康复的活动。采用 USAT 定期评估可帮助透析专业人员评估肾脏康复计划的合理性。

结合 CKD 患者生理和心理功能状况，CKD 患者效果评价包括：

（1）疾病和治疗相关指标，肾功能进展速度、贫血纠正程度、血压控制情况、血液透析时间、住院天数等。

（2）患者自我效能相关指标，患者的用药依从性、患者的满意度、患者自我管理水平、患者的社会参与度等。

（3）心理状态和生活质量相关指标，患者焦虑、抑郁、失眠、生活质量改善程度，情绪低落、病假天数等。

参考文献

[1] Cupisti A，D'Alessandro C，Fumagalli G，et al. Nutrition and physical activity in CKD patients [J]. Kidney Blood Press Res，2014，39（2-3）：107-113.

[2] Intiso D. The rehabilitation role in chronic kidney and end stage renal disease [J]. Kidney Blood Press Res，2014，39（2-3）：180-188.

[3] Kosmadakis G C，Bevington A，Smith A C，et al. Physical exercise in patients with severe kidney disease [J]. Nephron Clin Pract，2010，115（1）：c7-c16.

[4] Lee Y J，Kim M S，Cho S，et al. Association of depression and anxiety with reduced quality of life in patients with predialysis chronic kidney disease [J]. Int J Clin Pract，2013，67（4）：363-368.

[5] Palmer S C，Vecchio M，Craig J C，et al. Association between depression and death in people with CKD：a meta-analysis of cohort studies [J]. Am J Kidney Dis，2013，62（3）：493-505.

[6] Reckert A，Hinrichs J，Pavenstädt H，et al. Prevalence and correlates of anxiety and depression in patients with end-stage renal disease（ESRD）[J]. Z Psychosom Med Psychother，2013，59（2）：170-188.

[7] Stack A G，Murthy B. Exercise and limitations in physical activity levels among new dialysis patients in the United States：an epidemiologic study [J]. Ann Epidemiol，2008，18（12）：880-888.

[8] Walker S R，Gill K，Macdonald K，et al. Association of frailty and physical function in patients with non-dialysis CKD：a systematic review [J]. BMC Nephrol，2013，14：228.

[9] 黄晓琳，燕铁斌. 康复医学 [M]. 5版. 北京：人民卫生出版社，2013.

[10] 刘杨晨. 慢性肾脏病3-5期患者低蛋白饮食依从性调查及影响因素分析 [D]. 广州：广州中医药大学，2015.

10.2　慢性肾脏病患者的运动康复

10.2.1　慢性肾脏病患者存在的运动问题

既往认为 CKD 患者因体力差和长期营养不良等原因，需限制活动，因剧烈运动可能引起交感兴奋，造成肾灌注不足，加重肾损害，使肾小球滤过增强、肾小管重吸收减弱，导致蛋白尿增加，因此 CKD 患者普遍存在活动量较少的问题。

CKD 早期患者身体机能下降，心肺耐力减弱。研究显示，CKD 1~4 期患者的最大摄氧量为正常人群的 50%~80%。

10.2.2　慢性肾脏病患者运动的意义

10.2.2.1　改善肌肉及心肺耐力

CKD 患者随着病情进展，逐渐出现乏力、肌肉关节酸痛、易疲劳等不适，研究表明，CKD 患者早期即出现身体机能下降、心肺耐力减弱、活动量减少、肌肉逐渐萎缩。而有氧运动训练通过增加 CKD 患者的骨骼肌纤维数量，能够一定程度地改善患者的肌肉耐力和强度。ESRD 患者通过进行有氧运动，可以促进蛋白质合成，防止蛋白质分解，增加肌肉容量，促进萎缩肌肉恢复，从而改善肌肉耐力及最大摄氧量，改善患者心肺耐力。

10.2.2.2　调节血压、血糖、血脂

运动锻炼通过改善 CKD 患者的糖脂代谢，增强机体能量代谢，减轻动脉粥样硬化，降低心血管病发生的风险，从而改善预后。例如，传统运动方式（如太极拳）一方面通过加速低密度脂蛋白的降解，减少胆固醇对高密度脂蛋白的抑制作用，从而改善血脂水平；另一方面通过开放体内储备的毛细血管，改善血压。罗春华的研究显示，实验组（接受基础治疗，并选择太极拳、八段锦、五禽戏之一进行运动训练，有余力者可配合慢走、慢跑）的患者和对照组（仅接受基础治疗）的患者相比，血脂和肾功能相关指标明显改善。另有研究显示，在腹膜透析（peritoneal dialysis，PD）患者中运动可以改善代谢综合征。

10.2.2.3　改善机体炎症状态，有利于改善营养和心理健康状态，提高生活质量

CKD 患者由于免疫功能异常，导致机体处于微炎症状态，易发生感染和蛋白质－能量营养不良，这种微炎症状态随着肾功能的减退逐渐加重，反过来又加速肾功能的恶化，严重影响患者的预后。有氧康复运动能帮助降低血液中 C 反应蛋白、白介素－6、肿瘤坏死因子等炎症因子水平，保护线粒体功能，减少氧化应激，改善机体炎症状态，改善患者焦虑、抑郁状态，提高患者生活质量。

10.2.2.4　提高透析效率

研究显示，在维持性血液透析（maintenance hemodialysis，MHD）患者中，不运

动患者的死亡率高于运动的患者，因此美国国家肾脏基金会肾脏病预后质量倡议（KDOQI）发布的相关指南建议，对维持性血液透析患者，建议进行中等强度的有氧运动。研究表明，中等强度的运动训练可促进血液循环，使组织细胞内的溶质转运速度加快，充分排出毒素，进而提高透析效率。

10.2.3 慢性肾脏病患者的运动管理策略

10.2.3.1 运动康复团队的建立及工作内容

建立多专业联合协作的运动康复团队，领队是肾病科医师，成员包括康复科、心脏科、呼吸科、老年科、骨关节外科临床医师，康复护士及社会工作者等。团队应以患者为中心，共同制订患者运动康复处方，处方制订完毕后，监督患者实施情况，共同讨论康复运动中遇见的问题，及时调整运动处方。

10.2.3.2 运动康复的目标

运动康复的目标分为短期目标和长期目标。短期目标：改善患者的运动和心理功能，减轻患者的躯体功能障碍。长期目标：督促和引导 CKD 患者长期坚持一定强度的运动，使患者尽可能回归社会，提高生活质量和幸福感，减少 CKD 的并发症，降低死亡率。

10.2.3.3 运动康复的评估、监测、反馈

由于 CKD 患者的基础病因复杂，常合并多种疾病，如冠心病、慢性阻塞性肺疾病、痛风等，因此在运动前需要对患者进行详细评估，在运动中也应进行相关指标监测，运动后仔细观察患者反应和监测相关指标，根据患者情况及时调整运动处方。

1. 运动前评估。

在开始运动前，应详细记录 CKD 患者的既往病史及现有慢性疾病、危险因素和治疗方案，常规评估患者的运动能力、心血管病危险因素（超重/肥胖、高血脂、胰岛素抵抗、睡眠呼吸障碍、血管内皮功能受损等）及身体机能等，必要时需进行运动能力和（或）心肺功能试验。

1）运动能力测评指测定参与运动和训练的能力，一般通过肌力测定评价肌肉功能损害的范围和程度，判断运动康复治疗的效果。

2）心肺功能试验（cardiopulmonary exercise testing，CPET）或运动心肺功能试验指伴有指标测定的运动试验，在一定功率负荷下测评摄氧量及二氧化碳排出量等代谢指标、通气指标及心电图变化，反映细胞呼吸功能的变化、人体的最大有氧代谢能力和心肺储备能力，因此通过该试验能指导康复治疗。

2. 运动中监测。

部分 CKD 患者心肺功能差，因此在剧烈运动时，需监测心电图、心率、血压、最大摄氧量和血乳酸水平，寻找最适合患者的运动方式。

最大摄氧量（$VO_2 max$）指人体从事剧烈运动时细胞每分钟消耗或利用的氧气最大值。具体测定方法为：随着负荷的不断增加，其摄氧量不再增加时所获得的数值即为该受试者的最大摄氧量，它是反应机体心肺耐力的重要指标。

3. 运动后反馈。

一段时间的运动后需再次评估患者的生理功能，根据指标的变化情况以及患者自我感觉，调整运动康复计划，一般建议情况稳定的患者至少每4～6个月评估调整1次。若患者运动后出现不适，及时监测调整。

10.2.3.4　运动处方的设置

1. 运动训练的分类。

运动训练包括有氧运动、抗阻运动及有氧联合抗阻运动。有氧运动是氧气充分供应时，大肌群主要参与的运动，如慢走或骑自行车，能提高心肺耐力，减少心血管病发生的风险。抗阻运动指人体骨骼肌在克服外来阻力的情况下进行的主动运动，如举哑铃、拉橡皮筋，抗阻运动在CKD患者的康复运动中日益流行，但应在有氧运动结束后的当天或另外一天进行。

2. 运动训练的模式。

运动模式包括在透析中心进行的运动训练、在康复中心进行的运动训练以及在家庭进行的运动训练。对于维持性血液透析患者而言，在透析中心运动训练最为实用，既能节约患者的时间，也能增加患者透析过程中的乐趣。在康复中心进行的运动训练，患者的接送、费用、时间限制、不良情绪等因素都可影响训练的依从性。在家庭的运动训练，患者的意愿、情绪以及家人的支持程度决定了患者运动的持久性。CKD非透析患者可以参加康复中心的训练，也可进行家庭训练，但必须在医师的指导下进行，运动一段时间后评估效果，及时调整运动处方。

3. 运动针对的对象。

有以下任意一条，应优先给予运动处方，并进行监督和管理：

（1）日常生活活动能力明显降低。

（2）衰弱患者。

（3）有心血管病的症状和日常生活活动中伴有呼吸困难。

4. 运动处方。

任何运动处方都应基于患者的生理功能评估，依据包含使用频率（frequency）、强度（intensity）、时间（time）、类型（type）的FITT原则开具运动处方。

（1）频率即运动的次数，建议每周3～5次，病情稳定的维持性血液透析患者在透析开始的前2h内，每周3次进行运动。

（2）强度：建议CKD所有分期的患者进行中等强度的有氧运动或抗阻运动训练。对于有跌倒风险的患者，建议进行平衡训练。一般以运动时的心率作为判断运动强度的指标，以运动时不超过最大心率［最大心率（次/分钟）＝170−年龄（岁）］或运动时心率达到最大心率的60%～80%为宜。安全起见，可以把主观一般感觉作为心率的补充评价指标，以有效监控运动强度。运动强度以伯格运动感觉量表（RPE）中的12～13级为宜，即运动时感到有些吃力。

（3）时间：有氧运动一般30～60分钟/次，准备及放松运动5～10min；抗阻力运动一般30～45分钟/次，准备及放松运动5～10min；柔韧性运动一般5次/周，10分钟/次。

（4）运动类型：包括有氧运动、抗阻力运动、柔韧性运动。有氧运动包括广场舞、跳健身操、步行、快走、太极拳、八段锦、慢跑、骑自行车等；抗阻力运动包括举哑铃、使用握力器、踩脚踏车、仰卧起坐、深蹲等；柔韧性运动包括拉伸运动、瑜伽等。八段锦、太极拳、五禽戏、步行、广场舞都是 CKD 患者比较喜欢的运动方式，应鼓励CKD 患者渐进性锻炼，坚持计划。CKD 患者康复运动的相关介绍见表 2-11。

表 2-11　CKD 患者康复运动的相关介绍

训练类型	运动频率	运动强度	运动持续时间
有氧运动（骑自行车、步行、游泳等）	1~2 周：2 次/周	中等强度（RPE 量表：11~13 级），最大心率的55%~70%	20min/d 或多次间歇运动，一次运动 3~5min
	3~5 周：3 次/周	中等强度（RPE 量表：11~16 级），最大心率的55%~90%	8~10 次/组，重复 10~15 次（针对上肢和下肢大肌群）
抗阻力运动（多关节运动等）	2 次/周	60%~70%1RM 或 5RM	最少 1 组（重复 10~15 次），逐渐增至 2~4 组，包括 8~10 个不同的运动，每组间隔休息 2~3min，两次运动间隔≥48h

注：1RM 表示一个人在某个特定动作上在完整执行 1 次的情况下，所能负荷的最大重量。5RM 表示一个人在某个特定动作上在完整执行 5 次的情况下，所能负荷的最大重量。

对于腹膜透析患者的运动方案目前尚无统一的推荐意见，目前临床经验认为在制订腹膜透析患者运动处方时，需注意所选运动不能引起腹膜透析导管漂管。

5. 运动风险和注意事项。

骨骼肌肉损伤是 CKD 患者运动面临的主要风险，这可能与其常合并钙磷代谢紊乱有关。其次是心律失常、心肌缺血。但研究也发现，极量运动过程中发生心律失常、心肌缺血的风险非常低，主要见于既往有明确心脑血管疾病史的尿毒症患者。

应教育 CKD 患者，有以下任意一种情况时禁止运动：

（1）未控制的高血压（血压>180/110mmHg）。

（2）严重和有症状的主动脉瓣狭窄。

（3）失代偿性心力衰竭。

（4）不稳定的冠心病。

（5）严重的肺动脉高压（平均肺动脉压力>55mmHg）。

（6）未控制的糖尿病。

（7）严重脑血管或外周血管病。

（8）透析前持续性高钾血症。

（9）主动脉夹层。

（10）未控制的心律失常等。

建议 CKD 患者运动时，注意以下几点：

（1）血糖过高（>13.90mmol/L）或过低（<5.55mmol/L）时暂缓运动。

（2）合并糖尿病的患者，运动时备好点心或糖果。

（3）出现双腿不对称性水肿、发红和疼痛时要暂缓或停止运动，及时到医院就诊，明确有无深静脉血栓。

（4）在溃疡愈合前，避免负重运动和游泳。

（5）出现头晕、严重头痛时应该延缓或停止运动。

（6）服用血管扩张药（如 α－受体阻滞剂、钙通道阻滞剂）的患者运动后可能发生低血压，因此该类患者运动后应延长放松时间。

（7）服用 β－受体阻滞剂的患者，在炎热和潮湿的环境中，易出现低血糖症状，因此该类患者应减少运动强度和持续时间。

（8）对于透析患者的运动评估建议在一周中的非透析日进行。

（9）理论上，腹膜透析患者干腹时运动更容易，但有些腹膜透析患者运动时因腹膜导管与内脏摩擦，导致腹部不适，可通过使腹腔容纳一定的液体来缓解这种不适。

10.2.4　效果评价

结合 CKD 患者自身疾病特点和运动习惯，制订合适的运动方案，定期评价患者的运动效果，及时调整处方。

10.2.4.1　日常生活活动（ADL）能力评定

ADL 是指一个人为了满足日常生活的需要每天必须反复进行的、基本的、具有共性的活动。评价 ADL 的指数或量表很多，比如 PULSES 评定、Barthel 指数、Katz 指数、FIM 量表等，其中 Barthel 指数的运用最为广泛，既可用来评定康复治疗前后 CKD 患者的功能状况，也可预测治疗效果、住院时间及预后。Barthel 指数总分 100 分，60 分以上者为良好，生活基本可以自理；40～60 分者为中度功能障碍，生活需要帮助；20～40 分者为重度功能障碍，生活依赖明显；20 分以下者为完全残疾。

10.2.4.2　营养状态评定

通过比较运动前后人血白蛋白、转铁蛋白及前白蛋白数值，医护人员可以判断内脏蛋白改善情况。外周淋巴细胞计数$<1.5×10^9/L$ 时，提示营养不良。通过比较运动前后淋巴细胞计数，医护人员可以判断患者免疫状态改善情况。通过比较运动前后肱三头肌皮褶厚度、上臂中部肌周长，医护人员可以判断全身脂肪和肌肉改善情况。通过比较运动前后 BMI，医护人员可以判断营养状况的改善程度。

10.2.4.3　平衡能力评定

平衡功能测试是评估平衡能力的金标准，但需专门设备，临床上未普遍应用。Berg 量表应用方便，且可以定量，临床应用广泛。该量表包括 14 个项目，每个项目最低得分为 0 分，最高得分为 4 分，总分 56 分。总计 0～20 分代表需要坐轮椅活动，21～40 分表示需要辅助步行，41～56 分表示可独立行走，可通过比较运动前后分数的变化判断运动效果。

10.2.4.4　柔韧性评定

柔韧性评定包括座椅牵伸试验、抓背试验、改良转体试验，分别帮助判断髋关节、肩关节、躯干柔韧性，可通过比较运动前后活动距离的变化判断运动效果。

10.2.4.5 肌力与肌耐力评定

等速肌力测定是评定肌力的金标准，也可进行徒手肌力与耐力评定，相关试验包括30 秒椅子起坐试验、30 秒手臂弯曲试验、握力试验等。30 秒椅子起坐试验结果判断标准：60～64 岁的普通人群，30 秒内女性起坐次数应不少于 12 次，男性则不少于 14 次。90～94 岁的普通人群，30 秒内女性不少于 4 次，男性不少于 7 次。

10.2.4.6 肾功能下降速度评定

CKD 患者运动康复治疗的目标之一就是延缓肾功能损害进展，正常 CKD 患者 Scr 每年增长速度不超过 $50\mu mol/L$、eGFR 下降速度不超过 4mL/min。运动康复治疗后，Scr 增长的速度降低，则表示达到了较好的控制目标。

10.2.4.7 心血管功能评定

六分钟步行试验是一种帮助判断中、重度心肺疾病患者功能状态的试验。判断标准：六分钟步行距离＜300m 为 1 级，300～374.9m 为 2 级，375～449.9m 为 3 级，≥450m 为 4 级。级别越低表明心血管功能越差。达到 3 级与 4 级者，说明心血管功能接近或达到正常。

参考文献

[1] Aucella F，Battaglia Y，Bellizzi V，et al. Physical exercise programs in CKD：lights，shades and perspectives [corrected] [J]. J Nephrol，2015，28（2）：143－150.

[2] Cheema B S，Chan D，Fahey P，et al. Effect of progressive resistance training on measures of skeletal muscle hypertrophy，muscular strength and health-related quality of life in patients with chronic kidney disease：a systematic review and meta-analysis [J]. Sports Med，2014，44（8）：1125－1138.

[3] Heiwe S，Jacobson S H. Exercise training in adults with CKD：a systematic review and meta-analysis [J]. Am J Kidney Dis，2014，64（3）：383－393.

[4] Jhamb M，Weiner D E. Exercise to improve physical function and quality of life in CKD [J]. Clin J Am Soc Nephrol，2014，9（12）：2023－2024.

[5] Johansen K L，Painter P. Exercise in individuals with CKD [J]. Am J Kidney Dis，2012，59（1）：126－134.

[6] Koufaki P，Greenwood S，Painter P，et al. The BASES expert statement on exercise therapy for people with chronic kidney disease [J]. J Sports Sci，2015，33（18）：1902－1907.

[7] Maeda S，Iemitsu M，Jesmin S，et al. Acute exercise causes an enhancement of tissue renin-angiotensin system in the kidney in rats [J]. Acta Physiol Scand，2005，185（1）：79－86.

[8] Pescatello L S，Franklin B A，Fagard R，et al. American college of sports medi-

cine position stand. Exercise and hypertension [J]. Med Sci Sports Exerc，2004，36 (3)：533—553.

[9] Reese P P，Cappola A R，Shults J，et al. Physical performance and frailty in chronic kidney disease [J]. Am J Nephrol，2013，38 (4)：307—315.

[10] Roshanravan B，Gamboa J，Wilund K. Exercise and CKD：skeletal muscle dys-function and practical application of exercise to prevent and treat physical impair-ments in CKD [J]. Am J Kidney Dis，2017，69 (6)：837—852.

[11] Sheng K X，Zhang P，Chen L L，et al. Intradialytic exercise in hemodialysis pa-tients：a systematic review and meta-analysis [J]. Am J Nephrol，2014，40 (5)：478—490.

[12] Thompson P D，Arena R，Riebe D，et al. ACSM's new preparticipation health screening recommendations from ACSM's guidelines for exercise testing and pre-scription，ninth edition [J]. Curr Sports Med Rep，2013，12 (4)：215—217.

[13] Vinan J L，Kosmadakis G C，Watson E L，et al. Evidance for anti-inflammatory effects of exercisein CKD [J]. J Am Soc Nephrol，2014，25 (9)：2121—2130.

[14] Wu Y Y，He Q，Yin X H，et al. Effect of individualized exercise during mainte-nance haemodialysis on exercise capacity and health-related quality of life in pa-tients with uraemia [J]. J Int Med Res，2014，42 (3)：718—727.

[15] 范汝艳，张红梅. 对太极拳运动在慢性肾脏病患者健康促进中的认识 [J]. 中国中西医结合肾病杂志，2015，16 (2)：179—181.

[16] 罗春华. 运动疗法对慢性肾脏病患者血脂及肾功能的影响 [J]. 湖北中医杂志，2014，36 (12)：39—40.

[17] 石肖女. 慢性肾脏病患者微炎症状态相关影响因素分析 [D]. 长春：吉林大学，2014.

[18] 王维平，何萍，熊长青. 维持性血液透析患者甲状腺功能异常与炎症的关系 [J]. 中国中西医结合肾病杂志，2015，16 (11)：1004—1005.

[19] 严艳，洪明玉，汪年松，等. 非透析肾衰竭患者微炎症、白蛋白、前白蛋白与营养不良的关系 [J]. 中国中西医结合肾病杂志，2009，10 (6)：520—523.

[20] 张雅玲，郝文亭. 运动处方的制定与应用 [J]. 中国学校卫生，2005，26 (6)：484—485.

第 3 篇　慢性肾脏病常见并发症的管理

1 慢性肾脏病合并心血管病的管理

1.1 慢性肾脏病合并心血管病的临床特点

1.1.1 慢性肾脏病合并心血管病的流行病学

CKD 患者心血管病的发生率和相关死亡率与一般人群相比，均显著升高。尤其在维持性透析患者中，心血管病是重要的死因之一。KDIGO 指南将一般人群心血管病相关死亡率和维持性透析患者的心血管病相关死亡率进行比较，结果显示校正年龄、性别、种族差异后，透析患者的心血管病相关死亡率明显升高。年轻透析患者的心血管病相关死亡率约是同一年龄段普通人群的 500 倍。国外学者回顾调查了一组 1977—1995 年 3 万例因急性心肌梗死而住院的维持性透析患者，发现这些患者预后较差，73%的患者在2 年内死亡，5 年死亡率达到 90%。

目前认为，除心血管传统危险因素外，CKD 本身就是心血管疾病的一项独立危险因素。心血管病也是影响 CKD 患者预后的重要因素之一。CKD 5 期患者心血管病的患病率比同一年龄段普通人群高 5~8 倍。②CKD 患者的心血管病相关死亡率高，研究发现，25~34 岁 CKD 患者的心血管病相关死亡率与同一年龄段普通人群相比明显升高100~150 倍。60 岁以上人群，CKD 患者的心血管病相关死亡率较同一年龄段普通人群约高 5 倍。

2002 年侯凡凡等学者对我国 7 家三级甲等医院收治的 1239 例 CKD 患者进行的流行病学调查显示，CKD 患者冠状动脉疾病的患病率为 16.5%，左心室肥厚（LVH）的患病率为 58.5%，充血性心力衰竭（CHF）的患病率为 27.7%。高达 41.2%的轻度肾功能减退患者合并左心室肥厚，13.8%的患者临床上出现充血性心力衰竭。心血管病的患病率随肾功能恶化程度增加而增高。

1.1.2 慢性肾脏病合并心血管病的病理生理特点及临床变化

CKD 可导致水钠潴留，增加心脏前后负荷，导致心肌受损。随着 CKD 进展，多种代谢紊乱出现，如早期蛋白尿、高血脂、高同型半胱氨酸血症，晚期出现钙磷代谢紊乱、继发性甲状旁腺功能亢进、肾性贫血和尿毒症毒素累积等，这些并发症均不同程度地导致血管内皮损伤、动脉管壁硬化、血流动力学改变、心肌细胞损伤和纤维化。

CKD 也可导致炎症、增强氧化应激反应，使细胞炎症因子（如白介素、C 反应蛋白、肿瘤坏死因子等）水平升高，可加速血管内皮损伤、管壁增厚、管腔狭窄、血栓形成、动脉粥样硬化，诱发心血管事件。

分析认为，CKD 患者心血管事件发生率高与以下危险因素有关。这些危险因素分为两类：一类称为传统因素，即与 CKD 无关的因素，包括高龄、男性、高血压、高血糖、吸烟、缺乏运动、绝经、遗传、左心室肥厚等；另一类危险因素与 CKD 有关，包括 GFR 下降、蛋白尿、血尿、贫血、钙磷代谢紊乱、水钠潴留、水电解质代谢紊乱、尿毒症、高凝状态、脂代谢紊乱、高同型半胱氨酸血症、氧化应激等。贫血、水钠潴留是左心室肥厚的重要危险因素。钙磷代谢紊乱可导致转移性软组织钙化，降低血管顺应性，使心脏瓣膜、冠状动脉钙化病变。

CKD 合并的心血管病主要分为两类，一类是动脉血管病变，包括动脉粥样硬化和动脉硬化等；另一类是心肌受损，包括左心室扩大和心肌肥厚等。两类均可导心肌缺血、慢性心力衰竭、外周血管病变等。与一般人群相比，CKD 患者的动脉粥样硬化常伴有动脉中层钙化。

1.1.3 慢性肾脏病合并心血管病的管理意义

CKD 合并心血管病需要早期预防和强化管理。对于 CKD 患者来说，无论是 CKD 2 期肾功能轻度下降，还是已经接受了维持性透析，心血管病的患病率均明显升高。肾功能轻度下降时的心血管病多为冠状动脉粥样硬化性心脏病，接受透析时多为高血压、慢性心力衰竭、心律失常等。早期识别和预防 CKD 患者的心血管危险因素，对于改善患者生活质量及预后意义重大。强化对 CKD 的管理是实现这一目标的基础。如国内一项多中心、前瞻性对照研究表明，在肾功能下降早期改善贫血，可能逆转部分患者的左心室肥厚。一项对 196 例血液透析患者的随机对照观察研究发现，口服足量维生素 E 进行抗氧化治疗，可降低缺血性心血管病的患病率。纠正钙磷代谢紊乱也被证实可帮助避免冠状动脉钙化。

因此，不能只在 CKD 患者终末期重视心血管病的防治，在 CKD 的各个阶段都需要强化管理心血管病的危险因素。只有早期防治才能有效降低 CKD 患者心血管病的患病率和相关死亡率，改善患者的预后。临床上需要多科协作，才能达到上述目标。

1.2 慢性肾脏病合并心血管病的管理策略

1.2.1 高血压

肾性高血压是 CKD 患者常见的并发症之一，50％以上的慢性肾功能衰竭患者伴有血压升高，约 95％的 ESRD 患者合并高血压。CKD 患者的血压常难以控制，需要两种或两种以上药物联合治疗。导致肾性高血压的主要原因有水钠潴留、容量负荷过重、高肾素水平、交感神经张力增强、一氧化氮产生减少、内皮损伤等。高血压的常见并发症为左心室肥厚、动脉硬化和心力衰竭，大量流行病学研究显示 CKD 患者血压水平和合并的心血管病间有很强的相关性，需积极治疗肾性高血压。研究证实，控制血压使其达标可以延缓 CKD 患者肾脏损害的进展。《中国高血压防治指南（2018 年修订版）》指出：

（1）CKD 患者的降压目标：无蛋白尿者为＜140/90mmHg，有蛋白尿者为＜130/80mmHg。

（2）建议 18～60 岁的 CKD 合并高血压患者在≥140/90mmHg 时启动药物降压治疗。

（3）CKD 合并高血压患者的初始降压治疗药物应包括一种 ACEI 或 ARB，单独或联合其他降压药物，但不建议 ACEI 和 ARB 两药联合应用。一项研究表明，CKD 患者血压过高或过低均可增加死亡风险，并且血压过低的患者死亡风险更大，血液透析前血压在 130～159/60～99mmHg 的患者死亡率最低，血液透析后血压在 120～139/70～99mmHg 的患者死亡率最低。

为控制肾性高血压，需采取以下生活方式干预：戒烟、适量运动、控制体重、缓解精神压力和改善焦虑状态等。还应低盐饮食，限制饮食中盐的摄入量，一般情况下控制在每天 5～7g。如果改善生活方式后，血压水平仍不能达标，应及时口服药物治疗，持续、平稳、有效地控制血压。CKD 患者首选的降压药物为 ACEI 或 ARB，ACEI 或 ARB 除了具有良好的控制血压的作用，还有降低尿蛋白水平、抗氧化、改善纤维化等减轻肾损害的作用。ACEI 或 ARB 能否用于晚期 CKD 患者还有待研究。国内一项研究表明，在强化降压的同时，应严格监测血钾、Scr 水平，从小剂量 ACEI 开始，逐渐加量，ACEI 可减少 CKD 4 期患者进展至 ESRD 的风险。若存在 ACEI 或 ARB 应用的禁忌证，应选用钙通道阻滞剂（CCB）。因 CKD 患者常需要两种或两种以上降压药物联用，血压才能达标，现推荐 ACEI（或 ARB）与 CCB（或利尿剂）联用。如对上述药物存在禁忌或使用后血压仍不达标，可加用 α-受体阻滞剂、β-受体阻滞剂或其他药物。控制危险因素，优化降压药物，长期平稳降压，才能明显降低高血压所致的心血管病的发生风险。

1.2.2　贫血

CKD 早期即可出现贫血，程度随肾功能减退而加重，至 ESRD 时患者均普遍伴肾性贫血。促红细胞生成素（EPO）生成不足是肾性贫血的主要原因。此外，肾功能损害导致的食欲下降可造成铁和叶酸等造血原料缺乏、红细胞寿命缩短、感染等也与肾性贫血有关。长期贫血将导致组织缺氧，代偿性高动力循环引起心排血量增加、左心室肥厚、缺血性心肌病、心力衰竭等。早期治疗贫血可改善心功能和无症状性心力衰竭，部分逆转左心室肥厚，降低住院率，提高生活质量，降低并发症患病率和相关死亡率。但血红蛋白（Hb）水平过高（＞130g/L）也会增加心肌梗死、心血管事件的发生风险，相关机制现尚不明确，推测可能与血液黏稠、血液透析超滤致血液浓缩、Hb 升高伴随的血压升高等相关。因此 KDIGO 推荐 CKD 患者 Hb 达标水平为 110～130g/L、血细胞比容（HCT）为 33％～36％。

治疗肾性贫血的措施有定期皮下注射重组人促红细胞生成素、补充铁剂和叶酸、适量补充维生素。应用重组人促红细胞生成素前应先明确患者体内铁贮存和铁转运情况，需测定血清铁蛋白、血清铁及总铁结合力。补充铁剂的目标为转铁蛋白饱和度≥20％和血清铁蛋白≥100μg/mL。部分患者对口服铁剂吸收较差时，也可选择静脉补铁。

1.2.3 钙磷代谢紊乱

CKD 患者心血管事件的发生与钙磷代谢紊乱密切相关。肾功能减退常伴随血磷升高、血钙降低、甲状旁腺激素水平升高。甲状旁腺激素分泌增多使血管内皮细胞增生，分化为成骨样细胞，导致血管钙化。钙磷代谢紊乱引起的转移性软组织钙化降低了动脉血管顺应性，促进动脉硬化狭窄和冠状动脉、心脏瓣膜钙化等。血管钙化与粥样硬化程度和心肌梗死、心脏骤停等的发生风险密切相关，对于 CKD 3~5D 期患者，KDIGO 指南建议血钙水平维持在 2.10~2.50mmol/L。对于 CKD 3~5 期非透析患者，建议血磷维持在 0.87~1.45mmol/L。透析患者仅通过饮食或药物难以严格控制血磷，但通过增加透析频率来控制血磷又会增大患者的经济负担，因此对于 CKD 5D 期患者建议维持血磷在 1.13~1.78mmol/L。

CKD 患者在 eGFR<60mL/(min·1.73m²) 时就应开始低磷饮食，每日建议 600~800mg。当 eGFR<30mL/(min·1.73m²) 时除限制饮食中磷的摄入外，可口服磷结合剂，包括碳酸钙、氢氧化铝凝胶和新型磷结合剂（如盐酸丙烯胺聚合物）。血钙水平下降明显的 CKD 患者，可口服活性维生素 D 制剂（如骨化三醇），以保证甲状旁腺激素、血钙、血磷水平达标，现可选用新型维生素 D 制剂（如二羟基维生素 D_2）和钙受体激动剂。

1.2.4 脂代谢紊乱

CKD 患者多有脂代谢紊乱，多为轻到中度甘油三酯增高，部分患者有轻度胆固醇增高。发生机制与肾功能异常、高脂饮食及家族性高脂血症有关。脂代谢紊乱的主要表现为脂蛋白水平改变。与非肾病患者不同，低密度脂蛋白对透析患者的心血管病相关死亡率影响较小，高密度脂蛋白降低与心血管病发生风险增高有密切关系。脂代谢紊乱与动脉粥样硬化密切相关，需要对 CKD 患者强化控制血脂。多项研究表明，控制血脂水平可使 CKD 患者获益。推荐低密度脂蛋白控制目标为 70mg/dL。目前认为，透析前对 CKD 患者的血脂控制目标和一般人群相同，维持性血液透析患者的甘油三酯水平应维持在 1.7~2.3mmol/L。

CKD 患者可通过改善生活方式改善脂代谢紊乱，如低脂饮食、戒烟酒、减重和运动，或使用降脂药物。CKD 患者使用降脂药物的剂量需要参考 GFR 水平，但阿托伐他汀、氟伐他汀、依折麦布及新一代他汀类药物瑞舒伐他汀的剂量相较非肾病患者可不做调整，但要避免他汀类和贝特类药物联用。

1.2.5 蛋白尿

CKD 患者肾血管内皮损伤后，白蛋白漏出导致蛋白尿。研究表明，CKD 患者从发生微量蛋白尿起，尿蛋白量与心血管病相关死亡率呈线性相关，原因为肾脏血管内皮受损提示全身血管内皮均有损害。故有学者提出，监测微量蛋白尿可辅助判断全身血管病变。蛋白尿常伴有其他心血管危险因素，如血压升高、脂代谢紊乱等。研究显示，控制尿蛋白<0.5g/24h，可明显延缓肾功能损害进展。生活方式干预方面，CKD患者应限制每日蛋白质摄入量，以优质蛋白质为主。限蛋白质饮食可能导致营养不良，所以可应用必需氨基酸或复方α-酮酸制剂。研究显示ACEI或ARB是降低尿蛋白的首选药物，CCB也有降低尿蛋白的作用。

1.2.6　高同型半胱氨酸血症

CKD早期即可出现高同型半胱氨酸血症（hyperhomocysteinemia，HHcy）。90%的ESRD患者合并HHcy。发生机制是GFR降低导致同型半胱氨酸排出减少，同时甲基化循环活性降低。CKD患者常伴叶酸和维生素摄入减少，导致HHcy。现已证实，HHcy是心血管病的独立危险因素，CKD患者体内同型半胱氨酸浓度每增加$1\mu mol$，心血管病的发生风险增加1%。

补充叶酸、B族维生素可改善HHcy，但暂无有效药物可将体内同型半胱氨酸浓度降至正常。

1.2.7　微炎症状态

微炎症状态普遍存在于CKD患者中，血清C反应蛋白（CRP）以及炎性因子（如IL-1、IL-6、TNF-α等）均有所升高。导致该状态的具体机制目前尚不明确，可能与下列因素有关：透析、病原体持续慢性感染、糖尿病和高血压等原发病。已有多项研究显示，动脉粥样硬化与炎症相关。流行病学调查研究表明，CKD患者血清CRP、Pentraxin-3、IL-6以及可溶性黏附分子ICAM-1、VCAM-1的升高与心血管病患病率升高相关，可加重动脉粥样硬化、血管钙化。微炎症状态是CKD患者心血管病患病率和相关死亡率升高的原因之一。

尚无证据支持抗炎症治疗能降低CKD患者心血管病患病率。积极治疗导致微炎症状态的并发症，维持性透析患者选用生物相容性较好的透析器材和充分透析能有效改善微炎症状态。大量研究表明，他汀类药物有抗炎、保护血管内皮的作用。循证医学证实，他汀类药物可预防CKD患者心血管病的发生，降低心血管病死亡风险。

1.2.8　氧化应激

CKD患者多持续处于氧化应激状态，推测可能与氧化物生成过多、抗氧化活性下降、微炎症状态和透析操作致单核细胞激活、维生素E活化障碍等有关。氧化应激导致LDL氧化生成ox-LDL及氧化应激的副产物，如晚期糖基化终产物（AGE）、晚期氧化蛋白产物（AOPP）等，导致血管内皮受损，促进动脉粥样硬化进展。

抗氧化治疗可能会成为预防CKD患者发生心血管病的干预手段，但需要进一步研究证实。有证据提示补充维生素E可以改善血液透析患者心血管病患病情况。近期研究显示，肥胖会加重CKD患者炎症和氧化应激状态，通过饮食控制或运动减轻体重可能起到一定的抗炎和抗氧化作用。

CKD患者心血管病患病率和相关死亡率高于一般人群，推测和上述危险因素有关，这些因素往往在 CKD 早期便已存在，并持续整个病程。肾脏病和心血管医师有必要强化健康宣教和对高危人群的防治。早期干预可控制的危险因素，尤其是使血压平稳达标、改善贫血、纠正钙磷代谢紊乱等，能有效降低 CKD 患者心血管病的患病率和相关死亡率，改善预后。

参考文献

[1] Asemi Z, Soleimani A, Bahmani F, et al. Effect of the omega-3 fatty acid plus vitamin E supplementation on subjective global assessment score, glucose metabolism, and lipid concentrations in chronic hemodialysis patients [J]. Mol Nutr Food Res, 2016, 60 (2): 390-398.

[2] Herzog C A, Mangrum J M, Passman R. Sudden cardiac death and dialysis patients [J]. Semin Dial, 2008, 21 (4): 300-307.

[3] Kerr P G, Guerin A P. Arterial calcification and stiffness in chronic kidney disease [J]. Clin Exp Pharmacol Physiol, 2007, 34 (7): 683-687.

[4] Klausen K, Borch-Johnsen K, Feldt-Rasmussen B, et al. Very low levels of microalbuminuria are associated with increased risk of coronary heart disease and death independently of renal function, hypertension, and diabetes [J]. Circulation, 2004, 110 (1): 32-35.

[5] Rao M, Pereira B J G. Prospective trials on anemia of chronic disease: the Trial to Reduce Cardiovascular Events with Aranesp Therapy (TREAT) [J]. Kidney Int Suppl, 2003 (87): S12-S19.

[6] Sarnak M J. Cardiovascular complications in chronic kidney disease [J]. Am J Kidney Dis, 2003, 41 (5 Suppl1): 11-17.

[7] Tonelli M, Muntner P, Lloyd A, et al. Risk of coronary events in people with chronic kidney disease compared with those with diabetes: a population-level cohort study [J]. Lancet, 2012, 380 (9844): 807-814.

[8] 陈孟华, 田娜. CKD 患者心血管疾病的诊治进展 [J]. 中国血液净化, 2017, 16 (6): 364-366.

[9] 谌贻璞. 肾内科学 [M]. 北京: 人民卫生出版社, 2008.

[10] 侯凡凡, 马志刚, 梅长林, 等. 中国五省市自治区慢性肾脏病患者心血管疾病的患病率调查 [J]. 中华医学杂志, 2005, 85 (7): 458-463.

[11] 侯凡凡. 慢性肾脏病的心血管并发症 [J]. 中华心血管病杂志, 2004, 32 (z2): 17.

[12] 彭道有. 慢性肾脏病的心血管并发症危险因素及其防治进展 [J]. 医学综述, 2010, 16 (13): 2035-2038.

[13] 王永亮. 慢性肾脏病的心血管并发症 [J]. 当代医学, 2010, 16 (14): 92-93.

[14] 张蓊, 黄颂敏, 刘先蓉. 慢性肾脏病的心血管并发症 [J]. 国外医学 (泌尿系统分册), 2004, 24 (3): 402-405.

2 慢性肾脏病合并感染的管理

2.1 慢性肾脏病合并感染的临床特点

2.1.1 慢性肾脏病合并感染的流行病学

有研究表明感染是 CKD 3~5 期患者在进行维持性血液透析时影响生存率、死亡率和致残率的重要因素之一。2015 年国内研究报道感染是导致我国透析、移植患者最终死亡的第二大危险因素，仅次于心血管病。CKD 患者患肺炎的概率比普通人群高 14~16 倍，其中死于肺部感染的 CKD 患者约 23%，维持性血液透析患者中因肺部感染住院的比例高达 37%。不同程度的感染也严重影响 CKD 患者的生活质量。

随着医疗技术的进步、医疗保险制度的完善等，CKD 患者的生存率已显著提高。而随着透析技术的提高，长期透析及老年透析患者的比例亦相应增多。面对 CKD 人群的不断增加，CKD 合并感染的患病率、死亡率及医疗支出不断增加，如何加强 CKD 患者感染的管理，从而延缓 CKD 进展、降低 CKD 患者的死亡率、提高 CKD 患者的生活质量、降低 CKD 患者的住院率及医疗支出，是亟待解决的问题。

2.1.2 慢性肾脏病合并感染的病理生理变化

CKD 患者易合并感染的现象是多种因素导致的，其中免疫缺陷是主要原因。

2.1.2.1 体液及细胞免疫功能异常

（1）体液免疫功能异常：CKD 患者 B 淋巴细胞数量减少，血液透析可进一步损害 B 淋巴细胞分泌免疫球蛋白的能力，导致免疫球蛋白水平（包括血浆 IgG、IgM 及 IgA 的滴度）明显下降，因此会显著减弱机体对外源性物质产生的免疫应答。透析患者 B 淋巴细胞胞浆中 Ca^{2+} 水平增高。

（2）细胞免疫功能异常：①CKD 患者 T 淋巴细胞数量减少，其细胞亚群比例失衡；②CKD 和血液透析患者单核细胞的趋化、吞噬和杀菌能力均下降；③血液透析过程可活化中性粒细胞，释放颗粒酶并过表达黏附分子（CD11/CD18），刺激氧自由基生成增加；④自然杀伤细胞（natural killer cell，NK 细胞）是一类具有抗肿瘤及病毒感染作用的细胞，而 CKD 患者 NK 细胞的活性往往受到抑制；⑤红细胞除了可以携氧、运输二氧化碳，还具有免疫功能，可以通过识别、黏附、吞噬抗原等清除循环免疫复合物，调控细胞免疫。红细胞数目减少及血清甲状旁腺激素水平升高是导致 CKD 患者红细胞免疫功能障碍的主要原因，红细胞免疫功能障碍主要表现为红细胞表面 C3b 受体数量下降，从而使红细胞免疫黏附功能低下，循环免疫复合物清除减少。

2.1.2.2 生理防御屏障破坏

CKD（尤其 CKD 3~5 期）的患者皮肤干燥、汗腺分泌乳酸减少；部分 CKD 患者长期使用糖皮质激素，可致皮肤变薄、伤口愈合延迟；免疫抑制剂的使用或 CKD 本身易导致患者出现皮肤瘙痒、皮疹等，会破坏皮肤、黏膜完整性；自体动静脉内瘘吻合术、中心静脉置管术、腹膜透析置管术、血液透析穿刺、导管相关性感染以及肾脏移植手术等均可致皮肤黏膜防御能力下降。

2.1.2.3 糖皮质激素和免疫抑制剂使用

相当部分的 CKD 患者会大剂量使用免疫抑制剂和（或）长期使用糖皮质激素，均可从多方面影响患者免疫功能，增加感染风险。糖皮质激素不仅可以溶解淋巴细胞，还可以通过抑制细胞因子和抗体合成，促进嗜酸性粒细胞凋亡。同时，糖皮质激素可抑制发热以致容易掩盖感染中毒症状，导致诊断困难并影响预后。大剂量使用免疫抑制剂还极易引发骨髓抑制、粒细胞减少或缺乏，导致感染的发生。

2.1.2.4 肾脏替代治疗相关操作

CKD 患者进行血液透析、腹膜透析等治疗时，血管穿刺或腹膜置管等有创操作容易增加患者合并感染的风险，而操作者经验不足、未严格遵循无菌操作是易感的重要原因。长期留置的透析通路置管还可引起局部或全身感染，严重时可导致败血症、脓毒血症、感染性休克，危及患者生命。

2.1.3 慢性肾脏病合并感染的管理意义

一方面，感染可诱发 CKD，如链球菌感染后可诱发急性肾小球肾炎、乙肝相关性肾脏疾病、丙肝相关性肾小球疾病等；另一方面，CKD 患者因免疫力缺陷等多种因素，极易发生感染。感染又可促进 CKD 的进展，缩短 CKD 进展至 ESRD 的病程。因此 CKD 和感染二者互为因果，相互促进。CKD 患者合并感染往往经久不愈，导致住院次数增加，患者及家属将花费更多的医疗费用，造成沉重的家庭及社会的经济负担。如感染难以控制，进一步加重，甚至还可导致 CKD 患者的死亡。因此加强 CKD 合并感染的管理，积极治疗 CKD 疾病本身，尽可能降低 CKD 患者发生感染的风险，早期发现并筛查各种感染及危险因素，早期积极干预，具有十分重大的意义。

2.2 慢性肾脏病合并感染的管理策略

随着人口老龄化进程的加快、医疗保障制度的不断完善，CKD 人群逐年增加，做好 CKD 患者合并感染的预防、诊断及治疗是提高 CKD 诊疗水准、改善患者预后、减少医疗支出的一项重要策略。CKD 合并感染的管理策略包括感染发生前的预防管理和感染发生后的治疗管理。预防管理应当根据 CKD 患者的具体病情，如 CKD 分期、原发疾病、并发症等进行个体风险评估。在管理 CKD 合并感染的患者时，需根据 CKD

患者的具体病情，正确选择并使用抗生素，及时清除感染灶，如拔除感染导管等，积极控制感染，提高患者生存质量。

2.2.1　慢性肾脏病合并感染的管理目标

尽量减少 CKD 患者社区获得性感染及院内感染的发生风险，将感染发生风险控制到最低水平，是 CKD 患者感染控制的管理目标。在 CKD 患者中，GFR 下降可增加社区获得性感染的风险，瑞典学者研究显示 eGFR<30mL/（min·1.73m^2）的患者感染率为 419 例/（1000 人年），社区获得性感染患病率明显高于无基础疾病的人群。住院患者中，发达国家和发展中国家患者院内感染的患病率分别为 7％、10％。美国和欧洲院内感染的患病率为 13.0～20.3 例/（1000 人天）。由于免疫缺陷等原因，CKD 患者发生院内感染的风险明显高于其他住院患者，尤其是长期血液透析患者。对于 CKD 患者感染的管理，医院和医护人员应结合院内感染管理法律法规、当地医院具体实际情况，采取切实可行的措施，遵循严格的感染管理指南，避免院内感染的发生。研究表明，有效预防措施可使院内感染的风险下降 70％。当然我们也必须清楚地认识到，由于医院工作的复杂性、特殊性，100％地消除院内感染是不可能的。

2.2.2　慢性肾脏病合并感染的管理措施

感染是 ESRD 患者死亡的主要原因，占所有死亡人数的 8％～15％。调查研究表明，CKD 合并的感染多为肺炎、尿路感染、脓毒血症等。感染部位包括呼吸道、中枢神经系统、消化道、泌尿生殖道、耳鼻咽喉、皮肤（蜂窝组织炎）和骨骼（骨髓炎）等，此外还包括肾脏替代治疗导致的感染，如腹膜透析相关感染、血液透析时血管通路（导管及内瘘）及血液透析交叉感染等。其中呼吸道感染是 ESRD 患者感染相关死亡的常见原因。导致 CKD 合并感染的病原微生物多种多样，可为细菌、病毒［包括流感病毒、疱疹病毒、乙肝病毒、丙肝病毒、人类免疫缺陷病毒（HIV）等］、真菌等，故在临床中管理 CKD 合并感染时，需仔细观察，明确感染部位、感染的病原微生物，再结合患者年龄、GFR 水平等基本病情，选择药物进行针对性治疗，才能积极控制感染、提高患者生存质量，实现有效管理。

本章节根据 CKD 合并感染的常见致病病原微生物种类，主要介绍合并细菌、结核（因结核较为特殊，单独叙述）、真菌、肝炎病毒感染时的管理。

2.2.2.1　细菌感染

1. 肺部感染。

CKD 合并肺部感染可以是社区或医院获得性的，社区性肺部感染细菌多为革兰氏阳性菌（G$^+$菌），如肺炎链球菌，而医院获得性肺部感染多为革兰氏阴性菌（G$^-$菌）。CKD 合并肺部感染的诊断和治疗与其他人群的肺部感染类似，但因为 CKD 患者，尤其是 ESRD 患者普遍免疫力低下，临床上出现咳嗽、咯痰、呼吸困难等症状时易与尿毒症患者的心力衰竭等症状混淆，故一旦 CKD 患者出现呼吸道症状，需立即重视，完善相关实验室检查，如血常规、痰培养及胸部影像学检查（包括胸部 X 线、CT 等），早期诊断，早期治疗。当检查结果未返回，临床上又高度怀疑时，如无禁忌，可进行诊断性抗生素治疗。

2. 尿路感染。

尿路感染在 CKD 患者中好发于女性、老年及合并某些尿路复杂因素（如肾结石、肾脏囊性疾病）的患者。CKD 患者（包括有残余尿的透析患者）合并尿路感染的症状与其他人群的尿路感染症状类似，可出现尿频、尿急、尿痛、发热及排尿困难等。无尿的透析患者尿路感染症状较隐匿，可仅有轻微膀胱不适及发热，故高度怀疑尿路感染时，需及时行尿培养以确诊。

CKD 患者尿路感染主要通过上行性感染途径，血行感染和淋巴系统感染途径较少发生。尿液常规检查结合细菌定性及定量培养有助于临床明确诊断。大部分致病菌为 G$^-$菌，以大肠埃希菌、变形杆菌、克雷伯菌、铜绿假单胞菌为多见；少部分 G$^+$菌则以肠球菌、表皮葡萄球菌、金黄葡萄球菌感染多见。治疗原则：对于 CKD 合并尿路感染首先应寻找引发尿路感染的诱因，然后根据流行病学资料、病原学资料选择适宜的抗生素进行抗感染治疗。不同临床类型的尿路感染的治疗方案不一，应视具体情况具体分析。

3. 抗生素管理。

CKD 患者发生感染时，需予以抗生素治疗，但目前对 CKD 患者的治疗中普遍存在着抗生素应用不合理的现象，尤其针对透析患者的抗生素给药剂量及服药频次往往不恰当。由于 CKD 患者肾功能减退，常常存在多器官系统障碍。CKD 患者因肾功能下降，体内毒素蓄积及内环境紊乱，各器官、各系统发生功能或器质性改变，药物在 CKD 患者体内的药代动力学过程与非 CKD 患者有明显差异。由于肾功能下降，CKD 患者肾脏排泄药物的能力以及药物的代谢率降低，药物与蛋白质结合比例下降，血液中游离药物量增多，血浆有效药物浓度相应增高。此外，CKD 患者组织对药物的耐受力往往减退，使用过量药物后中枢神经、心肌及胃肠道等易出现不良反应。肾功能下降后，CKD 患者体内的抗生素往往难以随尿排出，易潴留于患者体内，可在患者血液和组织中蓄积，引起中毒，甚至导致肾功能迅速恶化。CKD 患者免疫力低下，治疗时如果大量使用抗生素，会导致患者菌群失调，抵御外来细菌入侵的能力降低，甚至发生经久难愈的顽固性二重感染。透析治疗也可能影响药物的代谢。因此，CKD 合并感染时，需根据具体药物的血浆蛋白结合率、排泄途径、GFR、透析对药物的清除能力等决定抗生素种类、使用剂量、使用频次等。

4. 预防。

有文献报道 CKD 患者接种肺炎球菌疫苗对肺部感染有一定预防作用。2012 年 KDIGO 指南推荐，CKD 4～5 期的成年患者如无禁忌，均应接种肺炎球菌疫苗。已接种肺炎球菌疫苗的患者应在五年内重新接种疫苗。

2.2.2.2 结核（tuberculosis，TB）感染

英国国家卫生与保健优化研究所（National Institute for Health and Care Excellence，NICE）报道，CKD 透析患者感染结核的相对风险（relative risk，RR）是普通人群的 10～25 倍，透析和肾移植患者更易感染结核。加强结核感染管理，可有效控制结核对 CKD 患者的危害。

结核感染管理包括对隐性结核感染（latent tuberculosis infection，LTBI）和活动性结核感染的管理。

1. LTBI 管理。

1）加强高风险人群监察管理。所有 CKD 患者一旦确诊，均应认真行结核排查，尤其是透析和肾移植患者。应仔细询问并记录患者结核病史和结核密切接触史。若既往有抗结核治疗，则应详细记录治疗方案和药物使用时间、剂量、疗程等。可行胸部 X 线检查、结核菌素皮肤试验（tuberculin skin test，TST）和 γ－干扰素释放试验（interferon gamma release assay，IGRA）。

若 CKD 患者既往有结核病史或结核密切接触史，建议定期复诊。必要时可转至对 CKD 合并结核感染有诊治经验的医院和专家处就诊，以排除或确定结核病的诊断。

2）预防性治疗。据 2015 年 WHO 报告，LTBI 患者中有 5%～10% 会发展为活动性结核。目前尚无对 LTBI 进行预防性治疗的共识，是否需要对 CKD 患者中的 LTBI 人群进行预防性抗结核治疗以及具体的治疗方案应由呼吸科、传染病科及肾病科专科医师等权衡利弊后，和患者讨论共同决定。

2. 活动性结核感染管理。

1）筛查时机：目前国内外尚无充分证据明确针对 CKD 患者应何时筛查活动性结核。鉴于我国为结核高患病率国家，2016 年《中国成人慢性肾脏病合并结核病管理专家共识》建议：①确诊 CKD 时以及随后的治疗过程中应定期行肺部影像学检查；②在透析开始的前 3 个月要对 LTBI 或活动性结核进行筛查。

对于透析患者，推荐维持性透析患者每 6 个月复查 1 次肺部影像学，有活动性结核密切接触史的透析患者应适当缩短复查间隔时间。正接受治疗的活动性结核患者应听从医师的随访安排。

对于肾移植患者，建议在实体器官移植前常规筛查结核。

2）筛查方法：主要包括 TST、IGRA、胸部 X 线或 CT。

3）诊断：需结合 CKD 患者的症状、结核病史、结核密切接触史、肺部影像学检查结果、痰检查（痰涂片、痰培养、药物敏感试验）结果、TST 及 IGRA 结果，如伴随纵隔肿大的淋巴结，可行淋巴结活检或纵隔镜活检。

4）治疗：CKD 患者抗结核治疗方案由呼吸科或传染病科专科医师与肾病科医师共同制订。抗结核治疗方案（药物种类、剂量、给药间隔、疗程等）的制订需要综合考虑 GFR 下降、透析等对药代动力学的影响，谨慎评估抗结核治疗的获益与风险，并密切观察药物不良反应，如药物性肝损伤等。

CKD 合并结核的治疗原则与普通人群相似：早期治疗、联合用药、适宜剂量、规律用药。抗结核病常用的一线药物包括异烟肼、利福平、吡嗪酰胺、乙胺丁醇、链霉素。大多数非耐药结核感染患者推荐标准四联疗法（异烟肼、利福平、乙胺丁醇、吡嗪酰胺联合用药）治疗 2 个月，再二联疗法治疗 4 个月；中枢神经系统感染者应四联疗法治疗 2 个月，再二联疗法治疗 10 个月，总疗程 1 年。透析患者于透析结束时立即用药可避免透析对药物的清除。

5）管理：活动性结核的治疗方案应由呼吸科、传染病科与肾病科医师共同制订。

对以下 CKD 合并结核患者需行隔离：①痰菌阳性肺结核患者。②肺外结核，感染灶在口腔或呼吸道。③肺外结核有开放性创口，而且其表面存在高浓度细菌。患者应隔离在负压病房，如果没有负压病房，需安置于单独的中性压力病房。传染期结核患者不适合使用正压病房。传染期结核患者应在呼吸道隔离房间接受透析治疗。

2.2.2.3　真菌感染

CKD 患者自身机体免疫功能下降，常常合并不同程度的贫血、全身营养不良、低白蛋白血症、补体 C3 水平低下、肾功能下降、蛋白尿，部分患者合并泌尿道结石，曾进行导尿、留置尿管、尿路器械检查、腹膜透析、血液透析、肾移植，以及长期应用激素和（或）免疫抑制剂、不合理应用抗生素治疗等，这些因素均增加了 CKD 患者发生真菌感染的风险。真菌感染可发生于 CKD 患者的鼻及鼻窦、口腔、泌尿道、消化道、呼吸道、生殖系统，腹膜透析患者的腹膜及中心静脉置管等部位，目前有关 CKD 合并真菌感染的循证学医学证据较少，尚缺乏统一的管理共识。

CKD 合并真菌管理一般包含以下几个方面。

（1）加强对真菌感染危险因素的监察，预防真菌感染发生。纠正 CKD 患者营养不良、贫血、低白蛋白血症，避免侵入性操作、合理使用免疫抑制剂及抗生素。

（2）如 CKD 患者出现长期重度中性粒细胞减少、不明原因的持续发热、使用类固醇激素 3 周以上、合并广谱抗菌药治疗 7d 无效或合并艾滋病，不能排除侵袭性真菌感染，虽缺乏真菌感染诊断依据，也可行经验性治疗。

（3）筛查方法：行怀疑侵袭性真菌感染部位的影像学检查，如对鼻及鼻窦、肺部、中枢神经系统等行 CT 检查；对鼻窦抽取液、痰液、支气管肺泡灌洗液、血液、无菌体液、尿液等行镜检或细胞学检查；对血液行真菌抗原检测；有条件的医疗机构，可行 β－D 葡聚糖试验（G 试验）或半乳甘露聚糖试验（GM 试验）。

（4）诊断：需结合 CKD 患者侵袭性真菌感染的高危因素、临床症状、影像学检查及微生物检查结果等综合考虑。微生物检查阳性即可确诊侵袭性真菌感染。

（5）治疗：CKD 患者抗真菌治疗方案较复杂，可由传染病科与肾病科专科医师共同制订。抗真菌药物的选择需考虑 CKD 患者感染真菌的种类、药物的抗菌谱、患者的 GFR 水平、透析因素等。欧洲白血病感染会议（the European Conference on Infections in Leukemia，ECIL）在针对血液恶性肿瘤或造血干细胞移植患者的侵袭性真菌感染治疗指南中建议棘白菌素可作为一线药物治疗念珠菌病。一旦诊断导管真菌感染应拔除导管。建议使用伏立康唑或磺胺异噁唑作为一线药物治疗侵袭性曲霉病。侵袭性真菌的治疗疗程较长，一般大于 4 周。

2.2.2.4　肝炎病毒感染

1. 乙肝病毒（HBV）感染的管理。

CKD 患者常常伴有免疫缺陷，治疗时需要透析、输血等，这些因素均增加了 CKD 患者感染 HBV 的风险。

1）切断 HBV 传播途径。HBV 主要经血液、母婴及性传播。目前对献血者已严格实施 HBsAg 和 HBV－DNA 筛查，经输血或血液制品引起的 HBV 感染事件已较少发生。CKD 患者，尤其是血液透析患者无法避免血液暴露，透析患者及血液透析中心工作人员可能因使用未经严格消毒的医疗器械、进行侵入性诊疗操作、不安全注射等，经患者破损的皮肤或黏膜而感染 HBV。血液透析中心应严格消毒，隔离 HBV 阳性患者，积极使用红细胞生成刺激剂纠正贫血，严格控制输血量及次数，这些措施可有效预防血液透析患者感染 HBV。

2）筛查时机。非透析 CKD 患者：普遍存在免疫力低下，且常使用免疫抑制剂，一旦确诊 CKD 可行 HBV 筛查。透析 CKD 患者：我国血液净化标准操作规程（2020版）要求透析前必须行 HBV 筛查，对于 HBV 抗原阳性患者应进一步检测 HBV-DNA 定量及肝功能，保留并登记患者检查结果。对长期透析的患者应该至少每 6 个月检查乙肝标志物 1 次。保留原始记录并登记。对于 HBV 抗原阳性转阴的患者应至少前 6 个月每月检查 1 次，后 6 月每 3 个月检查 1 次乙肝标志物，保留并登记患者检查结果。当血液透析患者存在不能解释的转氨酶水平异常升高时应进行 HBV-DNA 定量检查。

3）筛查方法。乙肝标志物和抗-HBc-IgM、HBV-DNA 定量检测，血清谷丙转氨酶和谷草转氨酶（ALT 和 AST）检查等。

4）诊断。根据患者血清学、病毒学、生化及其他辅助检查结果综合诊断。

5）治疗。传染病科与肾病科专科医师共同制订治疗方案。抗病毒治疗的主要依据为血清 HBV-DNA 定量、血清转氨酶水平和肝脏疾病严重程度，同时结合患者年龄、家族史和伴随疾病等因素，综合评估患者疾病进展后决定是否开始抗病毒治疗。治疗的药物主要是 α-干扰素，核苷或核苷酸类似物（nucleos/tide analogues，NAs）。NAs 多数通过肾脏清除，因此，需根据患者的肾功能损害程度调整给药间隔和（或）药物剂量。对于有肾功能损害及肾功能损害高危风险的慢性乙型肝炎患者，应尽量避免应用替诺福韦酯（TDF）或阿德福韦酯（ADV）。有研究发现替比夫定（LdT）可能具有改善eGFR 的作用，但其机制不明。因此，对于存在肾损害风险的慢性乙型肝炎患者，推荐使用 LdT 或恩替卡韦（ETV）治疗。

6）预防。大多数研究结果表明，早期行增加疫苗剂量的预防接种对 CKD 患者更有益处。《慢性乙型肝炎防治指南（2019 年版）》推荐，普通人群全程接种 3 针，按照0、1、6 个月程序接种。注射疫苗时推荐在上臂三角肌内进行肌肉注射。如进行臀肌注射，因疫苗很可能被注入脂肪而影响疫苗的有效性。在血液透析人群中以双倍剂量按照0、1、2、6 个月程序接种。若注射后没有达到有效保护滴度则需再继续进行加强接种。2015 年美国免疫实施咨询委员会建议给无免疫史或未完成 3 针乙型肝炎全程免疫的成人（≥19 岁），应补充接种完成 3 针。对于血液透析人群或其他免疫功能低下者，在3 针免疫程序中，应接种 1 针 recombivax HB（40μg/mL）。或在 4 剂免疫程序中，同时接种 2 剂 Engerix-B（20μg/mL）。对非透析 CKD 患者的预防目前尚缺乏明确共识。

2. 丙肝病毒（HCV）感染的管理。

全世界约有 1.8 亿人感染 HCV，HCV 感染较 HBV 感染更易慢性化，是引起慢性肝病、肝硬化和肝细胞性肝癌等慢性肝病的主要原因，也是导致肝脏疾病患者死亡的主要原因。进行血液透析的患者是 HCV 感染的高危人群。患者血液透析时间越长，HCV感染的风险就越大。

1）切断 HCV 传播途径。HCV 和 HBV 的传播途径一致，具体管理可参照 HBV 的感染防控。

2）筛查时机。非透析 CKD 患者：普遍存在免疫力低下，且常使用免疫抑制剂，一旦确诊 CKD 均应行 HCV 筛查。透析 CKD 患者：我国血液净化标准操作规程（2020版）要求透析前必须行 HCV 检查，HCV 抗体阳性者，应继续检测 HCV－RNA 定量及肝功能，保留并登记患者检查结果。维持性透析患者应该至少每 6 个月检查 1 次丙肝病毒标志物，保留并登记原始记录。当血液透析患者的转氨酶异常升高时应进行 HCV－RNA 定量检查。

3）筛查方法。HCV 抗体、HCV－RNA，血清 ALT 和 AST 等检查。

4）诊断。如 HCV－RNA 阳性，则确定 HCV 感染的诊断。

5）治疗。目前治疗 HCV 的药物主要有干扰素 α－2a、干扰素 α－2b、利巴韦林及可以使 90％以上的丙型肝炎患者在治疗 6 个月后得到完全治愈的全口服直接抗病毒药物（direct－acting antiviral agents，DAAs）。

2.2.3 慢性肾脏病合并感染的管理内容

2.2.3.1 建立慢性肾脏病患者基础健康档案

CKD 患者基础健康档案包括患者的一般情况（姓名、性别、年龄、地址、电话、职业、文化程度等）、病史资料（患病时间、家族史、原发病、并发症、不良嗜好、治疗情况等）、基础检验数据记录（血常规、肝功能、肾功能、血糖、糖化血红蛋白等）。

2.2.3.2 感染危险因素管理

包括非替代治疗及已经开始替代治疗的患者的感染危险因素管理。2012 年 KDIGO 指南指出，CKD 合并感染的危险因素有：高龄、合并糖尿病、低白蛋白血症、使用免疫抑制剂、肾病综合征、尿毒症、贫血及营养不良、合并其他器官功能衰竭等。

（1）年龄：随着患者年龄的增加，伴发其他疾病的概率也相应增加，各器官生理功能逐渐衰退，患者的防御屏障功能和免疫功能下降，导致机体免疫力低下。老年 CKD 患者发生感染的概率较高，故对于老年 CKD 患者更需加强感染监测。

（2）原发病及合并疾病的管理：CKD 患者多为慢性肾小球肾炎、肾病综合征等疾病患者，常合并多种不同严重程度的其他疾病，如高血压、糖尿病及心血管病等，这些慢性病之间相互影响，对患者的各器官和系统造成严重损害，使患者的机体抵抗力下降，免疫功能降低，感染发生风险增加。因此，积极治疗原发疾病及合并疾病，可有效降低感染的发生风险。定期对原发疾病进行监测，病情稳定时可延长定期评估原发疾病活跃指标的间隔时间；病情有变化时应对原发病及合并疾病进行全面评估。

（3）免疫功能与营养状况：CKD 患者感染的发生往往与患者营养不良、贫血等因素有关。CKD 患者极易合并低白蛋白血症，进而引起体内淋巴细胞减少、白细胞功能异常、粒细胞数目减少等，致使 CKD 患者的免疫能力明显下降、抵抗病原菌入侵的能力减弱，感染的发生风险增加。肾性贫血也是 CKD 患者常见的并发症之一，肾性贫血患者的免疫力降低，同样容易发生感染。

CKD 患者可根据不同的疾病阶段定期进行营养状况评估，并建立营养状况管理档案，可对 BMI、人血白蛋白、转铁蛋白或前蛋白、血清胆固醇、LDL 及 VLDL、甘油三酯、电解质、微量元素等进行相关评估。

（4）糖皮质激素及免疫抑制剂的使用：糖皮质激素及免疫抑制剂是肾病综合征、肾移植患者的常用药物。两种药物都可引起免疫力低下，极易引发感染。糖皮质激素及免疫抑制剂的使用必须依据严格的指征，使用前应充分评估 CKD 患者使用的收益与风险，让患者及家人了解糖皮质激素及免疫抑制剂使用的不良反应。使用中全程密切观察感染的临床症状，条件许可的情况下，可对临床高度怀疑或高发生风险的感染进行动态追踪，选择合适的客观检测指标进行评估。提高患者的依从性，建议使用糖皮质激素及免疫抑制剂的患者，可用专门笔记本详细记录糖皮质激素、免疫抑制剂等特殊药物的详细用药过程（包括药物名称、用法用量、用药起止时间或持续时间、用药累积次数或总量等），并及时与医师一起核对所用药物，医师应及时指导患者科学调整糖皮质激素及免疫抑制剂的使用剂量及疗程。

（5）腹膜透析操作：腹膜透析相关感染是腹膜透析患者的严重并发症之一，而操作不规范是腹膜透析相关性腹膜炎发生的常见原因。操作不规范主要包括操作时不洗手、未戴口罩、腹腔注射操作不标准、操作时开窗等。这往往由患者及家属的无菌观念淡薄、重视程度不足所致，可参考第4篇腹膜透析患者的管理章节。

（6）导管内相关因素：腹膜透析导管、带隧道带涤纶套导管、中心静脉临时导管内细菌感染、定植，出口及隧道感染等都是导致腹膜透析和血液透析患者感染的危险因素。

（7）透析室环境及透析设备：血液透析患者病情较重，对透析设备的依赖性较大，血液透析技术比较复杂，对环境要求较高。透析室环境较差、透析设备陈旧等因素使血液透析患者容易在血液透析中发生医院感染，严重时会造成医院感染暴发，甚至导致患者死亡。

执行透析室环境、透析病房消毒隔离制度，强化透析用水监测等管理可有效预防透析患者医院感染的发生。定期检查透析病房消毒实施情况、工作人员自我防护措施以及医疗废物处理等，并且记录所有检查结果，作为绩效考评的重要参考依据。每月定期对透析病房中的空气、消毒液、透析用水等进行严格检查。定期对透析病房中工作人员的培训内容进行考核。

（8）透析次数和透析天数：透析患者的透析次数越多、透析天数越长，发生感染的概率越大。

（9）医护人员无菌操作及手卫生：CKD 患者机体抵抗力下降，再加上常规接受的侵入性诊疗和护理操作较多，较容易发生医院感染，加强医护人员手的清洗与消毒，从而减少交叉感染是预防血液透析、腹膜透析患者发生医院感染的重要手段与措施。

医护人员需加强学习医院感染管理知识，定期检测环境卫生，严格遵循无菌技术原则；透析前严格消毒穿刺部位皮肤及导管接口，透析后无菌敷贴严密覆盖管周组织；减少不必要的侵入性检查或治疗；争取早期诊断和治疗医院感染，切断传染源；血液透析病房需完善配备相关洗手设施，在两台透析机中间配备干手消毒剂；对工作人员进行有效手卫生知识宣教，并且实施手卫生知识考核。

（10）肾移植：肾移植是 ESRD 患者有效的肾脏替代治疗方式，术后应用免疫抑制剂能够降低肾移植术后排斥反应的发生率，但在某种程度上增加了患者机会性感染的发生风险，其中以肺部感染较为常见。肾移植患者易发生感染的可能原因有：①术前往往存在低白蛋白血症、贫血、多器官功能损害等；②术中的机体创伤、全麻气管插管操作等；③术后应用大剂量糖皮质激素、免疫抑制剂或长期卧床导致化痰、排痰不及时等。

2.2.3.3 医护培训要点

肾病科科室可建立 CKD 感染管理团队，条件许可的医院，可和其他科室联合，如感染科、呼吸科、营养科等，还可细分为血管通路感染管理小组、腹膜透析导管感染管理小组、CKD 患者感染管理小组等。对全科医护人员进行相关操作培训，并制订本科室的健康教育计划，对感染发生的高危人群进行健康教育和管理。具体培训内容可涉及：CKD 患者感染危险因素及预防；CKD 患者呼吸道感染诊断、治疗及预防；CKD 患者尿路感染诊断、治疗及预防；CKD 患者真菌感染诊断、治疗及预防；CKD 患者乙型肝炎病毒感染诊断、治疗及预防；CKD 患者丙型肝炎病毒感染诊断、治疗及预防；CKD 患者导尿相关性感染诊治指南；血管通路临床实践指南；腹膜透析相关感染诊治指南；合理使用抗生素等。医护人员相关的操作培训包括医师导管置入技术操作、血液透析导管护理操作、手卫生等。

1. 门诊感染的管理。

加强 CKD 患者门诊的管理，早期发现、早期诊断、早期治疗 CKD 患者的感染，可以有效阻止感染的发展，降低 CKD 患者的住院率，减少严重并发症的发生。围绕 CKD 患者感染的特点，预防 CKD 患者感染，应该注意以下几方面：①应当与每一位患者保持随访和联系，跟踪和监测治疗情况；②加强患者教育，帮助其了解科学预防感染的措施，并帮助其正确认识和识别感染发生的症状和体征，增强感染识别的能力，可促使患者及早发现感染；③每次和患者接触时均应详细说明预防感染的重要性，并询问患者自我感染预防措施，有无感染情况发生等，尤其是老年、使用糖皮质激素及免疫抑制剂的患者；④对于已经发生感染的患者，需根据感染的类型，合理指导用药，密切观察感染的变化，如感染经门诊治疗疗效欠佳，需及时转入住院治疗；⑤对于结核、乙型肝炎、丙型肝炎等患者，门诊治疗期间，需加强患者的依从性，严格遵医嘱、足量、足疗程服用药物，注意观察药物的不良反应，并定期复查相关指标，根据病情及时调整抗感染药物的使用方式；⑥CKD 患者因免疫力低下，感染往往起病隐匿，临床症状不明显，容易忽略，可加强对患者家属的感染知识教育，协助 CKD 合并感染的预防。

2. 住院期间感染的管理。

1）医院层面：加强医院管理，对医院 CKD 患者院内感染情况进行持续、系统的数据收集，分析 CKD 患者院内感染情况，并制订相应的预防规划。对医护人员定期开展防范院内感染的教育和培训工作，提高医护人员对预防院内感染重要性的认识，要求医护人员熟练掌握感染预防、控制的基本技能及应急措施，全面监控，规范各项侵入性操作。加强流动人员管理，控制探视人员数量及探视时间，保持病房清洁，规范管理。

2）临床科室层面：所有医护人员（包括护理辅助人员等）需严格按照操作流程规

范各项侵入性操作及手卫生，治疗中选择可降低患者感染风险的最佳手段，合理使用抗生素，加强对免疫力低下患者的日常护理及病情观察，积极治疗基础疾病，缩短患者住院时间。保持病房内空气流通及公共卫生间的清洁卫生。增强无菌观念，保证医护人员手部和诊疗环境卫生，各种医疗器械、器具、物品均应达到相应的消毒、灭菌水平。对营养状况较差的患者，可在营养师的协助下，制订营养计划，加强营养供给，提高其免疫力。对已感染的患者加强交叉感染管理，必要时可采取隔离措施，防止病原体进一步传播。

3）血液透析中心感染的管理。维持性透析的患者极易发生感染，加强血液透析中心的感染管理可有效避免感染的发生。血液透析中心为了预防感染发生，需注意以下几点：

（1）从事血液透析的工作人员应严格贯彻执行《医院感染管理办法》（卫生部令第48 号）、《消毒管理办法》（卫生部令第 27 号）等有关规定。

（2）血液透析病房必须划分清洁区、半污染区、污染区。每区门口必须放置2000mg/L 消毒片溶液浸湿的擦脚垫，并保持湿润。

（3）各区应当保持空气清新，每日进行有效的空气消毒，空气培养细菌应≤4cfu/（5min·直径 9cm 平皿）。

（4）为防止交叉感染，每次透析结束后应更换床单，对透析单元内所有的物品表面（如透析机外部、小桌板等）及地面进行擦洗消毒。

（5）物品表面细菌数应≤10cfu/cm²。明显被污染的表面应使用 500mg/L 含氯消毒剂消毒。

（6）透析机消毒。透析机外部消毒：每次透析结束，如没有肉眼可见的污染时，只需用 500mg/L 含氯消毒剂对透析机外部擦拭消毒。如果有血液污染透析机，应立即用1500mg/L 含氯消毒剂去掉血迹，再用 500mg/L 含氯消毒剂擦拭消毒机器外部。透析机内部消毒：每日透析结束时应对机器内部管路进行消毒。具体消毒方法参考各透析机说明书，透析时如发生破膜、传感器渗漏，在透析结束时应立即消毒机器，消毒后的机器可再次投入使用。

（7）乙型和丙型肝炎患者必须分区分机进行隔离透析，并配备相对固定的护理人员及专门的透析操作用品车。

（8）新入血液透析患者要检查乙肝病毒、丙肝病毒、梅毒及 HIV 等。对于 HBsAg、HBsAb 及 HBcAb 均阴性的患者建议接种乙型肝炎疫苗。对于 HBV 抗原阳性的患者应进一步检测 HBV-DNA 及肝功能。对于 HCV 抗体阳性的患者，应进一步检测HCV-RNA 定量及肝功能。每 6 个月复查 1 次乙肝和丙肝病毒标志物，每年复查 1 次梅毒和 HIV。

（9）透析管路预冲后必须 4h 内使用，否则要重新预冲。

（10）重复使用的消毒物品应标明消毒有效期限，超出期限的应当重新消毒或作废处理。

（11）严格执行一次性物品（包括穿刺针、透析管路、透析器等）使用的规章制度。

（12）透析废水应排入医疗污水系统。

（13）废弃的一次性物品的具体处理方法参见《卫生部关于印发〈消毒技术规范〉（2002 年版）的通知》（卫法监发〔2002〕282 号）。

4）感染管理制度。

（1）建立健全本科室医院感染管理规章制度，有健全的医院感染监控小组并履行职责。

（2）加强医院感染管理知识培训，医护人员每年参加培训的时间不少于 6h，并建立培训记录。

（3）各病区应根据需要设置足够的流动水洗手设施，水龙头开关为非手触式，洗手液、速干手消毒剂、干手纸巾等配置齐全。

（4）各病室内门窗、桌、椅、床、柜等保持清洁、无尘，各种装备表面应每日清洁或消毒，遇污染时随时消毒。病室定时开窗通风，保持环境整洁、空气清新。

（5）患者安置原则：感染患者与非感染患者需隔离安置，同类感染患者相对集中，特殊感染患者单独安置并采取相应的隔离消毒措施。对已确诊的有传染性的患者应立即转科或转院隔离治疗，在未转出之前，必须采取相应的隔离措施。

（6）严格遵守消毒隔离、无菌技术操作规范。诊疗过程中接触人体皮肤黏膜的器械和用品必须遵循一人一用一消毒原则。凡进入人体组织或无菌器官的医疗用品必须遵循一人一用一灭菌原则。所有无菌物品应在有效期内使用，一次性医疗用品严禁重复使用。

（7）工作人员应重视职业卫生防护，诊疗、护理操作过程中戴帽子、口罩、手套，穿隔离衣、防水围裙等。诊疗不同患者前后应洗手或进行手消毒，接触患者血液、体液等时应戴手套，脱手套后应洗手。

（8）严格按照相关要求报告医院感染病例，并及时采取相应的控制措施，避免发生医院感染流行或暴发。

（9）加强消毒剂灭菌效果的监测，根据相关规定进行环境卫生学监测。

（10）严格按照《抗菌药物临床应用指导原则》合理应用抗菌药物。

（11）严格按照相关要求进行医疗废物的分类、收集和运送。交接登记内容完善、资料保存齐全。

（12）对陪护人员进行医院感染防控知识的卫生宣教。

参考文献

[1] Bacchetta J，Pelletier S，Jean G，et al. Immune，metabolic and epidemiological aspects of vitamin D in chronic kidney disease and transplant patients [J]. Clin Biochem，2014，47（7−8）：509−515.

[2] Cole D C，Govender N P，Chakrabarti A，et al. Improvement of fungal disease identification and management：combined health systems and public health approaches [J]. Lancet Infect Dis，2017，17（12）：e412−e419.

[3] D'Agata E M，Mount D B，Thayer V，et al. Hospital-acquired infections among chronic hemodialysis patients [J]. Am J Kidney Dis，2000，35（6）：1083

—1088.

［4］　Fissell R B，Bragg-Gresham J L，Woods J D，et al.　Patterns of hepatitis C preva-lence and seroconversion in hemodialysis units from three continents：the DOPPS ［J］.　Kidney Int，2004，65（6）：2335—2342.

［5］　Huang S T，Lin C L，Chang Y J，et al.　Pneumococcal pneumonia infection is as-sociated with end-stage renal disease in adult hospitalized patients ［J］.　Kidney Int，2014，86（5）：1023—1030.

［6］　Hui K，Nalder M，Buising K，et al.　Patterns of use and appropriateness of anti-biotics prescribed to patients receiving haemodialysis：an observational study ［J］.　BMC Nephrol，2017，18（1）：156.

［7］　Ishigami J，Grams M E，Chang A R，et al.　CKD and risk for hospitalization with infection：the Atherosclerosis Risk in Communities（ARIC）study ［J］.　Am J Kid-ney Dis，2017，69（6）：752—761.

［8］　Kerschbaum J，Vychytil A，Lhotta K，et al.　Treatment with oral active vitamin D is associated with decreased risk of peritonitis and improved survival in patients on peritoneal dialysis ［J］.　PLoS One，2013，8（7）：e67836.

［9］　Romanowski K，Clark E G，Levin A，et al.　Tuberculosis and chronic kidney dis-ease：an emerging global syndemic ［J］.　Kidney Int，2016，90（1）：34—40.

［10］　Rouet F，Deleplancque L，Mboumba B B，et al.　Usefulness of a fourth genera-tion elisa assay for the reliable identification of HCV infection in HIV-positive a-dults from Gabon（Central Africa）［J］.　PLoS One，2015，10（1）：e0116975.

［11］　Sarnak M J，Jaber B L.　Pulmonary infectious mortality among patients with end-stage renal disease ［J］.　Chest，2001，120（6）：1883—1887.

［12］　Tissot F，Agrawal S，Pagano L，et al.　ECIL—6 guidelines for the treatment of invasive candidiasis，aspergillosis and mucormycosis in leukemia and hematopoiet-ic stem cell transplant patients ［J］.　Haematologica，2017，102（3）：433—444.

［13］　Viasus D，Garcia-Vidal C，Cruzado J M，et al.　Epidemiology，clinical features and outcomes of pneumonia in patients with chronic kidney disease ［J］.　Nephrol Dial Transplant，2011，26（9）：2899—2906.

［14］　Xu H，Gasparini A，Ishigami J，et al.　eGFR and the risk of community-acquired infections ［J］.　Clin J Am Soc Nephrol，2017，12（9）：1399—1408.

［15］　Zhang L，Wang F，Wang L，et al.　Prevalence of chronic kidney disease in Chi-na：a cross-sectional survey ［J］.　Lancet，2012，379（9818）：815—822.

［16］　程勇前，赵平.　第 26 届亚太肝病学会丙型肝炎治疗进展 ［J］.　传染病信息，2017，30（3）：186—188.

［17］　华锦程，梁萌，沈淑琼，等.　维持性血液透析患者短期死亡原因及相关因素匹配研究 ［J］.　中华危重病急救医学，2015，27（5）：354—358.

［18］　王海燕.　肾脏病学 ［M］.　3 版.　北京：人民卫生出版社，2008.

[19] 姚勇. 慢性肾脏病病因与流行病学 [J]. 中国实用儿科杂志，2011，26（6）：404
        －406.

[20] 中国医院协会血液净化中心管理分会专家组. 中国成人慢性肾脏病合并结核病管
        理专家共识 [J]. 中国血液净化，2016，15（11）：577－586.

[21] 中华医学会肾脏病分会透析移植登记工作组. 1999 年度全国透析移植登记报告
        [J]. 中华肾脏病杂志，2001，17（2）：77－78.

3 慢性肾脏病合并消化道出血的管理

3.1 慢性肾脏病合并消化道出血的临床特点

3.1.1 慢性肾脏病合并消化道出血的流行病学

消化道出血是 ESRD 患者的重要并发症之一。ESRD 患者因体内代谢废物潴留、水电解质代谢紊乱和酸碱平衡紊乱等原因导致其消化道出血的风险较正常人群明显增加。2003 年一项回顾性研究结果显示，约 65.6% 的 CKD 患者发生消化道出血。内镜证实，CKD 患者胃和（或）十二指肠溃疡的患病率可高达 60%。研究表明，CKD 患者上消化道出血常见的原因为胃黏膜糜烂或十二指肠球部溃疡（51.7%）。血液透析患者因体外循环使用抗凝剂导致消化道出血风险增加，而腹膜透析和肾移植患者虽未使用抗凝剂，但其消化道出血的风险也较高。1994 年有研究显示，3%~7% 的 CKD 患者死于消化道大出血。

3.1.2 慢性肾脏病合并消化道出血的病理生理机制

消化道出血是 CKD 的常见并发症之一。由于 CKD 患者体内代谢紊乱，多种机制之间相互影响导致了消化道出血，也正是因为错综复杂的病理生理机制，CKD 患者的消化道出血比一般情况更难以控制。目前研究表明，CKD 合并消化道出血的病理生理机制主要有以下几个方面：

3.1.2.1 毒素及含氮废物排泄障碍

ESRD 患者肾小球滤过排泄功能大多丧失，体内毒素聚集对肠道产生刺激及破坏作用。同时，由于含氮废物无法从肾脏排泄，致使其从肠道排泄增加，水解成氨和碳酸铵，刺激胃肠黏膜，造成消化道弥漫性出血和溃疡。

3.1.2.2 胃黏膜保护屏障受到破坏

胃黏膜的黏液−碳酸氢盐屏障可有效阻挡氢离子（H^+）的逆向弥散，保护胃黏膜免受 H^+ 侵蚀。ESRD 患者长期存在代谢性酸中毒、胃黏膜缺血及微循环障碍等问题，导致黏膜屏障破坏和 H^+ 逆向弥散，致使胃酸生成过多及胃黏膜前列腺素合成减少，引起胃黏膜糜烂，甚至出血。

3.1.2.3 凝血功能障碍

研究报道，尿素可抑制单胺氧化酶、黄嘌呤氧化酶以及血小板第3因子的活性。胍类毒素（如胍基琥珀酸）的含量增加，也可抑制血小板第3因子的活性，导致血小板的结构和功能改变。尿毒症患者血小板功能障碍、数量减少使得血小板平均体积、血小板分布宽度（PDW）、大型血小板比例（P－LCR）随之下降，也可伴有凝血因子减少，可造成出血及凝血障碍。此外，透析时肝素的使用会加重胃肠黏膜的出血倾向。

3.1.2.4 贫血

有研究显示，CKD患者贫血的患病率约为正常人的2倍，并随着病情的进展贫血逐渐加重。促红细胞生成素（EPO）的生成减少或对EPO的反应降低、毒素影响骨髓造血微环境、失血、铁和叶酸缺乏等导致CKD患者易发生贫血。加之贫血时患者血红蛋白的携氧能力下降，导致组织供氧不足，使得胃黏膜水肿，易被食物机械性摩擦而损伤，严重者可导致消化道出血。

3.1.2.5 钙磷代谢紊乱

ESRD患者常存在钙磷代谢紊乱，导致低钙血症和高磷血症。低钙血症时胃泌素的分泌增加，易导致溃疡病。同时钙又是重要的凝血因子之一，低钙可引起凝血因子含量下降，导致凝血功能障碍，最终导致消化道出血。

3.1.2.6 血管硬化

CKD患者因营养代谢紊乱，常常出现脂代谢紊乱，多表现为轻到中度的高甘油三酯血症。研究证实，血管硬化的发生与脂代谢紊乱有关。ESRD患者的胃肠道血管可发生硬化，导致局部胃肠黏膜的血液循环障碍，屏障功能降低，而易发生黏膜糜烂或溃疡，最终导致消化道出血。

临床上应根据各项指标值及其变化，尽早采取相应的预防和治疗措施，减少消化道出血的发生，从而降低CKD患者的住院率和死亡率，提高患者的生存质量。

3.1.3 慢性肾脏病合并消化道出血的管理意义

CKD合并消化道出血的治疗相当棘手，合并大出血的患者常有病情急重、治疗效果不佳等表现，故早期干预并治疗CKD合并消化道功能紊乱、溃疡，可较好地降低消化道出血患病率。胃酸产生增多是形成消化道溃疡的主要因素之一，提高胃内pH值可有效预防消化道溃疡、出血等并发症。而质子泵抑制剂通过抑制H^+-K^+-ATP酶的活性来提高胃内的pH值，可有效治疗消化道溃疡。有学者报道，健康志愿者每天静脉滴注80mg注射用泮托拉唑钠后，胃内平均pH值可升至6.0以上，24h胃内pH值>3.0的时间占比可达83%。CKD患者应尽量避免服用可引起消化性溃疡的药物，并定期检查大便有无隐血，以便及时发现、及早治疗消化道出血，避免发生可致死的消化道大出血。同时，加强此类患者的管理，可有效提高ESRD患者的晚期生存率。

3.2　慢性肾脏病合并消化道出血的管理策略

3.2.1　慢性肾脏病合并消化道出血的管理措施

3.2.1.1　危险因素预防

高龄、贫血、肾功能损害、低血钙、幽门螺杆菌（Hp）感染、继发性甲状旁腺功能亢进症、血清胃泌素水平增高、凝血功能障碍、营养不良、透析不充分及透析时应用肝素等是 CKD 合并消化道出血的危险因素。应加强 CKD 患者的营养管理，纠正低白蛋白血症、贫血、酸碱紊乱及钙磷代谢紊乱，合理使用抗凝剂，充分透析，以此减少消化道出血的发生，降低死亡率，提高 CKD 患者生活质量。

3.2.1.2　风险评估

对伴有消化道症状的患者进行电子胃镜、纤维结肠镜等检查，根据胃镜下表现评估消化道出血的风险，分为低危、中危和高危人群。对以上人群定期进行饮食指导与健康教育，建议患者戒烟酒，避免进食生、冷、硬及刺激性食物，避免暴饮暴食，避免情绪激动，保持积极乐观的心态。中危、高危人群如有活动性出血需进行内镜下止血及其他内科治疗。血液透析患者在治疗过程中应暂停抗凝药物的使用。病情稳定后仍需严密观察患者有无呕血、黑便等表现，定期进行血常规、凝血功能、大便常规、消化道内镜等检查，予以病因治疗和对症处理。

3.2.1.3　心理管理

消化道出血常表现为突然呕血或便血，由于缺乏心理准备，因此不论年龄大小及病情轻重，患者极易产生恐惧心理。恐惧心理会引起交感神经兴奋性增强，进一步加重出血。所以，加强心理管理就显得尤为重要。

（1）增强患者的自信心：医护人员要指导患者了解疾病的危险因素，评估患者的心理状态，巧妙地运用语言技巧，给予一定的心理护理干预。对待患者要和蔼可亲、有耐心，能够对患者的疑问不厌其烦地一一解答。

（2）运用医学专业知识解释病情，详细介绍各种治疗措施、注意事项、预后。

（3）取得患者家属的配合：家属的言行和态度直接影响着 CKD 患者的情绪，做好家属的心理指导，缓解其紧张的情绪，才能更好地帮助患者放松心情，积极配合治疗。

（4）临床操作一定要准确、熟练，让患者感受到安全感，这样可以及时解除患者的思想顾虑，消除紧张恐惧的心理。

3.2.1.4　饮食管理

1. 不同时期的饮食管理。

（1）消化道大量出血期：患者常伴恶心呕吐、休克，可通过外周静脉补充营养液，保持水电解质代谢正常。对于贫血严重或凝血功能异常者，可输注新鲜浓缩红细胞或血浆，扩充血容量，纠正凝血功能。

（2）出血停止 24h 后：若患者一般生命体征平稳、不伴恶心呕吐、血红蛋白无进行性下降，可进食少量温凉流食，以米汤为主，每日 5~6 餐，持续 2~3d，但仍需经外周静脉补充营养液。对于出血停止 4~6d 的患者，饮食仍以米汤为主，也可进食少量肉汤，每日 5~6 餐，每次 100~150mL，持续 5~7d。

（3）出血停止期：患者病情稳定后可进食无刺激性的少渣半流质食物，如米粥、米糊、面条、蒸蛋等，每日 4~5 餐，持续 7~10d。无不适应后可适当增加进餐量。

2. 饮食管理要点。

（1）少食多餐：不仅可以减轻胃的负担，还可使胃内常有食物，起到稀释胃液、利于溃疡愈合的作用。

（2）细嚼慢咽：每口食物咀嚼 20 次以上，可增加唾液的分泌，利于食物的消化和吸收。

（3）食物温软：避免摄入生冷、过热、坚硬或粗糙的食物，以减少对溃疡面的物理性刺激。

（4）营养均衡：饮食应以蛋白质和脂肪为主，并且要保证充足的热量；摄入牛奶是不错的选择，在补充热量的同时，还可减少胃酸的分泌，抑制胃肠蠕动，利于溃疡的愈合。此外，还应补充丰富的维生素 C 和 B 族维生素。

（5）避免刺激性饮食：避免摄入浓茶、咖啡、酒类、辣椒及油炸食物等，可减少胃酸的分泌。

3.2.1.5 止血治疗

（1）胃内降温：通过胃管将 $10℃~14℃$ 的冷水反复灌洗胃腔，使胃内血管收缩、出血部位的纤溶酶活性减弱，从而达到止血目的。

（2）口服血管收缩剂：对于黏膜病变出血的患者，可给予去甲肾上腺素 8mg（加入 150mL 冰生理盐水中），每 4~6h 给予 1 次，必要时每 2h 给予 1 次，促使出血的小动脉强烈收缩而止血。此法不主张对老年人使用。

（3）抑制胃酸分泌和保护胃黏膜：H_2 受体拮抗剂，如西咪替丁、雷尼替丁和法莫替丁等通过抑制胃酸提高胃液的 pH 值，减少 H^+ 从胃液中反向弥散损伤胃黏膜，从而促进止血。质子泵抑制剂，如奥美拉唑、兰索拉唑和埃索美拉唑等，是一种 H^+-K^+- ATP 酶的阻滞剂，具有抑制胃酸分泌和止血的作用。

（4）生长抑素：生长抑素作为一种人工合成的环状 14 肽，可以抑制血管生成，改善血小板聚集和增加血管阻力，在临床上广泛用于消化道出血的止血。将 3mg 的生长抑素加入 500mL 的生理盐水中，以 40mL/h 的速度泵入；或将 3mg 的生长抑素加入 50mL 的生理盐水中，以 4.2~8.4mL/h 的速度泵入。

（5）内镜下激光止血：内镜下激光止血可以使组织蛋白凝固、小血管收缩闭合，立即起到机械性血管封闭或血管内血栓形成的作用。

（6）内镜下金属钛夹闭止血：金属钛夹通过机械力将病变部位和周围组织夹紧，从而阻断血流，实现有效止血。该治疗方法创伤小、无药物不良反应，适用于溃疡直径< 3mm 的上消化道出血患者。金属钛夹与夹取部位接触角度以 90 度为最佳，夹取较大溃疡时动作要轻柔，避免发生穿孔等不良影响。

（7）介入治疗：对于内科保守治疗无效或不宜外科手术治疗的患者，进行血管造影发现出血的原因和部位后，根据病情选择药物灌注治疗或栓塞治疗控制消化道出血。对于弥漫性毛细血管出血，如出血性胃炎、门静脉高压食管静脉曲张、炎症等，一般可采用血管收缩剂灌注止血。栓塞治疗所需的栓塞材料分为可吸收性栓塞剂（如明胶海绵）及非可吸收性栓塞剂（不锈钢弹簧圈、丝线、球囊、聚乙烯酒精等）。

3.2.1.6　多学科合作

肾病科、消化科、胃肠外科、介入科医师和营养师合作，通过 Rockall、Blatchford 评分系统和临床经验评估患者是否需要进行手术、内镜下止血、介入止血等干预性治疗，同时应评估患者的死亡及再出血风险。

1. Rockall 评分。

该评分系统可用于再出血及死亡风险评估，该系统通过评估可将患者分为高危（≥5 分）、中危（3～4 分）、低危（0～2 分）三类。但其缺点为变量中有内镜诊断内容，限制了在早期急救及基层医疗单位的应用。为此，国外亦有机构将不包含内镜内容的几项变量组合，形成一种简化的评分系统，称为内镜前 Rockall 评分。

2. Blatchford 评分。

该评分系统基于简单的临床与实验室检查，无须内镜检查且敏感性高，适合在急诊救治中早期应用。Blatchford 评分在预测治疗需求或死亡风险方面优于 Rockall 评分。

3.2.1.7　相关知识培训

1. 集体讲座。

每月邀请消化科医师和经验丰富的护理人员开展一次专题讲座，详细介绍消化道出血的病因、发病机制、治疗、护理规范以及相关进展，熟知消化道出血观察、治疗、护理和教育等相关注意事项和要点。

2. 书面与口头教育相结合。

查询消化道出血相关指南和诊治规范的资料，充分利用医院文献数据库，鼓励追踪专业进展，定期举行读书报告会，利用晨间查房等时机进行口头教育。

3. 理论学习和实际案例相结合。

将理论学习与实际案例相结合，定期对消化道出血的治疗经验和教训进行总结，理论联系实际，提高业务水平和实践能力。

3.2.2　管理效果评价

CKD 3 期患者入组随访后，每 3～6 月监测 1 次血常规、生化和大便常规等指标，了解患者有无消化道出血情况。明确 CKD 患者消化道出血的危险因素，通过胃肠镜等检查评估 CKD 患者出血风险。同时与消化科联合为 CKD 患者制订个体化的治疗方案。营养师和专职患教护士为 CKD 患者制订个体化食谱，进行系统化的饮食宣教，定期进行电话随访或家访，了解患者一般情况。每年年终对 CKD 合并消化道出血的患病率、病因、胃肠镜下表现和预后情况进行总结，实施全面、规范的预防及控制措施，不断改善质量管理措施，尽可能降低 CKD 合并消化道出血的患病率。

参考文献

［1］ Akmal M，Sawelson S，Karubian F，et al. The prevalence and significance of occult blood loss in patients with predialysis advanced chronic renal failure（CRF），or receiving dialytic therapy［J］. Clin Nephrol，1994，42（3）：198－202.

［2］ Boccardo P，Remuzzi G，Galbusera M. Platelet dysfunction in renal failure［J］. Semin Thromb Hemost，2004，30（5）：579－589.

［3］ Gerson L B，Jackson C. Time to consider medical therapy for small-bowel angioectasias［J］. Am J Gastroenterol，2012，107（9）：1442－1443.

［4］ Ishigami J，Grams M E，Naik R P，et al. Chronic kidney disease and risk for gastrointestinal bleeding in the community：the Atherosclerosis Risk in Communities（ARIC）study［J］. Clin J Am Soc Nephrol，2016，11（10）：1735－1743.

［5］ Jackson C S，Gerson L B. Management of gastrointestinal angiodysplastic lesions（GIADs）：a systematic review and meta-analysis［J］. Am J Gastroenterol，2014，109（4）：474－483.

［6］ Kalman R S，Pedrosa M C. Evidence-based review of gastrointestinal bleeding in the chronic kidney disease patient［J］. Semin Dial，2015，28（1）：68－74.

［7］ Kaw D，Malhotra D. Platelet dysfunction and end-stage renal disease［J］. Semin Dial，2006，19（4）：317－322.

［8］ Muftah M，Mulki R，Dhere T，et al. Diagnostic and therapeutic considerations for obscure gastrointestinal bleeding in patients with chronic kidney disease［J］. Ann Gastroenterol，2019，32（2）：113－123.

［9］ Shen J I，Mitani A A. Winkelmayer W C. Heparin use in hemodialysis patients following gastrointestinal bleeding［J］. Am J Nephrol，2014，40（4）：300－307.

［10］ Wasse H，Gillen D L，Ball A M，et al. Risk factors for upper gastrointestinal bleeding among end-stage renal disease patients［J］. Kidney Int，2003，64（4）：1455－1461.

［11］ 卜现磊，王博. 内镜下金属钛夹预防小儿结肠息肉电切出血的护理［J］. 中国医药导报，2007，4（9）：70－71.

［12］ 曹艳玲，邢淑巧. 尿毒症合并上消化道出血的临床分析［J］. 中国临床医学，2004，11（3）：362－363.

［13］ 胡傧，陈赞雄，许超贵. 内镜下金属钛夹结合局部注药治疗急性上消化道出血［J］. 岭南急诊医学杂志，2002，7（1）：34－35.

［14］ 李斌. 奥美拉唑联合克拉霉素治疗慢性胃炎75例疗效观察［J］. 中国现代医生，2011，49（21）：149－150.

［15］ 李益龙，陆星华. 消化内镜学［M］. 2版. 北京：科学出版社，2004.

［16］ 刘军，姚庆姑，许火根，等. 代谢紊乱患者脂联素水平和颈动脉粥样硬化的研究［J］. 临床内科杂志，2004，21（10）：684－686.

［17］罗国彪，舒建昌，张文茹，等．尿毒症并发上消化道出血的相关因素分析［J］．广东医学，2005，26（11）：1536－1537.

［18］王锦年，张咏梅．慢性肾衰竭伴上消化道出血 29 例临床分析［J］．临床荟萃，2002，17（1）：10－11.

［19］吴国伟，王忠良，徐文君，等．慢性肾衰竭并发消化性溃疡的临床特点［J］．中国中西医结合肾病杂志，2003，4（10）：607.

［20］许鸣，梁彪，李子旭．金属钛夹与氩离子凝固术治疗上消化道 Dieulafoy 病出血的临床对比研究［J］．中国医药指南，2011，9（23）：33－34.

［21］邹多武，许国铭，李兆申，等．静脉滴注潘妥拉唑对健康成人 24 小时胃内 pH 变化的影响［J］．中华消化杂志，2001，21（3）：159－161.

4 慢性肾脏病合并神经系统并发症的管理

4.1 慢性肾脏病合并脑卒中的管理

4.1.1 慢性肾脏病合并脑卒中的临床特点

4.1.1.1 慢性肾脏病合并脑卒中的流行病学

CKD 的不同阶段都可能发生神经系统并发症，其中脑卒中和 CKD 联系紧密。目前研究显示，CKD 不仅对脑卒中的发病具有一定影响，而且能够对脑卒中患者远期不良预后产生影响。脑卒中可以分为两大类：缺血性脑卒中（80%～90%）和出血性脑卒中（10%～20%）。出血性脑卒中可能与高血压有关。缺血性脑卒中有多种病因，包括大动脉粥样硬化栓塞、血栓形成、心源性栓塞和小血管闭塞等。有研究分析显示，与肾功能正常人群相比，eGFR<60mL/(min·1.73m^2) 的患者出现脑卒中的风险将高出 43%。有研究表明，蛋白尿与脑卒中风险增加相关。调整其他血管危险因素后，相比非蛋白尿患者，蛋白尿患者脑卒中的发生风险增加 71%。透析患者具有更高的脑卒中发病率，一项研究表明，与非透析 CKD 患者相比，透析后缺血性脑卒中的风险和出血性脑卒中的风险分别增加了 3 倍、6 倍。因此，早期评估危险因素、积极管理，可有效预防脑卒中的发生，减轻患者的经济负担，改善患者生活质量，延缓肾损害的进展，对改善脑卒中预后具有重要的意义。

4.1.1.2 慢性肾脏病合并脑卒中的病理生理机制

随着病情的进展，CKD 患者的脑卒中发病率也逐渐增高，这类现象引起人们的广泛关注，但目前对于 CKD 合并脑卒中的发病机制尚无完全定论。肾脏的多种生理功能障碍可导致患者脑卒中发生风险增加。有研究表明，发生脑卒中不仅与传统的脑血管危险因素，如高血压、高血脂、糖尿病、心房颤动、高同型半胱氨酸血症、吸烟等相关，而且还与 CKD 的特征性危险因素，如贫血、水电解质代谢紊乱、尿毒素微炎症状态、氧化应激、高分解代谢、血液透析、钙磷代谢紊乱等有很大关系。上述因素又与血管内皮损伤相关，血管内皮损伤会促进血栓形成。同时血液中血浆纤维蛋白原、凝血酶原、D-二聚体和凝血酶-抗凝血酶Ⅲ复合物在 CKD 患者中的循环浓度较一般人群更高，这会影响前列环素、一氧化氮和组织纤溶酶原激活物（tPA）的释放。相关研究表明，CKD 合并脑卒中的发生与慢性炎症相关，血浆中 C 反应蛋白、纤维蛋白原、白细胞介素－6 等炎性标记物在 CKD 患者中会出现结构和浓度的改变，同时慢性炎症与营养不良有关。接受血液透析的 ESRD 患者，脑卒中发生风险增加的原因可能是肾脏损害相关的血管并发症和由尿毒症引起的病理反应，促进了血管钙化、营养不良、炎症、动脉粥样硬化综合征的发生。一项前瞻性研究发现，CKD 合并贫血与脑卒中发生风险的显著增加相关，并且独立于其他危险因素。了解 CKD 合并脑卒中的发病机制，可以帮助医护人员更深入地了解该病的危险因素，改善患者生活质量，提高生存率。

4.1.1.3 慢性肾脏病合并脑卒中管理的意义

近几年 CKD 合并脑卒中的发病率逐渐增高，因其发病率高、死亡率高、致残率高、复发率高，严重威胁着 CKD 患者的生活质量。CKD 合并脑卒中患者主要的后遗症为不同程度的功能障碍，包括肢体运动功能、日常生活能力、认知及言语功能障碍等，这些功能障碍将给患者本人、家庭及社会带来巨大负担。对患者进行有效的管理，采用药物治疗及早期康复治疗，可有效预防脑卒中的发生，降低死亡率和致残率。

4.1.2 慢性肾脏病合并脑卒中的管理策略

相关管理包括人群管理、用药管理、饮食管理、日常生活起居管理、心理管理、康复锻炼管理等。

4.1.2.1 早发现、早预防

通过采取管理档案、定期复查和体格检查等手段，医护人员可获得 CKD 合并脑卒中患者的一般健康状况及存在的危险因素，早发现、早预防，避免 CKD 合并脑卒中的发生。

4.1.2.2 人群管理

（1）高危人群管理：对具有原发疾病的高危人群按照相关指南进行管理。

（2）对脑卒中患者进行特殊管理。

（3）了解评估患者病情，制订诊疗康复计划，提供随访管理，指导合理用药。

（4）帮助查找病因和危险因素：开展健康教育及三级预防，提供预防干预措施，进行健康管理，预防复发。

（5）对有脑卒中后遗症的患者评估肢体瘫痪的程度、级别，进行康复治疗和功能训练，提高患者生活质量。

（6）指导患者护理：预防并发症，减轻病痛。

（7）对病情加重、疾病复发、不宜在家中治疗者，协助转诊并跟踪管理。

4.1.2.3 疾病管理

高血压、糖尿病、冠心病、高脂血症和多囊肾是脑卒中的危险因素，及早防治上述因素可有效减少脑卒中的发生和复发，医护人员应该对 CKD 合并上述因素的人群进行早筛查、早干预，以预防脑卒中的发生，同时应加强原发病的综合治疗和病情监测，使血压、血糖、血脂维持在理想稳定的水平。

4.1.2.4 用药管理

合理选择降压、降脂、改善血液循环及提高机体免疫功能的药物。

4.1.2.5 饮食管理

多进食新鲜蔬菜和水果、海带及含优质蛋白质的食物。

4.1.2.6 日常生活起居管理

注意劳逸结合，作息要有规律，保证有效的休息和充足的睡眠，保持心情舒畅、情绪稳定，注意顺应气候的变化，注意冷暖。

4.1.2.7 心理管理

CKD 合并脑卒中的致残率很高，临床表现多为偏瘫、失语和精神障碍，患者应保持心情舒畅、情绪稳定，医护人员应对其进行心理疏导。

4.1.2.8 康复锻炼管理

（1）体质康复：患者根据具体情况选择坐、卧位功能锻炼，可选择散步、打太极拳等康复运动。

（2）语言康复：失语患者可以通过规范训练重建语言功能，提高交流能力，提高生活质量。

（3）运动康复：运动康复可明显提高患者生活自理能力，改善生活质量。

4.1.2.9 健康教育要点

（1）改变不良的生活习惯。

（2）戒烟、戒酒。

（3）调整饮食习惯：低盐低脂饮食。保证足够的营养，补充优质蛋白质、维生素等。忌暴饮暴食。

（4）乐观愉快，树立战胜疾病的信心。

（5）生活有规律。

4.1.3 慢性肾脏病合并脑卒中的效果评价

CKD 各期患者入组随访后，医护人员应评估脑卒中相关危险因素，根据危险性分层进行个体化管理，制订治疗方案。对疾病、饮食、心理、康复锻炼等方面进行管理，定期监测血常规、血糖、血脂、凝血功能、D-二聚体、同型半胱氨酸等指标。进行系统化健康知识宣教，提高患者的遵医行为，增加家庭支持度。年终对 CKD 合并脑卒中的发病率、病因及预后进行分析总结，实施全面、科学、规范的预防及控制措施，不断改善质量管理措施，尽可能降低 CKD 患者合并脑卒中的发病率。

4.2 慢性肾脏病合并尿毒症脑病的管理

患者有神经系统并发症时可以表现为脑病、周围性多发性神经病变、自主神经功能紊乱、睡眠障碍及周围性单神经病变。尿毒症脑病作为常见的神经系统并发症之一，为多种代谢紊乱所致的急性或亚急性可逆性神经、精神症状。其临床症状和影像学表现可见于多种疾病，所以临床上易误诊、误治，影响患者预后。

4.2.1　尿毒症脑病的临床特点

4.2.1.1　尿毒症脑病的病理生理机制

尿毒症脑病指发生于肾功能衰竭患者的脑病综合征。常见诱因包括创伤、手术等导致的急性应激状态、感染、严重呕吐和（或）腹泻，某些抗生素的使用等。

1. 尿毒症脑病的病理生理机制。

尿毒症脑病的病理生理机制尚未完全清楚。多种因素参与了尿毒症脑病的发生，包括贫血、营养不良、尿毒症毒素增加、水电解质代谢紊乱和酸碱平衡紊乱、内分泌代谢紊乱、活性氧簇增加及社会适应性减少等。营养不良、尿毒症毒素增加及内分泌代谢紊乱可以影响氨基酸的转移，造成一些氨基酸在脑脊液中的浓度发生改变，从而引起神经、精神相关症状。谷氨酰胺缺乏可以引起卡尼汀水平降低，导致患者出现运动及认知功能障碍。甘氨酸水平升高和丝氨酸转化减少可造成脑功能异常、癫痫发作、反应迟缓、脑电图异常。尿毒症患者多巴胺水平降低可以导致应激状态和运动功能障碍。贫血的改善及脑水肿的减轻可以显著改善尿毒症患者的认知功能。

2. 尿毒症脑病患者的临床表现。

尿毒症脑病患者的临床表现主要包括精神功能异常以及运动功能障碍。

1）精神功能异常：尿毒症脑病患者早期可表现为感觉模糊、反应迟钝、记忆力减退、情感淡漠、疲乏无力、失眠等。随着肾功能的减退，患者可出现注意力不集中、意识模糊、兴奋、幻觉、紧张、无语、癫痫发作，可伴震颤、阵挛、深反射减弱等。严重者可出现严重抽搐，甚至昏迷与死亡。

2）运动功能障碍：患者早期表现包括意向性震颤、扑翼样震颤、反射亢进、发音缓慢或急促不清。随着病情的进展，患者可出现运动障碍、短暂性偏瘫、强直-阵挛性癫痫发作等。

3. 尿毒症脑病的影像学特点。

常用的影像学检查手段包括头颅电子计算机断层扫描（computerized tomography，CT）和头颅磁共振成像（magnetic resonance imaging，MRI），后者对病灶的显示更为敏感。

头颅 CT 可见低密度病灶，多位于顶叶、枕叶皮质或皮质下，少数可位于双侧基底节区，分布对称或不对称，多伴有脑沟、脑池和脑裂增宽，以及脑室扩大。

头颅 MRI 表现为 T1 相低信号或等信号，T2 相高信号，FLAIR 相高信号，DWI 相高信号，ADC 相低信号或等信号。根据累及的部位病变可分为三型：皮质型、基底节型和不典型（或白质型）。大部分患者经积极治疗，颅内病变可于数周至数月内消失，影像学表现完全恢复正常。

4. 尿毒症脑病的脑电图特点。

尿毒症脑病患者的脑电图主要表现为弥漫性慢波，且随病情的进展而变化。早期可表现为轻微不对称性异常，随着病情进展，脑电图可表现为异常节律变化，额区 δ 波、θ 波、尖波、三项波增多。合并癫痫者的脑电图可见棘波。

4.2.1.2 尿毒症脑病管理的意义

尿毒症脑病不仅影响患者的生存质量，严重者甚至危及患者的生命。早期发现和积极治疗，大多数患者的神经、精神相关症状可以得到改善，甚至恢复正常。临床医护人员应对高危患者进行针对性管理，避免病情进一步加重和恶化。

4.2.2 尿毒症脑病的管理策略

4.2.2.1 尿毒症脑病的诊断及鉴别诊断

尿毒症患者若出现神经、精神相关症状，头颅 CT 可见脑萎缩、低密度灶，MRI 可见长 T1、T2 异常信号灶，且病灶与临床表现对应，应考虑尿毒症脑病。但需要排除以下情况：药物中毒、精神性疾病、脑血管意外、糖尿病酮症酸中毒、高血糖高渗状态、肝性脑病、肺性脑病、癫痫、韦尼克脑病等。

4.2.2.2 尿毒症脑病的防治

为预防尿毒症脑病的发生，应避免营养不良，维持血红蛋白在理想范围，并根据肾功能水平和临床症状体征，适时地开始透析，有条件者可行肾移植。对于症状明显者，还可予以对症治疗的相关药物，如烦躁、失眠者可用镇静催眠药；精神异常者可用镇静安神药，如哌替啶等；抽搐者可用苯妥英钠、丙戊酸钠等药物。

1. 一般支持治疗。

卧床休息，低蛋白质饮食。积极纠正水电解质代谢紊乱和酸碱平衡紊乱，控制血压，预防感染，消除紧张情绪。适当予以改善脑代谢的药物，如胞磷胆碱、醒脑静等，同时可予以微量元素、维生素及氨基酸等改善营养情况。纠正钙磷代谢紊乱及甲状旁腺功能亢进等。

2. 血液净化治疗。

血液净化是尿毒症脑病的有效治疗措施，大多数患者在开始净化治疗后的数天至数周内病情即可好转。可选择的模式包括普通血液透析、高通量透析、组合人工肾、血液透析滤过、血液灌流、连续性血液净化（CVVH）以及血液灌流联合血液透析等。应针对患者的具体病情，选择个体化的血液净化方式，当透析方式不当或剂量不合理时，尿毒症脑病患者可能出现透析失衡综合征，从而加重病情。

3. 谨防抗生素导致尿毒症脑病。

尿毒症患者免疫功能低下，易合并感染，是高频使用抗生素的人群。随着临床抗生素使用的日益增多，抗生素相关尿毒症脑病的发病率也迅速增加，以 β-内酰胺类（如头孢菌素类、碳青霉烯类等）居多。这主要是因为 β-内酰胺类抗生素在体内大部分呈原形从肾脏排除，当肾功能不全时，药物排泄率降低、血浆半衰期延长，易导致药物在中枢神经系统内蓄积而引起并发症。此外，长期使用 β-内酰胺类抗生素可导致维生素 B 吸收减少，引起精神症状。因此合理使用抗生素及正确及时地处理抗生素相关尿毒症脑病尤为重要。

一旦发现抗生素所致尿毒症脑病，应立即停用相关药物，积极对症治疗，同时增加透析强度，包括增加透析频率及改变透析模式等，如隔日透析改为每日透析、普通血液透析改为血液透析联合血液灌流或血液滤过，必要时可以行连续性血液净化治疗。对于癫痫发作者，应积极予以镇静处理，谨防舌咬伤。患者首次癫痫发作后，应于床旁常备抢救设备及药物，如压舌板、开口器、地西泮注射液等，以便再次发作时能及时抢救。

4.2.2.3　医护培训要点

科室可建立尿毒症脑病防治管理团队，在科室内对全科医护人员进行相关培训，并制订针对尿毒症脑病防治的健康教育计划，对尿毒症脑病患者或存在尿毒症脑病风险的患者进行健康教育和管理。具体培训内容可涉及尿毒症脑病的危害、尿毒症脑病的危险因素及常见诱因、尿毒症脑病患者的护理、尿毒症脑病防治相关新进展等。操作培训包括癫痫发作时防止舌咬伤的急救措施等。此外应特别加强门诊和住院期间尿毒症脑病防治的管理培训。

1. 门诊尿毒症脑病防治的管理。

消除尿毒症脑病的相关危险因素和诱因，可有效降低尿毒症脑病的发病率。因此，对尿毒症脑病患者应建立良好的门诊随访及监测制度，定期复查血常规、肝肾功能、电解质、甲状旁腺激素及评估透析充分性等，将相关指标维持在目标水平。对于病情稳定的患者，医护人员可以每月监测一次血常规、肝肾功能、电解质，每三月监测一次甲状旁腺激素及评估透析充分性。对于病情变化的患者可适当缩短监测周期。经过专业培训的医师制订随访内容及指标监测清单，经过专业培训的护士协助医师完成患者随访及监督工作。所有门诊随访患者应有专门的主管医护人员，以便患者病情变化时可以第一时间联系主管医护人员，而主管医护人员也能更好地定期评估及指导患者，做好尿毒症脑病的门诊防治工作，并安排有住院指征的尿毒症脑病患者办理住院。

2. 住院期间尿毒症脑病防治的管理。

住院医师在医疗组长的指导下完成尿毒症脑病的诊疗工作。入院当天主管医师对患者的病史进行详细了解，充分评估病情后在医疗组长的指导下制订诊疗计划。诊疗过程中应尽早完成必要的辅助检查，并在第一时间分析检查结果，做到早诊断、早治疗，以期改善预后并尽可能缩短住院时间。主管护士在护理过程中应给予患者更多关怀并帮助患者获取更多的家庭支持。此类患者病情可能会突然变化，尤其是表现为癫痫样发作的尿毒症脑病患者，很可能会反复抽搐，护士应做好巡房工作，一旦发现异常情况，及时告知主管医师并协助进行处理。医疗组长及护理组长定期对主管医护人员的诊疗工作进行监督考核，结合科室的具体情况，对常规的医疗护理问题进行归纳总结，制订相应的流程与规范，尽可能地减少医疗差错。

4.2.2.4　管理制度

在临床工作中，为规范医疗行为，可建立针对尿毒症脑病患者的分级护理制度、教育制度、定期筛查制度、双向转诊制度、多学科协作制度、患者教育制度、医护人员专科培训制度、定期分析总结制度等。

1. 分级护理制度。

主管医护人员协同医疗组长及护理组长综合评估患者的情况，根据患者的依从性、一般情况、基础疾病等综合评定护理级别，根据护理级别确定随访方式、随访频率、患教方式和患教频率等。

2. 教育制度。

医疗组长带领主管医护人员为患者制订个体化的患教计划，并交由经过专业培训的专职患教护士执行。主管医师定期评估患者教育执行情况及执行效果，并根据评估情况对患教计划进行动态调整。

3. 定期分析总结制度。

防治管理团队成员每月对尿毒症脑病患者的随访管理、患教管理、医嘱管理、护理管理等情况进行分析总结，让团队医护人员知晓管理效果，进行持续改进，不断降低尿毒症脑病的发病率及相关死亡率，提高患者的生活质量及满意度。

参考文献

[1] Abramson J L, Jurkovitz C T, Vaccarino V, et al. Chronic kidney disease, anemia, and incident stroke in a middle-aged, community-based population: the ARIC study [J]. Kidney Int, 2003, 64 (2): 610−615.

[2] Donnan G A, Fisher M, Macleod M, et al. Stroke [J]. Lancet, 2008, 371 (9624): 1612−1623.

[3] Feigin V, Lawes M M C, Bennett D A, et al. Worldwide stroke incidence and early case fatality reported in 56 population-based studies: a systematic review [J]. Lancet Neurol, 2009, 8 (4): 355−369.

[4] Kang E, Jeon S J, Choi S S. Uremic encephalopathy with atypical magnetic resonance features on diffusion-weighted images [J]. Korean J Radiol, 2012, 13 (6): 808−811.

[5] Khella S, Bleicher M B. Stroke and its prevention in chronic kidney disease [J]. Clin J Am Soc Nephrol, 2007, 2 (6): 1343−1351.

[6] Kumai Y, Kamouchi M, Hata J, et al. Proteinuria and clinical outcomes after ischemic stroke [J]. Neurology, 2012, 78 (24): 1909−1915.

[7] Lee M, Ovbiagele B. Reno-cerebrovcasular disease: linking the nephron and neuron [J]. Expert Rev Neurother, 2011, 11 (2): 241−249.

[8] Lee M, Saver J L, Chang K H, et al. Low glomerular filtration rate and risk of stroke: meta-analysis [J]. BMJ, 2010, 341: c4249.

[9] Monk R D, Bennett D A. Reno-cerebrovcasular disease? The incognito kidney in cognition and stroke [J]. Neurology, 2006, 67 (2): 196−198.

[10] Mozaffarian D, Benjamin E J, Go A S, et al. Heart disease and stroke statistics −2015 update: a report from the American Heart Association [J]. Circulation, 2015, 131 (4): e29−e322.

[11] Ninomiya T, Perkovic V, Verdon C, et al. Proteinuria and stroke: a meta-analysis of cohort studies [J]. Am J Kidney Dis, 2009, 53 (3): 417−425.

[12] Rattanasompattikul M, Molnar M Z, Zaritsky J J, et al. Association of malnu-

trition-inflammation complex and responsiveness to erythropoiesis-stimulating a-gents in long-term hemodialysis patients ［J］. Nephrol Dial Transplant，2013，28（7）：1936－1945.

［13］ Sozio S M，Armstrong P A，Coresh J，et al. Cerebrovascular disease incidence，characteristics，and outcomes in patients initiating dialysis：the choices for healthy outcomes in caring for ESRD（CHOICE）study ［J］. Am J Kidney Dis，2009，54（3）：468－477.

［14］ Townsend R R. Stroke in chronic kidney disease：prevention and managaement ［J］. Clin J Am Soc Nephrol，2008，3 Suppl 1：S11－S16.

［15］ Wang H-H，Hung S-Y，Sung J-M，et al. Risk of stroke in long-term dialysis patients compared with the general population ［J］. Am J Kidney Dis，2014，63（4）：604－611.

［16］ 潘之颖，郑罡，娄亚先，等. 尿毒症性脑病及其影像学 ［J］. 放射学实践，2014，29（6）：715－717.

［17］ 石青. 代谢性脑病 ［J］. 中国临床神经科学，2013，21（4）：433－437.

［18］ 王海燕. 肾脏病学 ［M］. 3 版. 北京，人民卫生出版社，2008.

［19］ 王益芳，戴洪波. 血液透析患者抗生素脑病的临床分析 ［J］. 湘雅学院学报（医学版），2011，13（1）：20－21.

［20］ 杨兰英，黄国权，汪健文. CT 及 MRI 在尿毒症脑病的诊断价值 ［J］. 现代医用影像学，2014，23（3）：215－217，221.

［21］ 叶任高，李幼姬，刘冠贤. 临床肾脏病学 ［M］. 2 版. 北京：人民卫生出版社，2008.

［22］ 曾立，杨琴. 尿毒症脑病的诊治进展 ［J］. 现代医药卫生，2016，32（3）：377－380.

5 慢性肾脏病合并睡眠障碍的管理

5.1 慢性肾脏病合并睡眠障碍的临床特点

5.1.1 慢性肾脏病合并睡眠障碍的管理意义

睡眠障碍（sleep disorder，SD）是睡眠质量或时长达不到正常需求的主观体验，常表现为入睡困难和（或）睡眠维持困难。睡眠质量下降者醒后常感疲乏，精神状态较差，甚至出现头昏、头痛。睡眠时长不足指整夜睡眠时间少于 5h。2002 年一项睡眠问卷调查发现，CKD 患者的睡眠障碍患病率高达 42.7%。随着肾功能的下降，睡眠障碍亦逐渐加重。2012 年一项研究发现，维持性透析患者睡眠障碍患病率达 80%。CKD 合并睡眠障碍管理指在医护人员帮助下，通过患者自我生活状态调整、药物治疗方案调整、心理调节等，达到改善患者睡眠状况的目的，最终提高患者的生活质量。

5.1.2 慢性肾脏病合并睡眠障碍的特点

CKD 合并睡眠障碍者主要表现为失眠、易醒、多梦、睡眠呼吸暂停综合征、白天嗜睡、发作性睡眠、不宁腿综合征以及周期性肢体运动障碍等。

5.1.2.1 失眠

失眠是 CKD 患者常见的睡眠障碍类型，尤其在 ESRD 患者中更为常见。普通人群失眠患病率仅为 12%，而血液透析患者失眠患病率高达 79%，腹膜透析患者失眠患病率与血液透析患者类似，为 73%。多种因素共同作用导致了失眠，一方面失眠与 CKD 患者尿毒症毒素蓄积、贫血等有关。另一方面，不宁腿综合征、周期性肢体运动障碍等可引起睡眠中断、睡眠呼吸暂停，也可导致失眠。

5.1.2.2 睡眠呼吸暂停综合征（sleep apnea syndrome，SAS）

SAS 指各种原因导致机体在睡眠状态下反复出现呼吸暂停和（或）低通气、高碳酸血症、睡眠中断，并发生一系列病理生理改变的临床综合征。SAS 是 CKD 患者中常见的睡眠障碍类型，2014 年一项研究发现在 ESRD 患者中 SAS 的患病率高达 57%。SAS 可使患者出现头晕、乏力、嗜睡、注意力不集中、记忆力减退等不适症状，并增加患者发生心血管病和阿尔茨海默病的风险，严重者甚至发生猝死。近年来发现 CKD 与 SAS 的发病有关。一方面，SAS 可通过引起慢性肾脏缺氧，激活肾素－血管紧张素系统，从而作用于肾脏，导致肾小管间质损伤和肾小球硬化，促进 CKD 进展。另一方面，CKD 患者 GFR 降低，机体水钠潴留可致上呼吸道水肿、气道塌陷，诱发和加重睡眠呼吸暂停。ESRD 患者的尿毒症毒素增加以及机体化学感受器的敏感性增强也是 SAS 的重要致病因素。夜间血液透析治疗可降低 CKD 患者体内化学感受器的敏感性，从而改善 SAS 的发病情况。

5.1.2.3　不宁腿综合征

不宁腿综合征是以夜间睡眠时腿部出现虫爬样或针刺样感受为突出表现的临床综合征。患者感觉腿部不适的同时，常伴有小腿的运动冲动增加，导致患者出现不能自控的腿部运动。上述表现在安静状态下较为显著，患者自主活动后可消失，多于夜间发作，使患者难以维持睡眠。多种疾病均可引起不宁腿综合征，CKD 患者是好发人群之一。CKD 患者不宁腿综合征的具体发病机制尚未明确，目前认为贫血、铁缺乏、透析治疗、钙磷代谢紊乱、中枢和周围神经系统异常均是其发病的危险因素。

5.1.3　慢性肾脏病合并睡眠障碍的影响因素

多种因素可影响 CKD 患者睡眠障碍的发生及发展。

5.1.3.1　细胞因子及炎症状态

细胞因子及炎症状态可能与 CKD 患者睡眠障碍有关。CKD 患者和 SAS 患者体内的 TNF-α 水平均呈现升高的趋势，提示 SAS 的发生可能与某些细胞因子的参与有关。在对腹膜透析患者的观察中发现，睡眠质量较差的患者外周血中的 IL-18 水平显著高于睡眠质量较好的患者。而在对血液透析患者的观察中发现，高敏 C 反应蛋白和 IL-1β 水平在睡眠质量较差的患者体内明显升高。

5.1.3.2　尿毒症毒素与肾脏替代治疗

在对接受肾脏替代治疗的 ESRD 患者的观察中发现，患者在接受肾脏替代治疗后，其睡眠障碍的患病率及睡眠障碍的严重程度均较肾脏替代治疗前有所降低，提示 CKD 患者体内的尿毒症毒素可能是引起患者睡眠障碍的原因之一。但 ESRD 患者随着透析龄的增加，睡眠障碍的患病率逐渐增加。而不同透析方式对患者睡眠障碍的影响也不尽相同，血液透析患者中，早上接收透析治疗的患者发生失眠的风险是下午接收透析治疗患者的 18 倍，而夜间腹膜透析患者与持续非卧床腹膜透析患者相比，其 SAS 的患病率及严重程度均明显降低。

5.1.3.3　合并症与并发症

1. 合并症。

合并症（如心血管病、糖尿病和高血压等）是维持性透析患者发生睡眠障碍的独立预测因子，也是影响 CKD 患者预后的重要因素。

2. 并发症。

贫血、高磷血症与甲状旁腺功能亢进是 CKD 患者的常见并发症。研究发现，贫血影响非透析 CKD 患者的睡眠质量，可能与贫血导致患者长期疲乏、食欲低下、情绪低落等因素有关，但贫血影响 CKD 患者睡眠质量的确切机制尚不清楚。CKD 患者若合并高磷血症及甲状旁腺功能亢进，可出现皮肤瘙痒症状，皮肤瘙痒会增加患者夜间醒来的次数，进而影响患者的睡眠质量。

5.1.3.4 情绪障碍

CKD患者普遍存在情绪障碍，情绪障碍与CKD患者睡眠质量降低明显相关。以抑郁为例，一方面，抑郁可以导致失眠的发生；另一方面，失眠也可加重患者的抑郁状态。一项研究采用匹兹堡睡眠质量指数（PSQI）观察睡眠质量与抑郁症发生的关系，发现睡眠质量较差（PSQI总分≥5分）的CKD患者，其抑郁的患病率为20%，而CKD患者中正常睡眠（PSQI总分0～5分）的人群，其抑郁的患病率几乎为零。

5.2 慢性肾脏病合并睡眠障碍的管理策略

睡眠障碍是导致CKD患者死亡率显著上升的原因之一，如何改善CKD患者的睡眠质量是值得CKD管理工作者关注的问题。

5.2.1 慢性肾脏病合并睡眠障碍的评定

评定CKD患者睡眠质量可采用PSQI作为评估工具。该量表由23个条目构成，主要包含七个部分：主观睡眠质量、入睡时间、睡眠时间、睡眠效率、睡眠障碍、催眠药物的应用、日间功能障碍。每个部分按0～3分计分，很好记0分、较好记1分、较差记2分、很差记3分，累计各部分分值得出PSQI总分，总分21分。总分≥5分者提示睡眠质量较差，在此基础上总分越高说明睡眠质量越差。

医护人员及时、客观、准确地对患者干预前后的睡眠质量做出评价，可以了解患者睡眠质量有无改善、治疗方法是否得当、治疗方案是否需要改进等。

5.2.2 慢性肾脏病合并睡眠障碍的治疗

5.2.2.1 一般治疗

对于伴有睡眠障碍的CKD患者，首先需要建立良好的生活习惯，包括改变不良生活习惯、均衡膳食、控制体重、保持良好的心态等。避免吸烟、酗酒、长期使用催眠类药物等。合理安排作息时间，培养良好的睡眠习惯，避免或减少在睡前饮用咖啡、浓茶等具有兴奋性作用的食物。尽量减少催眠类药物的使用频率及使用剂量。依据患者的实际情况，医护人员应个体化地制订运动锻炼计划。有研究表明，对于肥胖的CKD患者，减轻体重有助于改善SAS的发病情况。

5.2.2.2 药物治疗

1. 用于治疗失眠的药物。

临床应用最广泛的是苯二氮䓬类药物。此类药物具有缩短入睡时间、减少夜间醒来的时间及次数的作用，以此提高睡眠质量。但长期使用后患者容易产生药物依赖性，另外该类药物可引起精神运动性损害、记忆障碍等不良反应。使用此类药物治疗失眠时，必须遵循按需服用及小剂量间断使用的原则，以减少药物依赖性及不良反应。

2. 用于纠正贫血的药物。

有效治疗贫血可显著改善 CKD 患者的睡眠及生活质量。静脉补铁治疗可改善周期性肢体运动障碍、不宁腿综合征及周围神经病变，从而改善睡眠障碍。

5.2.2.3　肾脏替代治疗

ESRD 患者需接受维持性透析治疗。在改善睡眠质量方面，除一般治疗及药物治疗外，调整透析模式也能起到一定作用。

（1）血液滤过：血液滤过清除中、大分子毒素的效果优于普通透析治疗，可采用间断接受血液滤过治疗的方式提高透析效率，从而改善患者的睡眠质量。

（2）夜间透析：夜间透析可以通过延长透析时间，提高透析效率，改善 ESRD 患者的透析质量。有研究发现接受夜间透析的患者的睡眠质量及白天精神状态都较接受日间透析的患者有明显改善，睡眠周期也更加规律。

（3）肾移植：肾移植患者往往较维持性血液透析患者的睡眠质量更高。肾移植可纠正 ESRD 患者的阻塞性睡眠呼吸暂停，改善睡眠障碍。

5.2.2.4　心理干预

积极干预 CKD 患者的不良心理状态，对提高患者的睡眠质量也有一定帮助。通过心理干预，患者可以充分了解睡眠的自然规律，降低对睡眠的关注程度，自觉避免各种影响睡眠的不良因素，逐渐养成良好的睡眠习惯，从而改善睡眠质量。

5.2.3　医护培训要点

医院可建立睡眠管理团队，建议医院精神科医师加入患者睡眠管理团队。进行睡眠评定的医护人员需先接受睡眠质量测定量表使用方法的培训，以及一定的心理干预方法培训。团队成员定期进行讨论和学习，对于患者管理中发现的问题积极寻找改进措施。

参考文献

[1] Beecroft J M，Duffin J，Pierratos A，et al. Decreased chemosensitivity and improvement of sleep apnea by nocturnal hemodialysis [J]. Sleep Med，2009，10（1）：47-54.

[2] Hanly P J，Ahmed S B. Sleep apnea and the kidney：is sleep apnea a risk factor for chronic kidney disease? [J]. Chest，2014，146（4）：1114-1122.

[3] Mallamaci F，Leonardis D，Tripepi R，et al. Sleep disordered breathing in renal transplant patients [J]. Am J Transplant，2009，9（6）：1373-1381.

[4] Parker K P. Sleep disturbances in dialysis patients [J]. Sleep Med Rev，2003，7（2）：131-143.

[5] Sakaguchi Y，Shoji T，Kawabata H，et al. High prevalence of obstructive sleep apnea and its association with renal function among nondialysis chronic kidney disease patients in Japan：a cross-sectional study [J]. Clin J Am Soc Nephrol，2011，

6 (5)：995-1000.

[6] 魏晓薇.《黄席珍睡眠忠告》国内首部睡眠科普读物 [J]. 出版参考，2003 (17)：47.

6 慢性肾脏病合并皮肤病变的管理

6.1 慢性肾脏病合并皮肤病变的临床特点

6.1.1 慢性肾脏病合并皮肤病变的流行病学

CKD 患者可出现多系统损害，皮肤病变是常见的临床表现之一。随着 CKD 的进展，皮肤病变的发生率逐渐上升，几乎所有 ESRD 患者皮肤均受累。CKD 合并的皮肤病变主要包括皮肤瘙痒、皮肤干燥、皮肤色素改变、紫癜、转移性皮肤钙化、钙化防御、迟发性皮肤卟啉病、获得性穿通性皮肤病、肾源性系统性纤维化等。

6.1.1.1 皮肤瘙痒

皮肤瘙痒是 CKD 患者常见的皮肤病变之一。2008 年一项研究表明，随着 CKD 病情加重，皮肤瘙痒发生率逐渐提高，3 期 CKD 患者皮肤瘙痒发生率为 18％、4 期为 26％、5 期为 42％。2008 年王彦等报道维持性血液透析患者皮肤瘙痒的发生率为 56％。2009 年余学清等报道 50％～70％维持性血液透析患者发生皮肤瘙痒。随着透析的进行，终末期肾功能衰竭患者皮肤瘙痒的发生率逐渐上升。有报道显示患者透析前皮肤瘙痒的发生率约 36％，而透析后瘙痒的发生率可达到 60％～90％。此外，有研究显示皮肤瘙痒发生率与患者年龄、透析方式、皮肤干燥程度、血浆白蛋白水平、尿素氮水平、血磷水平等因素有关，男性、尿素氮及血磷水平高者的皮肤瘙痒更严重，血液透析患者较腹膜透析患者的皮肤瘙痒更常见，儿童患者显著少于成人，且瘙痒程度相对较轻。

6.1.1.2 皮肤干燥

皮肤干燥是 CKD 患者常见的皮肤病变之一，波兰一项针对 100 例血液透析患者的观察性研究发现 79％CKD 患者有皮肤干燥。2008 年王彦等报道慢性肾功能衰竭患者多表现为轻中度皮肤干燥：轻度 22 例（52.38％）、中度 14 例（33.33％）和重度 6 例（14.29％）。其中泛发性 27 例（64.29％），局限性 15 例（35.71％）。透析治疗结束后，16 例（38.10％）患者自觉皮肤干燥缓解、26 例（61.90％）则无明显变化。

6.1.1.3 皮肤色素改变

皮肤色素改变是 CKD 患者中一种常见的皮肤病变，皮肤主要变为褐色（色素沉着）、暗黄色、青灰色及苍白。2006 年 Chung 等报道 25％～70％的慢性肾功能衰竭患者发生皮肤色素沉着。2008 年王彦等报道维持性血液透析患者中 41.24％出现皮肤色素改变：皮肤暗黄发生率为 32.99％，主要见于面、颈部等暴露部位；色素沉着为 17.52％；皮肤暗黄伴色素沉着为 9.28％。未见皮肤青灰色及苍白。皮肤色素改变与维持性血液透析患者的年龄、性别、透析龄，以及血钙磷乘积、血红蛋白、Scr、BUN、血钙、血磷、甲状旁腺激素水平的变化无相关性。

6.1.1.4　紫癜

紫癜是 CKD 患者常见的皮肤病变之一。2008 年王彦等报道维持性血液透析患者紫癜发生率为 17.52％，多见于四肢部位，与患者年龄及血红蛋白、BUN、甲状旁腺激素水平有相关性。2008 年王世相等报道维持性血液透析患者紫癜发生率为 2.21％。

6.1.1.5　转移性皮肤钙化

转移性钙化是慢性肾功能衰竭患者的常见并发症之一，好发于皮肤、关节和血管。1990 年一项研究发现维持性透析患者发生率为 36％～76％，儿童及成年人均可发病，男女发生率无明显差异，60％患者为系统性钙化，40％患者为局部钙化。

6.1.1.6　钙化防御

ESRD 患者皮下组织和小动脉转移性钙化导致外周组织缺血性坏死伴皮肤溃疡，称为钙化防御，常发生于腹膜透析和血液透析患者。血液透析患者钙化防御发生率约为 4％，男女之比为 1∶3。

6.1.1.7　迟发性皮肤卟啉病

迟发性皮肤卟啉病是卟啉病中常见的一型，是尿卟啉原代谢障碍导致的一种光敏性皮肤病。血液透析患者中迟发性皮肤卟啉病的发生率为 1.2％～18.0％。

6.1.1.8　获得性穿通性皮肤病

2010 年一项研究发现，维持性血液透析患者中获得性穿通性皮肤病的发生率约 10％，非洲裔美国人和糖尿病患者是高危人群。2006 年 Saray 等研究显示获得性穿通性皮肤病中近 1/3 患者为 CKD 患者，50％为糖尿病患者，9.1％为肾移植后的患者。2008 年王彦等报道 2.1％维持性血液透析患者发生基勒病（又称：穿通性角化过度症）。

6.1.1.9　肾源性系统性纤维化

肾源性系统性纤维化是发生于 CKD 患者中的一种泛发的纤维化疾病，主要累及皮肤、心脏、肺和肾脏。该病于 2000 年首次被报道，随后临床报告不断增多，近年来随着防治意识加强，发生率已显著降低。2006 年一项研究发现，ESRD 患者中肾源性系统性纤维化患病率很低，仅为 0.01％～0.02％。该病主要见于维持性透析患者，也可见于肾移植后或急性肾功能衰竭后的患者，男女发生率无明显差异，各人种皆有报道，绝大多数病例与暴露于含钆的磁共振造影剂有关，与环状或离子型含钆螯合物造影剂相比，线型或非离子型含钆螯合物易解离，腹膜透析对含钆螯合物的清除速度不及血液透析，因此含钆造影剂应用剂量大、采用线型或非离子型含钆螯合物的腹膜透析患者更易出现该病。

6.1.2　慢性肾脏病合并皮肤病变的特点

6.1.2.1　皮肤瘙痒

CKD 患者皮肤瘙痒常见的部位依次为背部、下肢、胸部、上肢、头颈，其中背部尤其严重，往往持续数月至数年，但泛发性皮肤瘙痒很少见。很多因素（如高温、出汗和应激等）会加重瘙痒的程度。患者因皮肤瘙痒喜好搔抓，容易出现表皮脱落、反复感染、结节性痒疹和皮肤苔藓样变等继发性皮肤损伤。不同尿毒症患者以及同一尿毒症患者的不同时期，皮肤瘙痒严重程度不尽一致，轻者间歇性发作，每次持续若干分钟，重者持续时间较长，有时甚至持续整日。环境温度高、出汗和应激可导致瘙痒症状的加重，而寒冷、冲淋可减轻其症状。

6.1.2.2　皮肤干燥

CKD 患者皮肤干燥主要表现为皮肤干裂、无光泽，可合并皮肤皲裂、溃疡、苔藓样变、蜂窝织炎、刺激性皮炎或接触性皮炎等。皮肤干燥可以是局限性的也可以是泛发性的，最常见的部位是肢端，往往伴有皮肤瘙痒。皮肤干燥的发生率与血红蛋白水平呈负相关，与透析龄及 BUN、Scr、血磷、血钙、血钙磷乘积水平呈正相关，而与原发疾病无相关性。

6.1.2.3　皮肤色素改变

CKD 患者常见的皮肤色素改变常出现在日光暴晒的部位。皮肤组织病理学检查可见表皮基底层和真皮浅层的色素沉着。CKD 患者所致色素沉着应与日光照射导致的色素改变、艾迪生病（Addison's disease）等鉴别。

6.1.2.4　紫癜

CKD 患者皮下或真皮内出血后即形成瘀点、瘀斑，好发于四肢，特别是小腿，最初表现为皮肤紫红色，经 1~2 周转变为黄绿色。CKD 患者的紫癜需要与特发性血小板减少性紫癜、日光性紫癜及凝血因子缺乏性疾病（如血友病）等相鉴别。

6.1.2.5　转移性皮肤钙化

转移性皮肤钙化表现为关节周围出现无痛性浸润性斑块，钙化的程度和范围与血磷水平呈正相关。与钙化防御不同，转移性皮肤钙化的钙化结节不会导致组织坏死。转移性皮肤钙化也可见于硬皮病、肿瘤患者，应注意鉴别。

6.1.2.6　钙化防御

钙化防御的皮肤呈多形性，多发于下肢，也可见于指（趾）端及阴茎。最初表现为疼痛性紫红色网状斑块，逐渐发展形成不易愈合的、深在的、星状溃疡，最后形成坏疽。组织病理学表现为真皮、皮下中小血管中层钙质沉着，管腔内血栓形成，脂肪小叶间脂肪坏死，周围有炎性细胞浸润。钙化防御分为两型：①对称性的肢体末端坏疽，伴有皮肤疼痛性网状青斑；②坏死性、钙化性脂膜炎，常见于肥胖患者。

6.1.2.7　获得性穿通性皮肤病

获得性穿通性皮肤病表现为皮肤丘疹样或结节样凸起，直径 2~8mm，中心凹陷，呈脐状，伴角质栓，有剧烈瘙痒感，多见于躯干、四肢、面部和头皮，皮疹可融合呈线样或沿抓痕出现同形反应。获得性穿通性皮肤病包括五种类型：尿毒症相关性穿通性皮肤病、基勒病、穿孔性毛囊炎、反应性穿通性胶原病和匐行穿孔性弹性组织变性。不同类型穿通性皮肤病的组织学改变可以相似。获得性穿通性皮肤病应与结节性痒疹、毛囊炎、多发性角化棘皮瘤、银屑病和扁平苔藓等相鉴别。

6.1.2.8　迟发性皮肤卟啉病

迟发性皮肤卟啉病表现为皮肤脆性增加，产生水疱、大疱、糜烂、结痂，愈后遗留瘢痕和粟丘疹，也可见多毛体征。病理表现为基底层与真皮分离，无炎性细胞浸润，基底膜带可见 IgG、补体 C3 和纤维蛋白原呈线状沉积。

6.1.2.9　肾源性系统性纤维化

肾源性系统性纤维化表现为早期四肢肿胀或紧压感，随后皮肤出现渐进性硬皮病样改变，呈红色或深暗色木质样斑片或结节，严重影响关节功能，甚至发生挛缩固定，约5%的患者2周内病情迅速进展，病变通常对称发生，先下肢后上肢，很少累及面部，可影响心肺、食道、横膈等脏器。诊断常依赖于组织病理学检查，可见真皮层增厚、胶原纤维束增多、间质黏蛋白沉积、梭形细胞增生，通常无炎性细胞，外周血中可见CD34/前胶原Ⅰ免疫双阳性的纤维细胞，进入皮肤后分化为成纤维细胞，导致皮肤纤维化。

6.1.3　慢性肾脏病合并皮肤病变的管理意义

6.1.3.1　皮肤瘙痒

皮肤瘙痒是 CKD 患者常见的皮肤病变之一，可引起患者焦虑、抑郁及睡眠障碍，导致生物钟的改变，形成慢性疲劳，严重影响患者的生活质量。2010 年 Mistik 等研究显示约 41.9% 尿毒症患者有瘙痒症状。皮肤瘙痒虽不是导致 CKD 患者死亡的直接因素，但严重影响患者身心健康，增加患者住院率及远期死亡率。近期的研究表明，尿毒症性瘙痒与 CKD 患者死亡率的升高密切相关。

6.1.3.2　皮肤干燥

皮肤干燥往往伴随皮肤瘙痒，也是皮肤瘙痒的重要原因之一。皮肤干燥还会增加皮肤感染的发生率，延缓伤口愈合。

6.1.3.3　皮肤色素改变

CKD 患者皮肤色素改变主要发生于日光暴晒的部位，严重影响患者形象，导致患者产生自卑情绪和社交障碍。

6.1.3.4　紫癜

CKD 患者的皮肤和黏膜部位经常可以见到因皮下出血而形成的紫癜。CKD 患者出现紫癜可提示口腔黏膜出血、鼻衄，甚至消化道或泌尿道出血等，具有一定的临床意义。

6.1.3.5　转移性皮肤钙化

CKD 患者转移性皮肤钙化和其他疾病导致的真皮中钙沉着很相似，如肿瘤相关的钙沉着或 CREST 综合征。CKD 患者钙沉着的病程呈亚急性改变，受累皮肤可发生溃疡，但不发生网状青斑和缺血性疼痛，预后一般较好。

6.1.3.6　钙化防御

钙化防御为一种累及皮肤中小动脉的血管钙化性疾病，以小动脉中层广泛钙化、内膜增生、血管闭塞为病理特征，可继发感染，导致蜂窝织炎和脓毒败血症，进而危及生命，5 年死亡率超过 50%。

6.1.3.7　获得性穿通性皮肤病

获得性穿通性皮肤病多见于躯干、四肢、面部、头皮等，有剧烈瘙痒感，影响患者形象和睡眠。

6.1.3.8　迟发性皮肤卟啉病

迟发性皮肤卟啉病多伴有面部多毛和皮肤色素沉着，可出现继发感染，治愈后遗留瘢痕。

6.1.3.9　肾源性系统性纤维化

肾源性系统性纤维化可引起皮肤和内脏器官的广泛纤维化，有较高的致畸率和致死率。

6.1.4　慢性肾脏病合并皮肤病变的病理生理机制

6.1.4.1　皮肤瘙痒

CKD 合并皮肤瘙痒的病理生理机制尚不完全清楚，目前认为主要与免疫炎症机制和阿片类物质假说有关。免疫炎症机制认为，CKD 合并皮肤瘙痒并非由局部的皮肤疾病导致，而是一种系统性微炎症反应状态。相关研究发现，CKD 皮肤瘙痒患者体内 CXC 趋化性细胞因子受体 3、C 反应蛋白、白介素（IL）－6、肿瘤坏死因子（TNF）－α、γ－干扰素等血清炎性物质水平明显升高，表明瘙痒的本质是一种炎症反应。阿片类物质假说认为，CKD 患者皮肤瘙痒与内源性阿片系统紊乱引起的机体皮肤细胞和淋巴细胞的阿片类 μ－受体过度表达有关。相关临床试验发现，μ－受体拮抗剂纳曲酮可减轻 CKD 患者的瘙痒症状，提示阿片类物质可能在瘙痒发生的过程中起一定作用。此外，CKD 患者皮肤瘙痒的发生还与皮肤干燥及甲状旁腺激素、组胺、二价离子水平等有关，皮肤干燥导致角质层发生病变、皮肤表层功能异常可引起皮肤瘙痒。尿毒症患者往往伴有甲状旁腺激素水平升高，能刺激肥大细胞增生，进而引起组胺释放增加，也可导致瘙痒的发生。尿毒症患者皮肤中的血钙、血磷、血镁等水平显著升高，可能造成磷酸钙或磷酸镁在皮肤上过度沉积，从而导致皮肤瘙痒的发生。

6.1.4.2　皮肤干燥

导致 CKD 患者皮肤干燥的原因主要包括：①皮肤角质层脱水，透析期间液体转换、皮肤灌注液减少均可导致皮肤脱水；②皮肤屏障功能的改变，透析患者体内代谢产物蓄积，分泌的汗液中尿素浓度高，皮肤表面 pH 值增高，干扰相关酶的活化，引起皮肤干燥、皮肤屏障功能受损；③皮脂腺、汗腺萎缩和功能受损；④其他原因，如糖尿病、贫血、表皮中维生素 A 水平增高、大量利尿剂的摄入。

6.1.4.3 皮肤色素改变

CKD 患者皮肤色素改变的机制包括：①褐色，表皮基底层和真皮浅层黑色素的增加及肾脏排泄 β-促黑素细胞激素减少引起；②暗黄色，皮肤真皮和皮下脂肪脂溶性色素（如类胡萝卜素等）沉积引起；③青灰色，与含铁血黄素沉积有关；④苍白，贫血所致的皮肤苍白是肾功能衰竭患者的特征性表现。

6.1.4.4 紫癜

CKD 患者血小板释放二磷酸腺苷和 5-羟色胺（5-HT）减少，血小板无法在血管内皮聚集而产生出血，引起紫癜。血管壁弹性降低、脆性增加可导致出血，引起紫癜。在 CKD 处于进展期时出现血小板数量下降而进一步加重出血，引起紫癜。CKD 合并贫血和血液透析患者接受的常规抗凝治疗也与出血有关。

6.1.4.5 转移性皮肤钙化

转移性皮肤钙化是因钙盐和磷酸盐在真皮和表皮下组织沉积所致，多发生于晚期 CKD 患者，钙化的程度和范围与血磷水平相关。危险因素包括女性、高磷血症、低白蛋白血症、血清碱性磷酸酶升高及肥胖等。

6.1.4.6 钙化防御

CKD 患者发生钙化防御的危险因素包括甲状旁腺功能亢进、血钙磷乘积$>70mg^2/dL^2$ 及维生素 D 摄入过多等。成骨标记物（如成骨素、骨形成蛋白4）的升高与钙在血管壁的沉积有关。ESRD 患者血磷升高引起骨外钙化也与钙化防御的发生有关。

6.1.4.7 获得性穿通性皮肤病

获得性穿通性皮肤病的发病机制尚不十分明确，可能的原因有：①中性粒细胞浸润，释放胶原酶和弹性蛋白酶等蛋白水解酶，引起胶原纤维或弹性纤维水解、缺失；②皮肤基底部纤维连接蛋白的聚集引起上皮细胞移行和增生；③维生素 A、D 缺乏。此外，尿毒症性瘙痒引起的搔抓也可诱发穿通性皮肤病。

6.1.4.8 迟发性皮肤卟啉病

CKD 合并迟发性皮肤卟啉病与肾功能不全、卟啉清除障碍有关。卟啉在血液中与白蛋白等高分子量蛋白结合形成复合物，透析不易去除，故接受腹膜透析和血液透析的患者可发生迟发性皮肤卟啉病。

6.1.4.9 肾源性系统性纤维化

肾源性系统性纤维化发生的机制可能是含钆物质可以使巨噬细胞活化，激活 NF-κB 通路，使机体产生较多 TNF-β，促使成纤维细胞分泌较多纤维素，引起皮肤和内脏器官的广泛纤维化。此外，肝病、促红细胞生成素水平下降、酸中毒也与肾源性系统性纤维化的发生有关。

6.2　慢性肾脏病合并皮肤病变的管理策略

6.2.1　慢性肾脏病合并皮肤病变的治疗原则

6.2.1.1　皮肤瘙痒

1. 血液透析。

使用生物相容性透析膜（如聚甲基丙烯酸甲酯膜）可以有效减轻患者的瘙痒症状。改变血液净化方式，低镁（≤0.2mmol/L）、低钙（≤1.25mmol/L）透析液的使用可减轻瘙痒症状。此外，多项研究表明血液透析联合血液灌流可有效减轻顽固性尿毒症性瘙痒。

2. 局部药物治疗。

①皮肤润滑剂：可提高角质层水合作用，防止水分蒸发，改善皮肤干燥，进而减轻瘙痒症状；②辣椒碱乳膏：可通过有效减少皮肤表面 C 型神经末梢 P 物质的分泌而减轻瘙痒症状；③他克莫司软膏：可通过阻止 Th1 型淋巴细胞的分化而抑制 IL-2 的产生，Kuypers 等对 25 例血液透析患者进行持续 6 周的他克莫司软膏涂抹后发现，瘙痒症状有明显减轻，并且无严重不良反应；④丙吗卡因洗液：Young 等研究报道 1% 丙吗卡因洗液可明显减轻尿毒症患者的瘙痒症状。

3. 系统药物治疗。

CKD 合并皮肤瘙痒的系统用药包括加巴喷丁、阿片受体拮抗剂/激动剂、5-HT3 受体拮抗剂、抗组胺药、活性炭、沙利度胺等。

1）加巴喷丁：加巴喷丁结构上与神经递质 γ-氨基丁酸（GABA）类似，但不与 GABA 受体结合，通过拮抗中枢神经系统钙通道和抑制周围神经的传导发挥作用。研究发现，每次透析后给予 100～300mg，每日两次（起始剂量 100mg，每日两次），可有效减轻尿毒症患者瘙痒症状的严重程度。Vila 等的研究也显示，在传统疗法无效时，使用加巴喷丁可以达到相对满意的效果。

2）阿片受体拮抗剂/激动剂：阿片类物质假说是 CKD 合并皮肤瘙痒的可能发病机制，该假说认为瘙痒与内源性阿片系统的紊乱引起的皮肤细胞和淋巴细胞阿片类 μ-受体过度表达有关。Sator 等的一项随机交叉试验显示阿片类 μ-受体拮抗剂纳曲酮等可减轻透析患者的瘙痒症状。近年来，多项临床试验表明，κ-受体激动剂纳呋拉啡可通过激活 κ-受体而抑制皮肤瘙痒，具有较高的安全性。

3）5-HT 3 受体拮抗剂：Balaskas 等的研究显示选择性 5-HT3 受体拮抗剂昂丹司琼对腹膜透析患者的瘙痒症状有一定改善作用，但 Ashmore 等的大样本随机对照试验的结果与之相反。Layegh 等的研究表明，另一种选择性 5-HT3 受体拮抗剂格雷司琼可以减轻尿毒症患者的瘙痒症状。

4）其他：有研究显示服用沙利度胺后，80% 透析患者的瘙痒症状有所改善，但由于它具有致畸作用，故仅适用于没有生育计划的患者，长期服用还会导致多发性神经炎。抗组胺药可能有一定效果。活性炭可结合肠道中的致痒物质而减轻症状，但常需要大剂量，因而耐受性较差。

4. 紫外线。

窄谱中波紫外线（NB-UVB）对尿毒症性瘙痒的治疗有一定效果，其机制可能是减少淋巴因子的产生，并且它可引起的不良反应比宽谱紫外线少。对于敏感性皮肤患者，在进行紫外线照射时要防止皮肤癌的发生。

5. 外科手术治疗。

甲状旁腺激素与瘙痒存在一定相关性，甲状旁腺切除术后的血液透析患者，瘙痒症状会明显减轻。此外，至今未发现肾移植的患者出现瘙痒，因此肾移植是治疗尿毒症性瘙痒的有效方法。

6.2.1.2 皮肤干燥

CKD 患者应尽量避免过多使用碱性强的清洁剂洗手或淋浴，并应经常外用保湿剂以保持皮肤湿润。一项双盲研究表明外用含有大蒜素的保湿剂可以改善瘙痒和干燥症状。另一项研究表明联合外用 10% 尿素洗剂和右泛醇（一种润肤剂）可以改善干燥症患者皮肤脱屑、粗糙和皲裂症状。

6.2.1.3 皮肤色素改变

采用血液透析滤掉中分子代谢产物可以减少这些代谢产物在表皮的聚集，从而改善色素沉着。

6.2.1.4 紫癜

腹膜透析患者不需抗凝治疗，故而可有效降低紫癜的发生率。其他治疗方法包括使用雌激素、去氨加压素等。有研究显示，纠正贫血也可以有效控制出血，避免紫癜。

6.2.1.5 转移性皮肤钙化

降低血钙、血磷水平能改善转移性皮肤钙化。对于无血管受累的钙沉着可以切除钙化结节。

6.2.1.6 钙化防御

CKD 患者发生钙化防御后治疗难度大，预后差，死亡率较高。及时清创、避免感染及维持治疗很关键，应及时发现患者出现的感染征象并系统使用抗生素，嘱患者低磷饮食，维持钙磷代谢平衡，以有效防止钙化防御的发生。

6.2.1.7 获得性穿通性皮肤病

有效的治疗措施包括局部应用糖皮质激素、角质剥脱剂、维 A 酸制剂，口服异维 A 酸，中波紫外线照射，采用补骨脂素光化学疗法、冷冻疗法、光动力疗法等。

6.2.1.8 迟发性皮肤卟啉病

避光是迟发性皮肤卟啉病首要的治疗措施。羟氯喹可有效治疗迟发性皮肤卟啉病，但无尿患者应禁用。放血疗法也是一种有效治疗方法，但迟发性皮肤卟啉病患者多伴有贫血，应注意补充重组人促红细胞生成素。

6.2.1.9 肾源性系统性纤维化

治疗方法主要包括：①血液净化，如血浆置换；②药物，有报道糖皮质激素和 α-

干扰素可使部分患者的皮肤症状减轻，而免疫抑制剂，如氨甲蝶呤、环磷酰胺等对该病无效；③外科治疗，外科手术去除损伤皮肤后，肾源性系统性纤维化仍有可能再发，如果关节部位皮肤受累，则需外科手术解除关节挛缩。

6.2.2　慢性肾脏病合并皮肤病变管理的基本策略和效果评价

6.2.2.1　基本策略

1. 皮肤瘙痒。

1）健康宣教：①预防皮肤感染，避免搔抓导致的感染。在皮肤瘙痒时应尽量转移注意力，避免抓挠引起皮肤损害。②避免过度日晒，强烈光照对皮肤危害较大，应注意预防。患者应减少外出时间，外出时应戴太阳帽、打太阳伞，以防止强光照射。③根据病情进行功能锻炼，为改善皮肤血液循环可进行短时间、多次、定量的活动。④注意个人卫生，经常洗澡，勤换衣服，不可用烫水洗浴，禁止用刺激性的药物、洗漱用品，如酒精、肥皂等，以免加重瘙痒。

2）基础疾病的治疗：皮肤瘙痒常是多种病因导致的结果。许多原发病，如胆汁排泄障碍、丙型肝炎病毒感染、内分泌失调、骨髓异常增生、恶性肿瘤、过敏性皮肤病、神经精神紊乱均可引起瘙痒。此外，伴有缺铁性贫血、皮肤炎症、糖尿病肾病及一些代谢性疾病的患者发生皮肤瘙痒的概率增加。因此，对合并皮肤瘙痒的 CKD 患者应首先做好评估，排除原发病引起的瘙痒，积极治疗相关基础疾病。

3）去除变应原：采取各种措施避免和减少患者因过敏而引起的瘙痒。对酒精、碘酒过敏者，可改用其他消毒剂消毒；对胶布过敏者，改用不易过敏的胶布；对穿刺针柄过敏者，在针柄下垫纱布或棉球，使针柄不直接接触皮肤。使用生物相容性较好的透析器和透析膜，理想的膜材料应具有良好的生物相容性，不易激活补体和促进凝血。一次性透析器引起过敏反应的概率比复用透析器大。使用管道预冲的方法可减少使用一次性透析器引起的过敏反应。5％葡萄糖氯化钠预冲液的生物相容性比生理盐水高，能有效减轻瘙痒。

4）系统用药治疗：目前临床上用于减轻 CKD 患者皮肤瘙痒的系统用药包括加巴喷丁、阿片受体拮抗剂/激动剂、5－HT3 受体拮抗剂、沙利度胺、抗组胺药、活性炭等。注意根据患者不同发病机理、病情阶段、临床特点合理选用药物，并严密监测药物不良反应。

5）外用药物治疗：润肤剂具有再水化和阻止水分蒸发的作用，可降低皮肤神经末梢的敏感性，是治疗皮肤瘙痒和干燥的一线药物。用于基础治疗的润肤剂可提高角质层的水合作用，以不含添加剂的润肤剂为佳。若润肤剂作用不明显，可试用其他制剂，如橄榄油、月见草油、红花油等。此外，辣椒碱可耗竭周围神经的 P 物质，有一定的症状改善作用。

6）物理治疗：紫外线照射一直被认为是缓解皮肤瘙痒的有效方法。可采用窄谱中波紫外线每周 3 次照射，对减轻皮肤瘙痒有效。不过对于维持性血液透析患者，照射时间的安排上多有不便，且长期照射的致癌风险未知。

7）改善透析方式：高效率、高通量的透析能更好地清除毒素，减轻瘙痒的程度。

增加透析的频率和次数也有助于缓解瘙痒。Vanholder 等研究表明，不同的透析模式对瘙痒症状的改善程度不同。降低透析液中镁的浓度至 0.2mmol/L，可使患者血钙浓度下降，减轻瘙痒症状。透析时改用低温透析液（35℃～36℃）也可减轻瘙痒症状。

8）中药药浴：

（1）低血压、心功能衰竭、心脑缺血性疾病、容量不足、急性或活动性出血、急性感染等为中药药浴的禁忌证或相对禁忌证。

（2）中药药浴需在特定的浴室中进行，要求室内通风、保暖、防滑，配有加热及水温控制系统，并备有氧气和抢救药品。

（3）首次中药药浴前应进行语言和感情交流，给予安慰、鼓励，同时告知中药药浴的原理、操作过程、可能发生的反应，并嘱患者及时告知不适反应。

（4）严密监测心率、血压等生命体征，密切观察病情变化。

（5）适时调节水温，可从 38℃ 开始逐渐上调，使患者逐渐适应，若遇不适反应，在对症处理的同时，可将水温下调 1℃～2℃。

（6）掌握出汗的程度，出汗过多应适量饮盐开水，以防虚脱。

（7）中药药浴结束后，多有疲乏的感觉，应常规嘱患者平卧休息。

2. 皮肤干燥。

皮肤干燥的管理包括：①去除诱发或加重因素，如尽量避免暴露于日光下、冷空气刺激，少用碱性强的肥皂等。②可使用含有 α-羟基酸、甘油、矿物质和植物油的润肤剂。③皮肤干燥常提示患者可能存在脱水情况，故应尽早确定合适的干体重，避免过度脱水。

3. 皮肤色素改变。

使用反渗水、超纯净透析液进行透析，定期进行血液透析可能减轻皮肤色素沉着。CKD 患者可外用防晒乳膏或采取其他防晒措施，以尽量避免色素沉着。

4. 紫癜。

血液透析需常规抗凝治疗，故不能有效缓解出血症状。而腹膜透析不需抗凝治疗，是缓解 CKD 患者出血的有效治疗方法。

5. 转移性皮肤钙化。

钙化症状会随着血钙、血磷水平的恢复而缓解，因此控制患者血钙、血磷水平是治疗转移性皮肤钙化的关键。

6. 钙化防御。

由于对钙化防御的发病机制缺乏充分的认识，所以目前尚无特异性的治疗手段。主要的管理策略如下：①维持血钙、血磷水平于目标值范围。虽然缺乏确切证据，目前也不能充分肯定高钙血症是钙化防御的主要致病因素，但有研究表示含钙磷结合剂或钙三醇的应用很可能会促进钙化防御的发生。②积极控制甲状旁腺激素水平于目标值范围（150～300pg/mL）。对甲状旁腺激素水平高的患者可予活性维生素 D 行冲击治疗，对伴有甲状旁腺结节增生者可行甲状旁腺切除术。③其他。双磷酸盐类药物对于实验动物具有预防钙化防御的作用，但目前没有体现出治疗价值；高压氧疗法可能有一定的疗效，但缺乏大样本研究的证据。

7. 获得性穿通性皮肤病。

对于 CKD 合并获得性穿通性皮肤病尚无有效治疗方法，目前一般采用局部外用保湿剂、糖皮质激素制剂、维 A 酸制剂、角质层剥脱剂，口服维 A 酸类药物，冷冻疗法，紫外线照射等方法。积极有效地防治皮肤瘙痒及补充缺乏的维生素 A、维生素 D 可能对预防该病的发生有一定帮助。

8. 迟发性皮肤卟啉病。

主要的管理策略包括：①避免应用光敏性药物，如呋塞米和四环素；②避免铁负荷过重，肝脏是铁贮备的重要场所，因此保护肝功能、慎用肝毒性药物可有效避免和防止游离铁过多；③充分透析，使用高通量透析器透析可有效清除卟啉；④肾移植，有报道称肾移植后患者迟发性皮肤卟啉病的症状有所缓解。

9. 肾源性系统性纤维化。

由于肾源性系统性纤维化有较高的致畸率和致死率，对其的预防至关重要。CKD 患者应尽量避免使用含钆造影剂，如必须应用，应控制剂量和频率。有效的治疗方法包括局部或系统应用糖皮质激素、环磷酰胺、沙利度胺等。

10. 其他。

1）肾脏疾病和皮肤病变同时继发于其他疾病：①代谢性疾病，原发性全身性淀粉样变、糖尿病、痛风等；②血管炎，过敏性紫癜、变应性血管炎、结节性多动脉炎、Wergener 肉芽肿、白塞氏病等；③结缔组织病，系统性红斑狼疮、进行性系统性硬化症等；④感染性疾病，结核、病毒性肝炎、细菌性心内膜炎、梅毒、疟疾、钩端螺旋体病等；⑤恶性肿瘤，白血病、多发性骨髓瘤、淋巴肉芽肿等。

2）肾脏疾病继发于皮肤病变：①皮肤病变原发或继发链球菌感染；②其他皮肤病变导致肾脏损害，如多形红斑、中毒性表皮坏死症、红皮病、脓疱性银屑病等。

6.2.2.2　效果评价

临床上应详细评价 CKD 患者全身状况，针对皮肤病变的危险因素进行评估，寻找导致皮肤病变的关键因素，制订个体化的治疗方案。定期检测患者肾功能及血钙、血磷、甲状旁腺激素等指标，详细记录患者皮肤损害变化情况及治疗效果，及时调整治疗方案。提高透析效率，合理使用各种药物和治疗手段，严格防止药物的不良反应。制订个体化的随访手册，严格把握治疗时各个指标的目标值。定期对患者及家属进行健康知识宣传，提高患者治疗及随访的依从性。

CKD 合并皮肤病变种类较多，两者之间的关系复杂，肾病科和皮肤科医师各自缺乏对方专业系统性的知识，需要两个科室的医护人员紧密协作，制订细致、系统、全面的治疗和管理方案，使 CKD 患者的皮肤病变得到良好的控制，以提高患者的生活质量，降低死亡率。

参考文献

[1] Beus K S, Stack B C Jr. Calciphylaxis [J]. Otolaryngol Clin North Am, 2004, 37 (4)：941-948.

[2] Brewster U C. Dermatological disease in patients with CKD [J]. Am J Kid Dis,

2008，51（2）：331－344.

［3］ Castello M，Milani M. Efficacy of topical hydrating and emollient lotion contai-ning 10% urea ISDIN® plus dexpanthenol （Ureadin Rx 10） in the treatment of skin xerosis and pruritus in hemodialyzed patients：an open prospective pilot trial ［J］. G Ital Dermatol Venereol，2011，146（5）：321－325.

［4］ Chung C M，Nunley J R. Overview of hepatitis C and skin ［J］. Dermatol Nurs，2006，18（5）：425－430.

［5］ Girardi M，Kay J，Elston D M，et al. Nephrogenic systemic fibrosis：clinico-pathological definition and workup recommendations ［J］. J Am Acad Dermatol，2011，65（6）：1095－1106.

［6］ Haemel A K，Sadowski E A，Shafer M M，et al. Update on nephrogenic system-ic fibrosis：are we making progress? ［J］. Int J Dermatol，2011，50（6）：659－666.

［7］ Hari Kumar K V，Prajapati J，Pavan G，et al. Acquired perforating dermatoses in patients with diabetic kidney disease on hemodialysis ［J］. Hemodial Int，2010，14（1）：73－77.

［8］ Karpouzis A，Giatromanolaki A，Sivridis E，et al. Acquired reactive perforating collagenosis：current status ［J］. J Dermatol，2010，37（7）：585－592.

［9］ Kaw D，Malhotra D. Platelet dysfunction and end-stage renal disease ［J］. Semin Dial，2006，19（4）：317－322.

［10］ Keithi-Reddy S R，Patel T V，Armstrong A W，et al. Uremic pruritus ［J］. Kidney Int，2007，72（3）：373－377.

［11］ Khanna D，Singal A，Kalra O P. Comparison of cutaneous manifestations in chronic kidney disease with or without dialysis ［J］. Postarad Med J，2010，86（1021）：641－647.

［12］ Kim K H，Lee M S，Choi S-M. Acupuncture for treating uremic pruritus in pa-tients with end-stage renal disease：a systematic review ［J］. J Pain Symptom Manage，2010，40（1）：117－125.

［13］ Kocyigit I，Unal A，Tanriverdi F，et al. Misdiagnosis of Addison's disease in a patient with end-stage renal disease ［J］. Ren Fail，2011，33（1）：88－91.

［14］ Kurban M S，Boueiz A，Kibbi A-G. Cutaneous manifestations of chronic kidney disease ［J］. Clin Dermatol，2008，26（3）：255－264.

［15］ Layegh P，Mojahedi M J，Malekshah P E，et al. Effect of oral granisetron in uremic pruritus ［J］. Indian J Dermatol Venereol Leprol，2007，73（4）：231－234.

［16］ Lin H H，Liu Y L，Liu J H，et al. Uremic pruritus，cytokines and polymethyl-methacrylate artificial kidney ［J］. Artif Organs，2008，32（6）：468－472.

［17］ Markova A，Lester J，Wang J，et al. Diagnosis of common dermopathies in dialysis patients：a review and update ［J］. Semin Dial，2012，25（4）：408－418.

［18］ Melo N C，Elias R M，Castro M C，et al. Pruritus in hemodialysis patients：
the problem remains ［J］. Hemodial Int，2009，13（1）：38－42.

［19］ Mistik S，Utas S，Ferahbas A，et al. An epidemiology study of patients with
uremic pruritus ［J］. J Eur Acad Dermatol Venereol，2006，20（6）：672－678.

［20］ Nakao K，Mochizuki H. Nalfurafine hydrochloride：a new drug for the treat-
ment of uremic pruritus in hemodialysis patients ［J］. Drugs Today（Barc），
2009，45（5）：323－329.

［21］ Okada K，Matsumoto K. Effect of skin care with an emollient containing a high
water content on mild uremic pruritus ［J］. Ther Apher Dial，2004，8（5）：419
－422.

［22］ Picó M R，Lugo-Somolinos A，Sánchez J L，et al. Cutaneous alterations in pa-
tients with chronic renal failure ［J］. Int J Dermatol，1992，31（12）：860－863.

［23］ Pisoni R L，Wikström B，Elder S J，et al. Pruritus in haemodialysis patients：
international results from the Dialysis Outcomes and Practice Patterns Study
（DOPPS）［J］. Nephrol Dial Transplant，2006，21（12）：3495－3505.

［24］ Reddy S，Yadla M，Sriramnaveen，et al. Metastatic calcinosis cutis in patients
of end-stage renal disease ［J］. Hemodial Int，2012，16（3）：448－451.

［25］ Reiter N，El-Shabrawi L，Leinweber B，et al. Calcinosis cutis：part I. Diagnos-
tic pathway ［J］. J Am Acad Dermatol，2011，65（1）：1－12.

［26］ Shibata M，Nagai K，Usami K，et al. The quantitative evaluation of online hae-
modiafiltration effect on skin hyperpigmentation ［J］. Nephrol Dial Transplant，
2011，26（3）：988－992.

［27］ Szepietowski J C，Sikora M，Kusztal M，et al. Uremic pruritus：a clinical stud-
y of maintenance hemodialysis patients ［J］. J Dermatol，2002，29（10）：621
－627.

［28］ Tchernitchko D，Robréau A M，Lefebvre T，et al. Comprehensive cytochrome
P450 CYP1A2 gene analysis in French caucasian patients with familial and sporad-
ic porphyria cutanea tarda ［J］. Br J Dermatol，2012，166（2）：425－429.

［29］ Tominaga Y，Matsuoka S，Uno N. Surgical and medical treatment of secondary
hyperparathyroidism in patients on continuous dialysis ［J］. World J Surg，2009，
33（11）：2335－2342.

［30］ Truong S V，Chen J K，Reinstadler A，et al. Nephrogenic systemic fibrosis：a
case report and review of the literature ［J］. J Drugs Dermatol，2011，10（6）：
622－624.

［31］ Wang H，Yosipovitch G. New insights into the pathophysiology and treatment of
chronic itch in patients with end-stage renal disease，chronic liver disease and
lymphoma ［J］. Int J Dermatol，2010，49（1）：1－11.

［32］ Young T A，Patel T S，Camacho F，et al. A pramoxine-based anti-itch lotion is more effective than a control lotion for the treatment of uremic pruritus in adult hemodialysis patients ［J］. J Dermatolog Treat，2009，20（2）：76－81.

［33］ 曹琳，张晋卿. 58 例慢性肾功能衰竭合并皮肤瘙痒患者分析 ［J］. 中国病案，2015，16（1）：94－96.

［34］ 常耀武，李劼. 血液透析联合血液灌流治疗尿毒症顽固性瘙痒 ［J］. 临床肾脏病杂志，2008，8（11）：509.

［35］ 蒋穆. 尿毒症血液透析引起皮肤瘙痒的护理 ［J］. 中国民族民间医药，2012，21（9）：139－140.

［36］ 李永川，刘亚伟，梅长林. 尿毒症瘙痒的发病机制与治疗研究现状 ［J］. 中国中西医结合肾病杂志，2010，11（1）：76－78.

［37］ 李志量，冯素英. 慢性肾脏疾病的皮肤并发症及治疗措施 ［J］. 中华皮肤科杂志，2014，47（2）：150－153.

［38］ 王世相，李寒，何焱玲，等. 维持性血液透析终末期肾病患者皮肤病变调查分析 ［J］. 中华皮肤科杂志，2008，41（1）：32－35.

［39］ 王彦. 维持性血液透析患者的皮肤损害及相关致病因素的多元化分析 ［D］. 济南：山东大学，2008.

［40］ 易建伟，余毅. 尿毒症患者瘙痒的发病机制及治疗研究进展 ［J］. 世界临床药物，2010，31（11）：655－660.

［41］ 赵辨. 中国临床皮肤病学 ［M］. 南京：江苏凤凰科学技术出版社，2010.

7 慢性肾脏病合并性功能障碍的管理

7.1 慢性肾脏病合并性功能障碍的临床特点

7.1.1 慢性肾脏病合并性功能障碍的流行病学

随着医疗技术的进步，CKD 患者的生存率逐年增高，其生活质量也越来越受到重视。性生活质量是人类生活质量的有机组成部分之一，CKD 可以对生殖系统、性生活及心理方面产生影响，进而引起性功能障碍。2003 年我国学者一项研究显示，50％以上的 CKD 患者存在性功能障碍。2017 年美国多项研究结果显示，70％~80％男性 CKD 患者存在性功能障碍，并且发生率在血液透析和腹膜透析患者中并无差异。目前，我国尚缺乏关于 CKD 合并性功能障碍的大型流行病学调查研究，尤其对女性患者的研究更是寥寥。因此，关注和研究 CKD 患者的性功能问题对提高患者的生活质量具有深远的意义。

7.1.2 慢性肾脏病合并性功能障碍的诊治

目前，针对性功能障碍尚无统一的诊断标准，诊断主要依据各种不同的量表。勃起功能国际指数（IIEF）及勃起功能国际指数－5（IIEF－5）常用于评估男性性功能障碍。女性性功能指数（FS－FI）是目前世界上广泛应用于女性性功能障碍的评估工具。性功能障碍的临床表现在两性存在较大差异。男性的性功能障碍主要表现为性欲障碍、阴茎勃起障碍、性交障碍、性高潮障碍和射精障碍等 5 个方面，CKD 患者以勃起障碍最为常见。女性的性功能障碍主要表现为性欲障碍、性唤起障碍、性高潮障碍、性交疼痛障碍等，CKD 患者中以性欲障碍发生率最高。

7.1.3 慢性肾脏病合并性功能障碍的病理生理机制

CKD 合并性功能障碍病因复杂，主要涉及血管、神经、内分泌、治疗用药、心理因素等方面，各因素相互作用，且在男性、女性中的作用机制并不完全相同。目前，对于男性的发病机制研究较女性更为透彻。

1. 男性患者 CKD 合并性功能障碍的病理生理机制。

1）血管因素。阴茎勃起是一个在神经、内分泌系统调节下的复杂过程。研究表明，引起 CKD 患者勃起功能障碍的因素中以血管因素最常见。动脉血流减少、静脉闭塞、静脉渗漏等因素可导致阴茎勃起启动和维持障碍。

2）神经系统因素。交感神经和副交感神经系统在正常性功能的维持中发挥着重要作用。CKD 患者常有自主神经系统功能紊乱，这可能受糖尿病等并发症的影响，也可能由尿毒症毒素直接导致。自主神经系统的功能紊乱可能参与勃起功能障碍的发生。

3）内分泌系统因素。内分泌系统在男性性功能中起着不可或缺的作用，其涉及面广，作用机理复杂，涉及性激素、促红细胞生成素、PTH 等多方面。①CKD 与生精功能受损、睾丸损伤、曲细精管损伤、睾丸间质纤维化和钙化有关，常导致不育。研究表明，CKD 患者的睾丸间质细胞和睾丸支持细胞可能存在激素调节缺陷，常伴有促性腺激素缺乏或抵抗。②CKD 患者的睾丸除了精子发生功能受损，还显示出内分泌功能受损的证据。虽然性激素结合球蛋白的结合能力和浓度正常，但总睾酮和游离睾酮水平通常会降低。而睾酮对正常的性活动是必需的，缺乏则会引起性功能障碍。③CKD 常导致性腺功能衰竭。黄体生成素（LH）水平升高通常与睾丸损伤相关。LH 水平在慢性肾功能衰竭患者中略有增加，表明 LH 对睾酮水平降低和促性腺激素分泌调节功能减退的反应迟钝。④CKD 患者中催乳素（PRL）的分泌可能是自主的，并且有抵抗刺激的作用。CKD 患者 PRL 分泌增加可能与继发性甲状旁腺功能亢进的发生有关。PTH 作用于正常男性时可增强 PRL 释放。全身锌耗竭也可能导致尿毒症患者出现高催乳素血症。尿毒症男性中 PRL 释放增强的临床意义尚不完全清楚。而有研究表明，在肾功能正常的男性中，高催乳素血症与不孕、性欲减退、低睾酮水平、异常低 LH 水平相关。⑤此外，CKD 患者中促红细胞生成素分泌减少，导致贫血，贫血常使患者感到疲劳，从而使性欲下降、性生活的自主性减退。

4）药物因素。研究表明，应用 ACEI/ARB 及重组人促红细胞生成素是勃起障碍发生的保护性因素。应用 β-受体阻滞剂能增加性欲减退的风险，长期应用 β-受体阻滞剂能使患者产生疲劳感，从而降低性欲。

5）心理因素。首先要鉴别患者性功能障碍是否为心因性，在快速动眼睡眠阶段，男性通常有勃起，若患者是心因性勃起障碍，在睡眠中仍将出现勃起，以此可初步鉴别男性患者勃起障碍是器质性还是心因性。CKD 患者常表现为焦虑或抑郁，对性生活缺乏自信心，甚至患者或其配偶因担心性生活会使肾功能损害加重，刻意禁止性生活或对性生活有恐惧感，这些都造成了患者的性功能障碍。抑郁往往和性功能障碍伴随发生，其病因学机制尚不清楚，但两者的关系是双向性的。

2. 女性 CKD 患者合并性功能障碍的病理生理机制。

1）内分泌因素。CKD 患者常伴随下丘脑-垂体-性腺轴功能的紊乱，女性常表现为 PRL、卵泡雌激素（FSH）、LH 的升高和排卵前雌二醇（E2）峰值下降。雌激素可影响儿茶酚胺类神经递质的释放。有动物实验表明雌激素可以降低感觉阈，还有防止动脉粥样硬化和增加动脉血流的作用，使正常的性反应得以维持。此外，有研究表明女性阴道壁厚度和阴道润滑度是雌激素水平依赖性的，因而下丘脑-垂体-性腺轴功能紊乱可造成患者性功能障碍，如性欲下降、性交疼痛等。

2）血管、神经、药物、心理因素。女性 CKD 患者合并性功能障碍在血管、神经、药物、心理因素等方面的病理机制与男性 CKD 患者相似，遂不再赘述。

7.2　慢性肾脏病合并性功能障碍的管理策略

7.2.1　危险因素的预防

1. 纠正钙磷代谢紊乱。

CKD 患者常合并钙磷代谢紊乱，钙磷代谢紊乱可导致甲状旁腺功能亢进，从而促进 PRL 分泌，而高催乳素血症又与性功能障碍的发生密不可分。有研究显示，合并继发性甲状旁腺功能亢进的男性肾功能衰竭患者，甲状旁腺切除术后 3 个月，PTH 水平较术前下降，患者性功能较术前改善，性生活次数增加、满意度提高。

2. 纠正贫血。

贫血与性功能障碍密切相关，因此纠正贫血对于改善性功能障碍具有重要意义。

3. 避免使用影响性功能的药物。

β-受体阻滞剂是导致勃起障碍的常见药物，其可能机制是通过影响中枢神经系统降低性欲。另外，长期应用 β-受体阻滞剂能造成患者产生疲劳感，从而降低性欲。其他药物包括西咪替丁、吩噻嗪类、三环类、甲氧氯普胺和外周 α-受体阻滞剂等。

4. 严格控制血压、血脂。

CKD 患者常伴随高血压、高血脂，而高血压、高血脂常导致外周血管、神经功能损害，是性功能障碍不可忽视的高危因素。

7.2.2　治疗

1. 支持治疗。

适量摄入优质蛋白质，减少饱和脂肪酸和胆固醇的摄入量，减轻体重，适当参加体育锻炼，合理安排工作和生活，保持乐观情绪，避免过度劳累和情绪激动，注意劳逸结合，保证睡眠充足。

2. 药物治疗。

1）重组人促红细胞生成素。重组人促红细胞生成素的应用已被证明能增强肾衰竭患者的性功能，这可能是由于纠正贫血可带来健康状况的改善。据报道，重组人促红细胞生成素治疗可促进下丘脑-垂体-性腺轴的反馈机制正常化，血浆 LH 和 FSH 浓度降低，血浆睾酮水平升高。也有报道，重组人促红细胞生成素治疗后血浆 PRL 水平出现降低。

2）1,25-二羟维生素 D3。1,25-二羟维生素 D3 通过抑制继发性甲状旁腺功能亢进来降低 PRL 水平，从而改善性功能。

3）ACEI/ARB。应用 ACEI/ARB 能增加外生殖器海绵体的压力和舒张平滑肌，调节外生殖器的血流，调控来自大脑本身和脊神经的神经传导信号，从而改善性功能。

4）西地那非。西地那非是治疗心因性、血管性或神经性勃起障碍的一线药物。西地那非是一种选择性的特异性磷酸二酯酶 5 型抑制剂，通过促进一氧化氮的释放，促进血液在阴茎内的流动。同时可以使血液透析患者的睡眠质量和抑郁有显著改善。CKD

患者由于一氧化氮代谢的改变，可能对西地那非的反应不太明显。

5）锌。锌缺乏也被认为是性腺功能减退的原因。尿毒症患者往往缺乏锌，可能因食物摄入量减少、锌吸收不良、通过透析设备浸出锌导致。补充锌可以使血浆睾酮水平和精子数显著增加，LH 和 FSH 水平显著下降。

6）局部用药。尿道内注射前列地尔（合成前列腺素 E1）可以为性交时阴茎的勃起提供足够的前列腺素。但由于尿毒症患者存在血小板功能异常，应慎用。

3. 肾移植。

国内外研究发现，部分患者接受肾移植后可恢复正常的性活动，尽管一些生殖功能的特征仍然可能受损。

4. 心理治疗。

CKD 合并性功能障碍的患者，长期忍受疾病的折磨，医护人员及家属的支持对于提高患者的生活质量意义深远。医护人员应尊重、关怀和理解患者，多和患者进行沟通，耐心解答患者的顾虑，对其进行心理疏导和支持，这有益于调动患者的积极性，减轻患者的心理压力，增强患者的治疗信心。对于病情严重者，可请精神科医师予以专业的心理治疗。

7.2.3 管理策略

对于 CKD 合并性功能障碍的管理，凭肾病科医师一己之力是很难完成的，需要多学科联合管理，同时患者的主动参与也是必不可少的。性功能障碍相对于其他并发症而言，是更敏感的隐私问题，因此做好对患者隐私的保护，是取得患者信任的基础，也是管理能有效实施的重要保障。

（1）建立稳固的医患关系：每位患者应由固定的医护人员管理，以利于隐私保护。

（2）治疗前的规范化评估：进行详细的病史采集、全面的体格检查、性激素（FSH、LH、睾酮及雌二醇）水平的测定，综合评价患者性功能障碍的病因。

（3）制订个体化治疗方案：由肾病科医师主导，联合泌尿科、妇科、内分泌科、精神科等专科医师为患者制订个体化治疗方案，同时取得患者及家属的配合。

（4）随访：建立多样化随访体系，如家访、网络随访（包括电话、短信、微信及 QQ 等）、门诊随访等。定期与患者及家属沟通，根据具体情况调整治疗方案，并完成问卷调查，以利于医师综合分析患者的治疗效果。

7.2.4 效果评价

针对合并性功能障碍的 CKD 患者的危险因素进行评估，综合分析病因，制订个体化的治疗方案。严格监测血压、血脂、血糖等指标。制订个体化随访手册，定期行问卷调查（包括患者及家属），及时记录患者病情变化及治疗效果，及时调整治疗方案。定期进行性知识宣教。最终使 CKD 患者性功能得到明显改善，提高患者生活质量。

参考文献

[1] Ahmed S B, Vitek W S, Holley J L. Fertility, contraception, and novel repro-

ductive technologies in chronic kidney disease [J]. Semin Nephrol，2017，37 (4)：327－336.

[2] Azevedo P，Santos R，Durāes J，et al. Sexual dysfunction in men and women on peritoneal dialysis：differential link with metabolic factors and quality of life perception [J]. Nefrologia，2014，34 (6)：703－709.

[3] Costa M R，Ponciano V C，Costa T R，et al. Prevalence and factors associated with erectile dysfunction in patients with chronic kidney disease on conservative treatment [J]. Int J Impot Res，2017，29 (6)：219－224.

[4] Grimm R H Jr，Grandits G A，Prineas R J，et al. Long-term effects on sexual function of five antihypertensive drugs and nutritional hygienic treatment in hypertensive men and women. Treatment of Mild Hypertension Study (TOMHS) [J]. Hypertension，1997，29 (1 Pt 1)：8－14.

[5] Jalali G R，Roozbeh J，Mohammadzadeh A，et al. Impact of oral zinc therapy on the level of sex hormones in male patients on hemodialysis [J]. Ren Fail，2010，32 (4)：417－419.

[6] Navaneethan S D，Vecchio M，Johnson D W，et al. Prevalence and correlates of self-reported sexual dysfunction in CKD：a meta-analysis of observational studies [J]. Am J Kidney Dis，2010，56 (4)：670－685.

[7] Palmer B F，Clegg D J. Gonadal dysfunction in chronic kidney disease [J]. Rev Endocr Metab Disord，2017，18 (1)：117－130.

[8] Saglimbene V，Natale P，Palmer S，et al. The prevalence and correlates of low sexual functioning in women on hemodialysis：a multinational，cross-sectional study [J]. PLoS One，2017，12 (6)：e0179511.

[9] Yeksan M，Tamer N，Cirit M，et al. Effect of recombinant human erythropoietin (r-HuEPO) therapy on plasma FT3，FT4，TSH，FSH，LH，free testosterone and prolactin levels in hemodialysis patients [J]. Int J Artif Organs，1992，15 (10)：585－589.

[10] 李宏军. 女性性功能障碍的治疗进展 [J]. 中华男科学杂志，2014，20 (3)：195 －200.

[11] 张卫东，樊均明，关静，等. 男性慢性肾功能不全病人的性功能障碍研究 [J]. 中华男科学，2003，9 (7)：489－493.

第 4 篇 慢性肾脏病分期管理

1 非透析慢性肾脏病患者的管理

1.1 非透析慢性肾脏病患者的管理意义和需要进行透析前准备的患者

CKD 患者经过一系列管理后，虽然肾脏损害的进展速度有所减慢，生存率、生活质量、社会回归率有所提高，但仍有部分患者会进展至 ESRD，需要接受透析治疗。CKD 进展到 CKD 4 期（部分患者到 CKD 3b 期），随着残余肾功能减退，尿毒症毒素水平增高，CKD 相关症状、体征、并发症相对明显，如贫血加重、容量超负荷、水电解质代谢紊乱及酸碱平衡紊乱等。尤其是随着残余肾功能快速减退，单纯药物治疗效果欠佳的患者，除了继续肾病科门诊复诊，应逐步开始透析前的准备工作。CKD 管理团队中的护理人员应与医师密切配合，做好患者透析前教育，帮助其树立继续治疗的信心，并能积极主动地参与透析前的准备工作。

1.1.1 非透析慢性肾脏病患者的特殊性和管理意义

1.1.1.1 非透析慢性肾脏病患者的特殊性

CKD 的病程长，患者随着 GFR 的下降，逐渐出现尿毒症毒素水平升高，电解质代谢紊乱，以及心血管、呼吸、血液、神经、消化道、内分泌、皮肤等系统或器官的并发症，当得知只能通过肾脏替代治疗延长生命后，患者可能出现巨大的心理变化，主要表现为抑郁、焦虑、认知功能障碍和生活质量的下降，可导致不良的临床预后，最终影响 CKD 患者的工作、学习和生活，给患者家庭和社会带来经济、生活上的巨大负担。

部分 CKD 患者不可避免地需要进行透析治疗，但据国内多项研究分析，我国 CKD 患者转诊至肾病科的时机一般较晚，进入透析时机较晚，严重影响患者生活质量，甚至危及生命。

另外，有的患者未充分了解透析治疗的特点，无法结合自身情况选择适合自己的透析方式，对透析费用、透析后原发病的治疗、药物使用、饮食调整、血糖控制等情况不甚清楚，严重影响患者预后。所以在对非透析 CKD 患者进行管理时应做好进行透析的准备。

1.1.1.2 非透析慢性肾脏病患者管理意义

（1）对患者进行管理，可以使其及早从心理上做好透析的准备，改变对疾病的态度，由消极变为积极，由悲观变为乐观，保持心理健康，积极主动地参与透析前的准备工作，树立继续治疗的信心，提高生活质量，尽量回归社会。

（2）对患者及家属的宣教可以使患者充分了解透析治疗及不同透析方式的特点，结合自身条件选择适合自己的透析方式，增加患者对透析治疗的依从性，提高透析质量。

（3）在适当时机，相关人员开始有计划地进行透析前的各项准备，如透析方式的了解、通路建立的时机等，使患者适时、从容地进行透析治疗，从而避免增加患者痛苦、加重经济负担、无法挽救生命的情况。

（4）对于准备血液透析的患者，及早建立血管通路，如自体动静脉内瘘；对于准备腹膜透析的患者，在开始透析前 2~4 周行腹膜透析导管置入术，可减少腹水渗漏、出口感染及腹膜炎的发生。

1.1.2 需要进行透析前准备的患者

（1）CKD 4 期［eGFR<30mL/(min·1.73m^2)］患者均应转至肾病科随访。

（2）CKD 分期改变，且 eGFR 较基线值下降≥25%，eGFR 下降速率每年持续>5mL/(min·1.73m^2)；1 年内发生肾功能衰竭风险≥10% 的进展性 CKD 患者宜及时做透析前的准备。

（3）预计半年内可能进行透析的患者：eGFR<15mL/(min·1.73m^2)、Scr>6mg/dL（528μmol/L）的 CKD 患者；eGFR<25mL/(min·1.73m^2)、Scr>4mg/dL（352μmol/L）的 CKD 合并糖尿病患者。

（4）有严重并发症、经药物治疗等不能有效控制者，如容量超负荷、心力衰竭、顽固性高血压、贫血、体重明显下降和营养状态恶化，尤其是伴恶心、呕吐的患者，且饮食干预无效、存在水电解质代谢紊乱及酸碱平衡紊乱且无法药物纠正（持续血钾异常）、存在骨病和矿物质代谢异常等。

（5）老年、糖尿病、系统性红斑狼疮以及合并其他脏器功能不全的患者，综合考虑年龄、合并症及心脑血管并发症等情况需提前进入透析治疗阶段者。

（6）CKD 患者使用具有肾毒性和经肾排泄的药物、造影剂等时可能使进入透析的时机提前。

1.2 非透析慢性肾脏病患者的管理策略

CKD 管理团队的医护人员对非透析 CKD 患者管理的目的是通过加强对患者的随访、管理，使其能自我管理，进行生活方式的调整，保持心理健康，得到社会关怀，接受定期治疗，了解不同透析模式，选择合适的透析模式，提高生活质量，尽早回归社会。

1.2.1 加强专科随访

1.2.1.1 建议定期评估

当 eGFR<15mL/(min·1.73 m^2) 时，应密切随访，建议每 2~4 周进行 1 次全面

评估。

1.2.1.2　积极处理并发症

（1）贫血：建议外周血血红蛋白＜100g/L时即开始进行提高促红细胞生成素水平的治疗。

（2）矿物质和骨代谢异常：应用钙剂和（或）活性维生素D等治疗，建议针对CKD 3a～5D期患者，尽可能将升高的血磷降至正常范围，且应尽可能避免高钙血症。在血磷进行性升高时，给予降磷治疗，限制含钙磷结合剂的使用，同时限制饮食磷的摄入，选择磷/蛋白质比值低、磷吸收率低的食物。将CKD 5D期患者PTH水平维持于正常值上限的2～9倍。

（3）高血压：应用降压药治疗，血压控制目标为CKD 1～4期患者收缩压/舒张压＜135/85mmHg，CKD 1～4期同时伴尿蛋白＞1g/24h或糖尿病患者应控制收缩压/舒张压＜125/75mmHg，CKD 5期患者应控制收缩压/舒张压＜140/90mmHg。

（4）其他：纠正脂代谢紊乱、糖代谢紊乱和高尿酸血症等（详见本书第二篇相关内容）。

1.2.2　加强宣传教育，为透析做好准备

1）积极纠正患者不良生活习惯。

2）对患者及家属进行透析知识宣教，使患者在充分了解什么是透析及不同透析治疗方法的特点后，结合自身的条件，包括基础疾病、血管条件、家庭环境、经济条件、离医院的距离、生活习惯、工作情况等，及早从心理上做好透析的准备，同时使其了解透析的必要性和局限性，以增加依从性及提高透析质量。

（1）获得家庭的支持：患者可参加力所能及的家务劳动，多参与家庭活动，多与家庭成员进行沟通，必要时可继续工作，减轻家庭负担，从而体现自己的存在价值，增强自信心，提高患者回归社会的能力。而家庭成员通过与患者沟通交流，可缓解患者精神压力，使其得到尊重、支持、理解，以缓解其负面情绪。CKD管理团队的医护人员通过与患者家属、护理者沟通，讲解疾病相关知识，使他们能理解、宽容患者，指导他们给予患者安慰、关心，让患者积极应对透析。

（2）经济上的准备：透析治疗使医疗花费增加，患者及家属应结合自身经济状况、本地医保特点，清楚地认识各级医院透析费用及报销方式和自身经济来源等情况，从不同渠道了解筹集资金的办法，如与现工作单位协商，也可通过带有慈善性质的肾脏病专项基金、社会补充保险、职工互助保险获得帮助。在躯体状况、卫生条件、家庭环境允许的情况下，可以考虑费用相对较低的腹膜透析。

（3）调整工作和生活规律：除了继续按照CKD的饮食原则来调控饮食、保证大便通畅，患者还应注意食物各成分及其含量，尽量限制钾含量高的食物、控制钠盐摄入，坚持每日测量体重，并注意有无水肿等情况。养成家中监测血压、尿量、体重的习惯。逐步了解透析的有关知识，学会自我管理。患者可从事低劳动强度的工作和进行适当的运动，以有氧运动为主，如散步、慢跑、太极拳等，但应注意运动强度，切忌逞强，应以不感到疲劳为宜。

1.2.3 对患者进行系统的检查及评估

（1）对患者进行病史询问及体格检查。

（2）辅助检查包括进行心脏、肢体血管、肺、肝、腹腔等的检查，了解其结构及功能。

（3）通过病史询问、体格检查及辅助检查，全面评估患者的症状、体征，判断肾功能、电解质（钾、钙、磷等）及酸碱平衡（HCO_3^- 或 CO_2CP、动脉血气等）、血红蛋白、凝血功能、D-二聚体、肝炎病毒指标、人类免疫缺陷病毒（HIV）和梅毒血清学指标等是否异常，以决定透析时机。

（4）在全面评估的基础上，建立患者病历档案。

1.2.4 透析前准备事项

CKD患者的免疫功能存在缺陷，感染各种病原体的概率高，尤其是乙型肝炎病毒（简称"乙肝病毒"）和肺炎链球菌。ESRD患者因透析、接触血液制品、共用透析机等，更容易发生某些血源性感染。另外，CKD患者因免疫功能存在缺陷，接种疫苗后血清抗体阳转率（seroconversion rate，SR）、抗体峰值浓度等往往较健康人群低，抗体滴度下降速度快、维持时间短。有研究表明，注射乙肝疫苗后，非透析的CKD 3~4期患者血清抗体阳转率明显高于血液透析患者，且随着CKD进展，乙肝疫苗接种的反应性降低，所以建议CKD患者应尽早接种乙肝疫苗，而对于初次接种未应答者应建议再次加强免疫。我国血液净化标准操作规程（2020版）建议对乙肝抗原阴性患者进行乙肝疫苗接种。

建议透析前患者进行乙肝疫苗、流感疫苗、肺炎链球菌疫苗接种。接种了乙肝疫苗的患者应监测乙肝表面抗体量，当乙肝表面抗体水平<10mIU/mL时需进行加强剂量接种。

1.2.5 肾脏替代治疗方式的选择

目前主要的肾脏替代治疗方式包括肾移植、血液透析和腹膜透析，均为治疗ESRD的有效方法。每种透析方式都有相对的禁忌证，患者需要和肾病科医护人员共同探讨，决定适合自身的透析模式。

1. 肾移植。

肾移植是较好的替代治疗方法，与透析患者相比，肾移植患者生活质量更好、死亡风险更低，预后佳，存活时间长。目前我国肾移植集中在部分省三级甲等医院，对肾移植患者进行长期随访跟踪的医院较少，仅在部分医院开展。由于肾源紧缺、伦理问题以及患者自身状况等方面的限制，绝大多数ESRD患者将接受血液透析或腹膜透析治疗，且面临透析方式的选择。

肾移植的优点：①由真正肾脏进行替代；②生活质量高；③预后佳，存活时间长。肾移植的缺点：①部分医院暂不能开展；②术前准备时间较长，其间需采用其他肾脏替代治疗过渡；③肾移植的相关费用较高，术后需要长期服用抗排斥药物，存在药物花费大以及药物不良反应的问题；④肾源按国家法律规定必须直系亲属方能捐献，且须配型吻合。

2. 血液透析。

血液透析需要每周固定时间到医院进行透析治疗，一般每周 3 次，每次透析 4h，透析前需要准备好血管通路（长期或临时），透析中可能会出现多种急性及慢性并发症，如低血压、心律失常、肌肉痉挛、体外循环管路凝血等。

血液透析的优点：①清除尿毒症毒素速度快、效果强；②透析由机器完成；③透析治疗由护士完成，患者自己不需要操作。血液透析的缺点：①对心血管系统影响相对较大；②出现并发症的风险相对较大；③透析依赖血管通路。

3. 腹膜透析。

经过肾病科医护人员的培训及考核后腹膜透析可以在家中进行，治疗时间更自由，甚至可以不影响正常工作时间，患者仅需每月定期到医院复诊。腹膜透析导致低血压、心律失常等并发症的风险较低，更适合自身血管条件不佳、合并心血管病的患者。总体医疗费用相对于血液透析更低。

腹膜透析的优点：①更适用于合并心血管疾病，如心力衰竭、顽固性高血压的患者；②适合残余肾功能较好的患者；③对中分子尿毒症毒素的清除效果相对较好；④经培训后患者可自己在家完成腹膜透析，只需定期到医院复诊。腹膜透析的缺点：①自身操作，可能引起腹膜透析相关感染，包括腹膜透析相关腹膜炎、出口处感染和隧道感染等，影响透析充分性，甚至导致感染性休克；②透析效果依赖患者本身腹膜功能；③腹膜透析会增加营养不良的发生风险。

1.2.6　血管保护

1. 浅静脉的保护。

浅静脉穿刺时，尽量选择足背静脉，内瘘对侧上肢尽可能减少穿刺，并注意锻炼相关部位，以备后续使用。如需穿刺，穿刺前应与医护人员进行沟通，必要时请血管通路医师会诊评估。

2. 中心静脉的保护。

经外周静脉穿刺、植入心脏起搏器、经锁骨下静脉穿刺等临床技术的应用，极大增加了中心静脉血栓、狭窄的发生风险，不利于今后血液透析时血管通路的建立和使用。对于 CKD 患者，在进行中心静脉相关操作前，除了要评估其使用的必要性，还应与肾病科医师沟通、评估和协商，共同规划治疗方案。

1.2.7　择期建立血管通路

（1）CKD 4 期［eGFR＜30mL/(min·1.73m²)］的患者应接受上肢血管保护健康教育，以避免损伤上肢血管，为以后建立长期血管通路创造良好的血管条件，必要时建立永久性透析通路。

（2）如果 CKD 患者拟选择血液透析作为肾脏替代治疗方式，且预计半年内需进行血液透析治疗，当其 eGFR＜15mL/(min·1.73m²)、Scr＞6mg/dL（528μmol/L）［合并糖尿病的患者 eGFR<25mL/(min · 1.73m^2)、Scr>4mg/dL（352μmol/L）］时，建议血管通路医师进行相关评估，择期建立血管通路，首选自体动静脉内瘘成形术。若患者需建立移植物内瘘，则血管通路的建立需推迟到接受透析治疗前 3~6 周。

（3）尿毒症症状明显、支持治疗难以控制者应尽早实施自体动静脉内瘘成形术，残余肾功能可不作为必需的界定指标。

（4）建立血管通路前还必须评价患者心脏功能，如果患者已有严重的心功能衰竭，自体动静脉内瘘成形术后回心血流量增加，可能会使原有的心力衰竭加重，左室射血分数<30%时，暂不建议进行自体动静脉内瘘成形术，应首先纠正心脏功能，再择期手术。

（5）老年、糖尿病、系统性红斑狼疮以及合并其他脏器功能不全的患者，应及早评估血管条件，并应尽早实施自体动静脉内瘘成形术。

（6）若已提前建立血管通路，需加强血管通路的维护、保养，于血管通路门诊进行定期随访，评估及维护保养血管通路。

1.2.8　转诊时机和预期效果

（1）对于 eGFR<30mL/(min · 1.73m^2)、1 年内出现肾功能衰竭及并发症的发生风险≥10%的进展性 CKD 患者，及时转诊，安排透析治疗。

（2）患者在肾病科医师的指导下，充分了解肾脏替代治疗的方式和意义，树立继续治疗的信心，与家庭成员共同积极主动地参与透析前的准备工作。

（3）定期全面的随访，并发症得到有效改善。

（4）生活方式调整，营养状况得到改善，血压、血糖及血脂得到控制，谨慎使用肾毒性药物和经肾排泄药物。

（5）选择适合的透析方式，并已有计划地建立透析通路。

1.2.9　姑息治疗

CKD 患者大多会面临不良结局、高额医疗费用，承受巨大的生理和心理负担，最终进入疾病的终末阶段，甚至死亡。有报道指出，CKD 患者在生命最后一个月的住院率、重症监护率及强化治疗率均比慢性阻塞性肺疾病、心力衰竭、晚期肝病患者高。特别是年龄大于 70 岁的老年 CKD 患者，其生存期通常比大多数癌症患者短。澳大利亚一项前瞻性观察研究纳入 467 例患者，其中非透析组患者 122 例，针对该组患者采用提供营养师、心理医师、康复治疗师和社会工作者咨询服务的姑息治疗。结果表明，非透析组患者中症状稳定或改善超过 12 个月的患者占 57%，而生活质量稳定或改善的患者占 58%。研究表明，姑息治疗能够为非透析患者提供合理的症状控制和生活质量提升治疗。2013 年 KDIGO 提出"慢性肾脏病支持性治疗"这一概念，旨在改善患者生活质量，并且在任何阶段都可以提供延长生命的治疗，此后 KDIGO 进一步提出了综合保守治疗模式。综合保守治疗需符合当地文化习俗，提供对症治疗（改善贫血、控制血压血糖）、疼痛处理、心理治疗、精神支持、人文关怀（在家、医院或临终关怀机构）等治疗或服务，重点在于延缓肾功能恶化、积极控制症状、提前进行护理规划、提供恰当的临终关怀，对于不接受肾脏替代治疗的 CKD 患者及家庭有重要意义。

参考文献

［1］ Ghadiani M H，Besharati S，Mousavinasab N，et al．Response rates to HB vac-
cine in CKD stages 3－4 and hemodialysis patients［J］．J Res Med Sci，2012，17
（6）：527－533.

［2］ Lee S J，Yoo J S．The effects of a physical activity reinforcement program on exer-
cise compliance，depression，and anxiety in continuous ambulatory peritoneal dial-
ysis patients［J］．Taehan Kanho Hakhoe Chi，2004，34（3）：440－448.

［3］ Wong S P Y，Kreuter W，O'Hare A M．Treatment intensity at the end of life in
older adults receiving long-term dialysis［J］．Arch Intern Med，2012，172（8）：
661－663.

［4］ 程烨，林曰勇，叶朝阳，等．上海市单中心血液透析患者血管通路调查分析［J］.
中国血液净化，2011，10（10）：538－541.

［5］ 侯凡凡，马志刚，梅长林，等．中国五省市自治区慢性肾脏病患者心血管疾病的患
病率调查［J］．中华医学杂志，2005，85（7）：458－463.

［6］ 王莉，李贵森，刘志红．中华医学会肾脏病学分会《慢性肾脏病矿物质和骨异常诊
治指导》［J］．肾脏病与透析肾移植杂志，2013，22（6）：554－559.

［7］ 王玉柱，张丽红．血液净化发展史—血管通路［J］．中国血液净化，2019，18
（8）：513－516.

［8］ 肖海清，彭佑铭，刘虹，等．终末期肾病患者开始透析时肾功能及相关因素分析
［J］．中华肾脏病杂志，2006，22（3）：153－157.

［9］ 玄先法．终末期肾病透析患者疾病经济负担和生活质量研究［D］．广州：暨南大
学，2005.

［10］ 张伟明，钱家麒．上海市透析登记及其结果分析［J］．中国血液净化，2012，11
（5）：233－236.

［11］ 中国医院协会血液净化中心管理分会血液净化通路学组．中国血液透析用血管通
路专家共识（第 1 版）［J］．中国血液净化，2014，13（8）：549－558.

［12］ 祝小东，马迎春．慢性肾脏病患者心理功能障碍及康复［J］．中国血液净化，
2015，14（11）：686－688.

2 血液透析患者的管理

2.1 血液透析的流行病学及血液透析患者的管理意义

2.1.1 透析现状

维持性血液透析指患者从透析前的尿毒症状态，经过一段时间的初步透析，逐渐过渡为平稳的透析期，最终定期进行规律性透析治疗。

肾小球肾炎是我国 ESRD 患者的主要患病原因，但糖尿病和高血压引起的 ESRD 患者人数逐渐增多。据估计，到 2030 年，我国的 ESRD 患者人数将超过 400 万。随着医院覆盖率、患者支付能力的提高，ESRD 患者的透析率将从 16% 增加到 37%，那时透析人数将达到 150 万。

2.1.2 血液透析患者管理的意义

血液透析是治疗 ESRD 的一种终身替代疗法。近年来，血液透析技术取得了一定发展，但患者的生存率和生活质量仍不理想，其原因还有待探索。对于血液透析患者，透析质量决定了其生存率和生活质量，而透析质量取决于患者对治疗方案的依从性。

血液透析患者的管理目的是使透析充分，患者营养状态良好，贫血、高血压、肾性骨病及急性心血管并发症等控制满意，减少血管通路相关并发症，减少透析相关并发症，患者心理状态和生活质量得到改善，社会功能尽可能恢复，最终降低住院率和死亡率，减少医疗花费。研究指出，对血液透析患者的管理水平与患者生活质量呈现显著的相关性。因此，加强对血液透析患者的管理，对延长生命、提高生存质量具有重要意义。

2.2 血液透析患者的管理策略

2.2.1 管理目标

2.2.1.1 减少心血管事件的发生

尽管血液透析治疗目前取得了一定发展，但血液透析患者的死亡风险仍高于一般人群。发生心血管事件是血液透析患者死亡和卧床不起的主要原因。据报道，心血管事件导致血液透析患者死亡的风险是一般人群的 10～30 倍。在血液透析患者的管理中需密切关注的领域包括高血压、低血压、贫血、炎症和钙磷代谢紊乱。而高血压和贫血是维持性血液透析患者发生心血管事件的主要因素。另外，对血液透析患者这一特殊人群而言，容量控制不佳与心血管事件的发生密切相关，相关的心血管事件包括充血性心力衰竭和肺水肿。患者的容量管理水平差，易提高透析过程中低血压、肌肉痉挛等的发生率，影响患者的透析充分性，降低患者的症状控制水平，严重影响患者的生活质量。

1. 控制血压。

在维持性血液透析患者中，血压通常控制不良，且高血压尤其常见，是血液透析患者全因死亡率的重要预测指标。影响维持性血液透析患者血压的因素很多，且与普通患者不同。研究显示，高血压和低血压是血液透析患者早期死亡的相关因素。

2005 年 KDOQI 推荐，维持性血液透析患者的血压控制目标在透析前为收缩压/舒张压<140/90mmHg，透析后为收缩压/舒张压<130/80mmHg。2015 年《中国血液透析充分性临床实践指南》指出，维持性血液透析患者血压的控制目标设定为透析前收缩压<160mmHg。

目前对于血液透析患者的血压控制目标仍有争议，因此，建立一套完整、全面、系统的血压管理体系尤为重要，个体化透析方案、透析间期的患者教育、个体化的降压药物、联合使用降压药物、容量的评估与控制、合理的生活方式、适当的运动、合理的饮食、控制水钠摄入等，均可改善维持性血液透析患者血压，改善患者的预后，提高其生活质量。

2. 治疗贫血。

相关指南认为 ESA 治疗的靶目标值为血红蛋白（Hb）水平为 110～120g/L。尽管较高的 Hb 水平可能提升血液透析患者的生活质量及运动能力，但是过度纠正贫血对患者的生存并没有益处。因此，在改善生活质量和增加成本及伤害风险之间存在平衡，应避免 Hb>130g/L。

对于维持性血液透析患者而言，充分的透析可以通过多种机制纠正贫血，包括使用高通量透析器去除抑制红细胞生成的物质。然而贫血的发生和程度受多种因素的影响，包括基础疾病、恶性肿瘤、透析不充分、感染、心功能障碍、透析过程中的失血、抗凝剂的使用不足、ACEI 的使用、高 PTH、骨营养障碍、铁和叶酸的缺乏、维生素不足及铝中毒等，影响因素较多，且不同患者可受不同因素影响。因此需要个体化管理贫血，内容涉及重组人促红细胞生成素的用法用量、铁剂的使用和监测、抗凝剂的使用、透析方案的选择，管理方案需要根据患者实际 Hb 水平和临床表现进行实时调整。此外，贫血的治疗也需要一个系统、全面的方案，对患者进行全面的评估及系统管理，才能使 Hb 水平达标，提高患者生活质量、减少并发症、改善血液透析患者的生存质量。

2.2.1.2　降低感染发生率

在透析环境中，患者常频繁和持续地暴露于各种污染物中，所以血液透析患者更易出现感染。感染的原因主要还包括以下几点：

（1）血液透析患者的免疫系统通常受损，削弱了患者抵抗感染的能力。

（2）一些药物可能影响免疫系统，这可能增加感染的风险。

（3）通过血管通路（主要是导管）和体外循环（具有许多端口和连接）进行血液透析治疗期间，患者常有频繁和长时间的血液暴露。

（4）在透析治疗期间与其他患者的距离较近，且经常与医护人员接触。

（5）时常住院和手术，经常住院可能使患者出现中心静脉导管相关血流感染（CLABSI）、耐甲氧西林金黄色葡萄球菌（MRSA）感染和导管相关性尿路感染（CAUTI）。

（6）不遵医嘱和患教也可能导致感染。

感染是血液透析患者住院的首要原因，也是导致死亡的第二大常见原因。透析相关感染可发生在血液、呼吸道、胃肠道、泌尿道、骨骼和皮肤软组织。其中呼吸道感染最为常见，这主要与血液透析患者自身多合并肺淤血、心功能不全、长期卧床等有关，且血液透析需要进行导管穿刺，容易增加皮肤软组织及血液等的感染机会。另外患者多有无尿或少尿情况存在，不利于泌尿道病原体的排出，因此容易合并泌尿系感染。

综上，科学地预防和控制感染是避免血液透析患者死亡的重要措施，透析环境的清洁保持、护理质量的持续改进、医疗水平的提升，均是对这一特殊群体进行感染防控管理的重点环节。

2.2.1.3 纠正营养不良

营养不良在维持性血液透析患者中的患病率为 23%～76%，其中 6%～8% 为严重营养不良。维持性血液透析患者由于存在毒素清除障碍，导致毒素在体内蓄积，常出现胃肠道水肿、食欲低下，导致营养不良，而营养不良又是导致感染、心血管并发症、生活质量下降的重要原因。

营养管理的主要目标是优化营养状况，包括蛋白质－能量营养不良（PEW）的预防和治疗、营养素缺乏的纠正、电解质和液体平衡的管理。

无论是营养不足还是营养过剩，饮食和生活方式的管理目的都是维持理想的体重。如果存在营养不足，一般应增加蛋白质摄入量。

2.2.1.4 血管通路的控制目标

（1）自体动静脉内瘘的血栓形成低于 0.25 次/患者年。

（2）移植物血栓形成低于 0.5 次/患者年；移植物感染发生率不超过 10%；移植物寿命至少 2 年；经皮血管腔内成形术后移植物寿命至少 4 个月；内瘘感染发生率不超过 1%；内瘘寿命至少 3 年。

2.2.2 监测方法

定期对血液透析患者进行血液成分检测分析、血压测量，进行心肺功能、血管通路、营养状况等多方面评估，全面整体地监测血液透析患者的身体状况。

2.2.3　管理策略及效果评价

2.2.3.1　营养的管理

具备公共营养师资格证的护士及营养科医师，根据不同患者的病情，制订营养餐，提供饮食指导。

最简单和最有效的能量摄入评估指标是体重。患者需要维持的体重取决于患者的临床状态。定期评估体重是评估能量摄入情况的基石。应重视计划外的体重减轻，在 3 个月或更短时间内发生的计划外体重减轻超过 10% 提示不良预后。在透析患者中，水肿可能是体重增加的原因。如果不存在全身性水肿，手臂周长和皮肤褶皱（肱三头肌和肩胛下）的测量可以代替体重测量。

维持性血液透析患者的营养管理需要一个以肾病科医师－护士－营养师为一体的团队，目前有些国家或地区已有专职肾脏营养师，肾脏营养师是血液透析患者营养管理团队的核心。肾脏营养师会整合患者临床表现和饮食史，进行营养评估，再根据患者的个人临床需求和偏好制订个体化饮食计划。

临床上对于具体的营养管理评估，可从以下几方面实施：

1）在所有患者进行首次规律透析时即应行营养评估，制订个体化饮食计划。后续的评估中，对于年龄＜50 岁的患者，可半年行一次评估；对于年龄≥50 岁的患者，可 3 个月评估 1 次，并根据评估结果进行饮食指导和干预。

2）充分透析，可适时选用高通量透析器。

3）提高患者的自我饮食管理水平。

（1）医护人员应做好患者及家属的饮食宣教工作，可采取健康讲座、微信推送、病友提醒等方式进行宣教，使患者及家属充分认识自我饮食管理的重要性。

（2）充分了解患者的饮食结构，指导患者填写每日饮食记录，帮助计算食物能量及蛋白质摄入量。

（3）建立血液透析中心健康教育宣传室，制作各类宣传手册、食谱模具，定期组织维持性血液透析患者开展相关活动，邀请患者及家属共同参与，让家属了解患者的透析生活，帮助患者合理饮食。

2.2.3.2　容量的管理

有效的容量管理可保护心脏，降低血液透析患者死亡率和透析中低血压的发生率。

容量的管理包括患者自我管理和医护人员干预管理。相关的宣传手册应包括容量管理的必要性、容量不足及超负荷的危险，同时也可以提供有关盐和液体限制、监测容量超负荷、自我识别及处理突发性水肿的相关信息。此外，医护人员可对每一个进行维持性血液透析的患者及家属进行单独教育谈话。医护人员干预管理的主要内容包括以下几方面：

（1）盐和液体的限制。

（2）透析中及透析间期血压的测量。

（3）干体重的定期调整。

（4）辅助应用生物电阻抗人体成分分析仪指导容量评估。

（5）降压药的调整。

（6）容量超负荷或不足的临床早期症状和体征的及时识别和处理。

2.2.3.3 贫血的管理

1. 组建贫血管理中心。

由医师－护士－专职患教护士管理团队组成，管理团队的分工如图4-1所示。

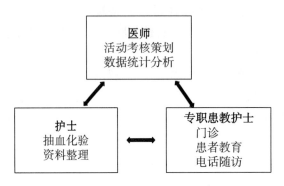

图4-1 医师－护士－专职患教护士管理团队分工

2. 制订贫血优化管理方案。

分析血红蛋白未达标因素及EPO低反应性的原因，制订个体化贫血治疗方案。定期监测血红蛋白水平，至少每1个月检测一次血红蛋白（Hb）。CKD患者每年检测1次Hb，若Hb>12g/dL，则不需进一步评估和治疗；若Hb≤12g/dL，则需进一步评估。首先评估患者血液指标（全血细胞计数、Hb、网织红细胞计数等），若相应血液指标异常，达到贫血诊断标准则需采用ESA治疗贫血；其次评估铁相关指标（血清铁蛋白、转铁蛋白饱和度或网织红细胞血红蛋白），若指标异常则需用铁剂纠正缺铁。肾性贫血时的治疗靶目标：Hb为11~12g/dL，不宜超过13g/dL。治疗后还需进一步监测血液指标，评估疗效。

3. 医护培训。

医护人员可以外出学习，或参加科室内组织的贫血相关指南学习，科室内进行贫血相关的知识考核，对医护人员进行培训及考核。

4. 患者管理。

根据患者的依从性制定不同的随访制度。

（1）依从性好的患者：每月随访或半月随访一次。

（2）依从性中等的患者：每月随访一次，电话提醒复诊。

（3）依从性差的患者：每月随访一次，电话提醒三次，家属监督。

开展贫血相关患教讲座。制订个体化健康教育计划表。贫血管理中心的建立可提高患者的依从性和自我管理能力，加强患者对贫血危害的认识。

2.2.3.4　血管通路的管理

建议有条件的血液透析中心成立通路监测小组，成员包括肾病科医师、透析室护士、血管通路医师、介入科医师、透析通路协调员。自患者选择血液透析开始，通路监测小组成员即参与患者血管通路建立、评估与监测及并发症处理。透析室护士上岗前需经过通路专业培训，并制订持续培训计划。

1. 动静脉内瘘建立前准备。

准备内容包括肾脏替代治疗及血液透析血管通路宣教、明确向血管通路医师转诊及血管通路建立的时机。

2. 建立血管通路前的评估。

（1）病史。糖尿病病史、中心静脉穿刺置管史、起搏器置入史、充血性心力衰竭史、外周血管疾病史、静脉穿刺置管史、接受抗凝药物治疗史或凝血系统异常史、部分合并症病史、吸烟史，以及上肢、颈部及胸部外伤或手术史等。

（2）物理检查。动脉系统：双上肢血压、动脉弹性、动脉搏动检查及 Allen 试验。静脉系统：流出静脉的连续性和可扩张性（绑扎止血带后检查静脉）、中心静脉（水肿、侧支循环、既往中心或外周静脉置管疤痕）。

（3）辅助检查。彩色多普勒超声（彩超）：评估动静脉直径与通畅性、静脉可扩张性、静脉距皮距离，建议手术医师参与检查。血管造影：必要时进行血管造影，对于动脉及中心静脉检查，血管造影优于彩色多普勒超声，对于存在病变者可同时进行（腔内）治疗。

3. 动静脉内瘘的评估与监测。

定期评估及监测动静脉内瘘功能和血液透析充分性等临床指标，重视动态变化。

（1）通路血流量监测：建议每月监测 1 次。

（2）物理检查：建议每次透析时都要进行检查，包括视诊、触诊、听诊。检查内容包括内瘘杂音及震颤的强弱与性质，有无感染、肢体水肿情况，有无瘤样扩张或动脉瘤，有无胸壁静脉曲张，拔针后压迫时间是否延长等。

（3）彩色多普勒超声：建议每 3 个月 1 次。

（4）非尿素稀释法（血管通路再循环测定方法）：建议每 3 个月 1 次。

（5）直接或间接的静态静脉压检测：建议每 3 个月 1 次。

当移植物内瘘自然血流量<600mL/min、自体内瘘自然血流量<500mL/min 时可进行早期干预；当移植物内瘘或自体内瘘静脉端静态压力比（与平均动脉压之比）>0.5、移植物内瘘的动脉端静态压力比>0.75 时，要及时采取干预措施。

制订内瘘评估表，见表 4−1。

表 4-1 内瘘评估表

姓名	原发病	合并症	血压	血管条件	年龄	术式	皮肤	瘘体	血流量	扣诊	听诊	透析频次	穿刺方式	彩超	护理情况	不良生活	习惯	评估结论

4. 血管通路管理的其他表格。

1）制订手术患者档案表。

2）制订动静脉内瘘围手术期问卷调查表，督促患者充分了解自身内瘘情况，以便患者更好地配合诊治以及后期开展维持性血液透析。

2.2.3.5 血液透析患者患教管理

1. 集体患教。

针对维持性血液透析患者，制订特定的健康教育计划表，内容包括血液透析相关的各类管理，如饮食管理、营养管理、磷管理、血钾管理、容量管理、透析充分性管理等，根据不同患者的依从性和理解能力，进行重复患教，具体健康教育课程计划表见表4-2，集体健康教育计划表见表4-3。

表 4-2 维持性血液透析患者具体健康教育课程计划表

编号	题目	时间
1	血液透析的基本知识	
2	水平衡的管理	
3	低盐饮食	
4	低脂饮食	
5	优质蛋白质饮食	
6	高钾血症的健康指导	
7	高磷血症的健康指导	
8	痛风的健康指导	
9	高血压的健康指导	
10	低血压的健康指导	
11	糖尿病患者的健康指导	
12	肾性贫血的健康指导	

编号	题目	时间
13	肾性骨病的健康指导	
14	感冒感染对肾脏疾病的影响	
15	尿标本的正确留取	
16	非带涤纶留置导管术后注意事项	
17	带涤纶套深静脉留置导管术后注意事项	
18	留置导管出口处的护理	
19	深静脉拔管术后的健康指导	
20	非带涤纶留置导管的自我护理	
21	带涤纶套深静脉留置导管的自我护理	
22	内瘘术后早期注意事项（拆线前）	
23	内瘘的自我护理（使用中）	
24	内瘘术后注意事项（拆线后到使用前）	
25	动静脉内瘘血栓形成的预防和应急处理	
26	深静脉血栓形成的预防和应急处理	
27	动静脉内瘘的使用注意事项（使用前三次）	
28	动静脉内瘘的自我护理	

表 4-3　维持性血液透析患者集体健康教育计划表

一月	血管通路的保护指导
二月	高血压的控制指导
三月	低磷饮食指导
四月	高钾饮食指导
五月	水分控制指导
六月	低白蛋白血症的饮食指导

2. 个体患教。

制订健康教育计划执行表，充分了解计划执行情况，评估每位患者的患教效果，找出存在问题，持续质量改进，健康教育计划执行表见表4-4。

表 4-4 维持性血液透析患者健康教育计划执行表

日期	现存问题	患教内容	理解性	依从性	护士签名	患者签名	是否重复患教	效果评价

注：理解性：1. 完全理解；2. 部分理解；3. 不理解。

依从性：1. 非常配合；2. 部分配合；3. 不配合。

效果评价：1. 了解，执行不够；2. 熟悉，部分执行；3. 掌握并执行。

2.2.3.6 建立全程、全时的管理随访体系

（1）同转诊医师/术前日常主管医师取得联系，详细了解患者既往手术情况、目前拟解决问题及预计达到的治疗目标。

（2）专业人员进行详细的物理检查。

（3）超声医师同手术医师共同评估手术血管状况。

（4）CT 血管造影、介入造影技术在术前评估中可得到一定应用。

（5）充分考虑患者及透析医师的要求，结合术前检查，组内讨论制订最优手术方案，提交科室讨论，审核通过后方可实施手术。

（6）术后将患者移交至相关科室及医护人员。

（7）在术后三天内、出院后至拆线前、拆线后至开瘘前、开瘘后使用中的不同阶段采用不同随访计划，医护人员指导术后注意事项。

（8）内瘘使用过程中，形成包括通路主管医师、通路患教护士、透析主管医师、透析主管护士、当班治疗护士的监控网络，及时发现通路功能不良、血栓、血管狭窄等通路并发症，便于及时维护处理。

（9）血管通路患者资料单独建档。

（10）出院前行基本知识及注意事项考核。

（11）定时电话随访、门诊随访，主动推送患教信息。

2.2.4 医护培训要点

2.2.4.1 门诊管理要点

1. 科室主任/医疗组长查房。

每季度需至少对门诊所有血液透析患者查房一次，根据患者病情及相关检查指标，为患者调整治疗方案，包括调整饮食计划、调整透析处方、调整药物治疗方案、查看患者血管通路、指导通路异常的处理。

2. 医疗副组长查房。

1）周查房：每周需至少对所有血液透析患者查房一次。周查房内容包括：①了解所有血液透析患者本周的一般情况，指导对患者近期异常情况进行处理；②对前期异常情况处理结果进行追踪，安排下一步随访或其他处理。

2）月查房：每月需至少对所有血液透析患者查房一次。月查房内容包括：①了解所有血液透析患者本月的一般情况，调整透析处方，包括超滤量、抗凝药物、血流量、透析液流量、透析器的调整；②对血管通路、血压、血糖、贫血、血钙、血磷、PTH、透析充分性等存在异常情况的患者，分析出现异常情况的原因，并指导进一步处理，对前期已行处理的患者，评估前期处理是否合适及是否需要进行调整；③对患者本月出现的其他异常情况的处理效果进行评估，了解异常情况是否得到解决、效果如何，安排下一步随访或其他处理；④查房过程中发现疑难问题，需及时向科室主任/医疗组长请示汇报。

3）季度查房：每季度需至少对所有血液透析患者质控查房一次。季度查房内容包括：①患者一般情况的重新评估；②血管通路评估；③血压评估；④血糖评估；⑤贫血状况评估；⑥血钙、血磷及 PTH 评估；⑦血管钙化评估；⑧透析充分性评估；⑨其他异常情况的评估；⑩查房过程中发现疑难问题，需及时向科室主任/医疗组长请示汇报。

3. 门诊随访制度。

（1）血液透析中心根据患者情况及需要确定随访频率及内容，填写随访资料。

（2）指定有资质、经验丰富的护理人员定期进行随访。

（3）开展多种形式的随访工作（图 4-2），例如电话随访（表 4-5）、家访或召回等。

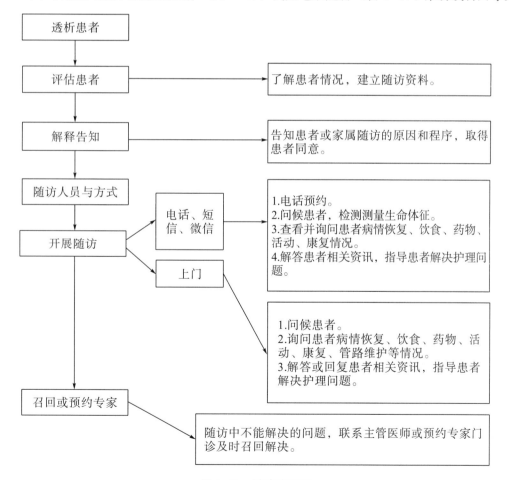

图 4-2　随访流程图

表 4-5　电话随访登记表

姓名	随访时间	联系电话	随访方式	随访内容	随访结果	随访人	此次随访是否结束

注：根据患者情况决定是否继续随访，若需继续随访，写明下次随访时间；若患者的病情已得到医治，病情对患者的影响已消除，可停止随访。

（4）对随访中不能解决的问题，联系主管医师或协助患者预约专家门诊。

（5）记录随访情况并存档。

（6）定期分析、评价与持续改进随访工作。

2.2.4.2　医护人员患教技能培训

根据职位及职责对患教人员进行分工和考核。

1. 总负责人。

负责血液净化中心患教工作的总监督。

要求：每月需对责任患教护士进行考核，需抽查每名患教护士分管的 1 名及以上患者，对患者进行患教满意度、接受度评价，根据患者反馈结果对患教护士进行考评。

2. 责任患教护士。

负责新入透析患者围手术期的健康教育；负责对其他患教护士健康教育的具体实施进行监督。

要求：

1）完成血液透析患教护士各项工作。

2）对其他患教护士的患教工作进行指导及监督，及时收集、整理、反馈患教工作中出现的问题，向血液透析护理组长及医疗组长报告，针对发现的问题，及时改进，对每月患教工作进行总结。

3）负责对血液透析患教内容进行搜集、整理，制作血液透析专科患教 PPT，及时更新微博、微信。

4）每月需对所负责的每名患教护士的患教工作进行考核，需抽查每名患教护士分管的 1 名及以上患者，对患者进行患教满意度、接受度等评价，根据患者反馈结果对患教护士进行综合考评（不与总负责人的抽查雷同），并将考评结果报总负责人。

3. 血液透析专职患教护士。

负责分管患者的健康教育。

要求：

1）每月需按血液透析患教当月安排的患教要求完成分管患者的集体患教，每名患者每月集体患教不得少于 1 次，若患者接受度差，需重复患教，以提高患教质量。

2）根据血液透析主管医师对患者制订的个体化健康教育处方，完成分管患者的个体化患教，每名患者每季度个体化患教不得少于 1 次，若患者接受度差，需重复患教，以提高患教质量。

　　3）每次做好患教记录，需患者或家属签字确认，若无签字视同未患教。

参考文献

[1] Clinical Practice Guidelines for nutrition in chronic renal failure. K/DOQI, National Kidney Foundation [J]. Am J Kidney Dis, 2000, 35 (6 Suppl 2): S17—S104.

[2] Goodkin D A, Young E W, Kurokawa K, et al. Mortality among hemodialysis patients in Europe, Japan, and the United States: case-mix effects [J]. Am J Kidney Dis, 2004, 44 (5 Suppl 2): 16—21.

[3] K/DOQI Workgroup. K/DOQI clinical practice guidelines for cardiovascular disease in dialysis patients [J]. Am J Kidney Dis, 2005, 45 (4 Suppl 3): S1—S153.

[4] Karkar A, Bouhaha B M, Dammang M L. Infection control in hemodialysis units: a quick access to essential elements [J]. Saudi J Kidney Dis Transpl, 2014, 25 (3): 496—519.

[5] KDOQI, National Kidney Foundation. KDOQI Clinical Practice Guidelines and Clinical Practice Recommendations for anemia in chronic kidney disease [J]. Am J Kidney Dis, 2006, 47 (5 Suppl 3): S11—S145.

[6] Khan A, Khan A H, Adnan A S, et al. Management of patient care in hemodialysis while focusing on cardiovascular disease events and the atypical role of hyper- and/or hypotension: a systematic review [J]. Biomed Res Int, 2016: 9710965.

[7] Kimmel P L. The weather and quality of life in ESRD patients: everybody talks about it, but does anybody do anything about it? [J]. Semin Dial, 2013, 26 (3): 260—262.

[8] Machek P, Jirka T, Moissl U, et al. Guided optimization of fluid status in haemodialysis patients [J]. Nephrol Dial Transplant, 2010, 25 (2): 538—544.

[9] Pasticci F, Fantuzzi A L, Pegoraro M J, et al. Nutritional management of stage 5 chronic kidney disease [J]. J Ren Care, 2012, 38 (1): 50—58.

[10] Stenvinkel P, Barany P, Heimbürger O, et al. Mortality, malnutrition, and atherosclerosis in ESRD: what is the role of interleukin-6? [J]. Kidney Int Suppl, 2002 (80): 103—108.

[11] Wizemann V, Wabel P, Chamney P, et al. The mortality risk of overhydration in haemodialysis patients [J]. Nephrol Dial Transplant, 2009, 24 (5): 1574—1579.

[12] Zeier M. Risk of mortality in patients with end-stage renal disease: the role of malnutrition and possible therapeutic implications [J]. Horm Res, 2002, 58 Suppl 3: 30—34.

[13] 陈辉乐，徐昌隆，金领微，等. 老年肾衰竭患者血液透析感染的危险因素分析 [J]. 中华医院感染学杂志，2014，24 (4): 911—913.

［14］ 陈玲，梁颖，侯诗箐. 营养管理在纠正维持性血液透析患者营养不良中的作用 ［J］. 护理实践与研究，2013，10（11）：8－10.

［15］ 陈香美，张利. 透析患者高血压的治疗策略：我们应从何处开始？［J］. 中国血液净化，2010，9（2）：60－62.

［16］ 梅长林，叶朝阳，戎殳. 实用透析手册［M］. 2版. 北京：人民卫生出版社，2009.

［17］ 杨有京，薛痕，陈茂丽. 慢性肾功能衰竭进行血液透析患者医院感染的危险因素研究［J］. 中国医药指南，2017，15（19）：32－33.

［18］ 中国医师协会肾脏病医师分会血液透析充分性协作组. 中国血液透析充分性临床实践指南［J］. 中华医学杂志，2015，95（34）：2748－2753.

［19］ 中国医院协会血液净化中心管理分会血液净化通路学组. 中国血液透析用血管通路专家共识（第1版）［J］. 中国血液净化，2014，13（8）：549－558.

3 腹膜透析患者的管理

3.1 腹膜透析患者的特殊性和管理意义

3.1.1 腹膜透析患者的特殊性

腹膜透析作为治疗 ESRD 患者的主要方式之一，因其可保护残余肾功能、操作简便、不需要特殊医疗设备，得以被卫生部门批准推广运用。腹膜透析可以居家操作，患者无须频繁往返医院，可以明显改善患者的生活质量。但因为需要患者自己或家属在家进行腹膜透析换液等相关操作，若未进行专业培训，合并感染的风险将大大增高。因此，针对腹膜透析患者及家属的专项居家培训是腹膜透析患者管理的重点。腹膜透析患者腹膜功能的个体差异大，根据腹膜清除毒素、超滤水分能力的不同，腹膜功能可以被分为高转运、高平均转运、低转运、低平均转运四种类型。准确评估患者的腹膜功能，并结合患者残余肾功能，才能制订出个体化的透析处方。腹膜透析由于需要将腹膜暴露于非生理性腹膜透析液中，最终会导致腹膜功能衰竭。据报道，接受腹膜透析治疗 5 年左右，患者即会发生腹膜功能衰竭，若病程中发生腹膜炎或大剂量使用高浓度的葡萄糖腹膜透析液等，会导致腹膜纤维化程度加重，腹膜功能衰竭提早发生。因此，居家操作培训的目的是减少腹膜炎、水肿等不良事件的发生，最大限度地保护残余肾功能，避免早期使用大剂量高浓度的葡萄糖腹膜透析液，尽量延长腹膜的使用寿命。

3.1.2 对腹膜透析患者进行管理的意义

由于腹膜透析需要居家操作，情况较为特殊，若管理不当，会出现各种并发症，这成为制约腹膜透析发展的瓶颈。因此，对腹膜透析患者进行综合有效的管理，最直接的意义是能减少腹膜透析相关性感染、改善肾性贫血、纠正营养不良、调节钙磷代谢、维持容量平衡等，从而达到充分透析、缩短住院时间、减轻患者经济负担、延长腹膜透析治疗时间、提高患者社会回归率、提高患者生活质量的目的。

3.2 腹膜透析患者的管理策略

3.2.1 腹膜透析置管术前的管理

3.2.1.1 置管术前评估的内容

为了保证 ESRD 患者选择腹膜透析后能够顺利进行治疗，减少各种并发症的发生，在置管术前需要进行充分的评估。

（1）家访：对选择腹膜透析、拟行导管置入术的患者，安排专职腹膜透析护士对患者进行家访，了解患者居住及换液环境，找出日后可能导致感染的危险因素，患者及家属应听取护士的意见，针对高危因素积极改进，使居住及换液环境达到居家腹膜透析治疗要求。

（2）进行组内、科内术前讨论：腹膜透析组医护人员根据患者的具体病情，提出能否进行腹膜透析治疗及置管手术的初步意见，制订相应的医疗护理对策，统一策略后再上交科室，进行全科术前讨论，全科医护人员参与此患者的病情分析及讨论，进行全面、规范、细致的术前准备，确保置管手术和后期腹膜透析治疗顺利开展。

3.2.1.2 制订腹膜透析患者管理计划

腹膜透析组医护人员需要在置管术前针对每个患者制订医疗、护理管理计划，减少医疗事故及各种并发症的发生。

3.2.2 腹膜透析置管术后的管理

3.2.2.1 术后 7 日培训法

国内大型腹膜透析中心采用的术后 7 日培训法可全面、规范、详细地对患者进行培训。此培训法循序渐进，患者易于接受，培训护士可合理安排工作。

3.2.2.2 急诊及择期腹膜透析治疗的处方制订及管理要点

根据患者病情，置管术后需要马上制订透析处方进行透析治疗的情况即急诊腹膜透析治疗；置管术 2 周后再开始进行规律腹膜透析治疗的情况即择期腹膜透析治疗。择期腹膜透析治疗时，患者切口已完全愈合，漏液等并发症发生率低，在临床上可推广运用。择期腹膜透析治疗期间，要隔日冲洗腹腔，以便于观察导管的位置。急诊腹膜透析治疗对抢救危重患者效果更佳，尤其是自动化腹膜透析（automated peritoneal dialysis, APD）在腹膜透析患者中的运用，大大提高了患者的救治率。在治疗过程中，要使用小剂量腹膜透析液灌注，准确记录出入量，密切观察切口漏液、出血情况，及时进行相应处理。

3.2.2.3 出口及切口的护理

围手术期及长期腹膜透析患者均应进行导管出口及切口护理。出口及切口感染可导致难以治愈的或反复发作的腹膜炎。透析患者的免疫功能低下，若无菌技术观念不强，操作时可能使细菌从腹膜透析管外口进入隧道和腹腔，引起炎症反应。感染的病原体大都是金黄色葡萄球菌，铜绿假单胞菌少见。病原体还包括其他G^+菌、G^-菌及真菌。预防措施如下：

（1）严格无菌操作，并规范置管操作。

（2）减少外口及隧道创伤，注意外口处的护理。

（3）避免导管扭曲，导管应固定妥当。

（4）在常规护理中不能强行除去硬皮和痂皮，应用过氧化氢溶液、生理盐水或碘伏浸泡外口处，使之软化后除去。

（5）对鼻腔携带葡萄球菌的患者，主张用莫匹罗星滴鼻或口服利福平治疗。

（6）严格训练患者，规范操作。

3.2.2.4　对患者及家属进行考核

对每个新入腹膜透析患者，在出院前患者及家属均要进行理论及操作考核，合格后方可安排出院。理论考核是对7日培训法中前6日培训的内容进行考核，通过提问等多种形式进行。操作考核指现场考核操作，如腹膜透析居家模拟室的考核模式，模拟了居家的全过程。当患者步入模拟室，考核即开始。操作台面的消毒、洗手、换液等过程均有记录评分。

3.2.2.5　制订门诊随访和家访管理计划

（1）患者考核结束出院后，安排门诊随访。病房主管医护人员与门诊腹膜透析中心医护人员做好详细的交接班。患者出院后每周来院进行一次门诊随访，医护人员观察切口及导管出口情况，及时了解患者院外出现的问题。出院一月内安排一次家访，了解患者居家操作的规范性及存在的问题，早期发现并进行整改。出院一月后安排患者及时来院行腹膜平衡试验及透析充分性评估，根据结果及时调整处方，达到充分透析。进行维持性腹膜透析的患者，根据分级分层管理，做好门诊随访管理工作。

（2）家访。腹膜透析中心家访主要用于三种情况：新置管术前家访，新入腹膜透析患者出院后1月内家访，腹膜炎患者家访。由于腹膜透析居家操作的特殊性，家访是医护人员了解患者居家操作的重要途径。家访的时间要安排合适，可选择患者换液的时候，全程观察患者的操作过程，能及时有效地发现问题，以便早期解决，从而避免腹膜炎等严重并发症的发生，延长腹膜透析治疗时间。

3.2.3　维持性腹膜透析患者随访管理

3.2.3.1　分级分层管理

按照国际腹膜透析相关操作指南，每30名患者应设置1名专职腹膜透析护士，每50名患者应设置1名专职腹膜透析医师，每增加50名患者应增加1名专职腹膜透析医师和护士。由于医疗资源相对短缺，因此要用有限的精力进行有效的管理，这时就需要分级分层管理，分级分层护理标准见表4-6。

表4-6 腹膜透析分级分层护理标准

分级	护理标准
一级护理	1. 2周随访1次，随时门诊随访。 2. 在常规教育基础上，实施个体化、有针对性的健康教育，必要时家访。 3. 制订个体化的护理计划，必要时集体讨论，制订护理方案。 4. 每2周至少1次交班汇报患者病情，并听取处理意见，若患者病情稳定，一月后转为二级护理。
二级护理	1. 每月随访1次。 2. 在常规教育基础上以群体教育为主，对于不能参加群体教育的患者，可以采取个体化健康教育，必要时家访。 3. 患者病情纠正，稳定1~3月后转入三级护理。
三级护理	1. 每3个月随访至少1次，包括门诊随访和电话随访。 2. 以常规教育为主，通过书籍、录像等鼓励患者参加群体活动。 3. 鼓励患者参与其他患者的教育，给予其做榜样的机会。

3.2.3.2 门诊随访管理内容

1. 容量管理。

由于腹膜透析患者每日超滤量取决于腹膜超滤功能，若患者没有经过良好的容量管理教育，就容易出现容量异常。容量异常主要包括容量超负荷和容量不足两方面。

1）容量状态的评估见图4-3和图4-4。

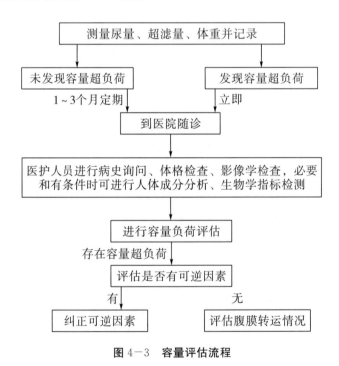

图4-3 容量评估流程

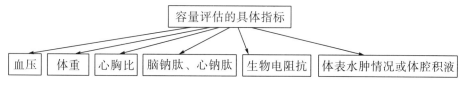

图 4-4　容量评估的具体指标

2）容量超负荷的处理。

容量超负荷在腹膜透析患者中常出现，且和腹膜透析患者死亡率直接相关，严重降低腹膜透析患者的生存率。对容量超负荷患者的管理分以下几方面：①限制水钠的摄入，合理使用利尿剂，增加尿钠的排出；②纠正导管功能障碍等机械性因素；③评估患者的依从性，如是否遵医嘱用药及规律透析；④若上述方法无效，可考虑调整治疗方案，如增加利尿剂的使用、调整高浓度腹膜透析液或根据腹膜平衡试验结果调整腹膜透析液留腹时间等。

3）容量不足的处理。

容量不足可引起残余肾功能的进行性下降，严重者可出现休克等严重并发症。当患者超滤量及尿量增多，而相应的入量没有增加，出现口干、皮肤干燥、血压低等状态时，要考虑容量不足。对此类患者要做到量出为入，维持好容量平衡。临床上可采取以下措施：①制订浮肿观察表；②准确记录腹膜透析出入量；③采用人体成分分析仪（body composition management，BCM）监测容量状态；④一对一健康宣教。

2. 营养管理。

腹膜透析患者由于蛋白质丢失，极易发生营养不良。大量研究证实，腹膜透析患者营养状况与患者的生存率密切相关。因此，在腹膜透析患者的日常随访管理中，营养管理是重要的环节之一。

1）营养状态的评估。营养状态的评估指标包括人血白蛋白、前白蛋白、标准化蛋白氮呈现率（nPNA）、中臂肌围、上臂肌围、BMI、主观综合营养评估（SGA）评分等。饮食日记作为患者营养状态的评估依据，越来越受到重视，具体内容见表4-7。

2）改善营养不良的策略。营养不良的改善策略主要分为以下几个方面：①保证蛋白质、能量的摄入；②保证充分的腹膜透析；③纠正贫血等慢性并发症；④补充酮酸；⑤肾病科－营养科一体化及个体化治疗。

3）个体化食谱的制订。请营养师协助，根据标准体重计算每日所需总能量和蛋白质，分配食物，制订 CKD 患者的个体化食谱。借助微信等网络平台，上传每餐饮食，营养师进行审核评估，调整饮食方案。保证个体化食谱发挥出纠正营养不良的作用。

表4-7 饮食日记

食物类别	您吃的食物	食物的分量	食物类别	您吃的食物	食物的分量
早餐			晚餐		
油脂类			油脂类		
水果类			水果类		
瓜类蔬菜类			瓜类蔬菜类		
淀粉类			淀粉类		
坚果类			坚果类		
谷薯类			谷薯类		
绿叶蔬菜类			绿叶蔬菜类		
肉蛋类			肉蛋类		
豆类			豆类		
低脂奶类			低脂奶类		
上午的点心			睡前的点心		
午餐			备注：		
油脂类					
水果类					
瓜类蔬菜					
淀粉类					
坚果类					
谷薯类					
绿叶蔬菜类					
肉蛋类					
豆类					
低脂奶类					
下午的点心					
以下由医师/护士计算后填写：					

蛋白质含量	食物重量与热量		
0~1g	油脂类（10g，90kcal）____	瓜果蔬菜（200g，50kcal）____	淀粉类（50g，180kcal）____
约4g	坚果类（20g，90kcal）____	谷薯类（50g，180kcal）____	绿叶蔬菜（250g，50kcal）____
约7g	肉蛋类（50g，90kcal）____	豆类（35g，90kcal）____	低脂奶类（240g，90kcal）____

3. 各种居家异常情况的早期识别及干预。

各种居家异常情况的识别和处理培训要贯穿整个腹膜透析治疗过程，医护人员需不断强化警惕意识，早期发现问题，避免严重并发症发生。常见的居家异常情况有腹膜炎的早期症状出现、外接短管脱落、短管破溃、换液过程中的可疑污染、腹泻便秘、进出液障碍等。医护人员可通过举办健康讲座、一对一患教、发送卡片、借助网络平台等多种途径让患者掌握相关知识。

4. 电话随访。

对于维持性腹膜透析患者除了门诊随访、家庭随访，还可以进行电话随访。电话随访是比较节省人力资源的一种随访方式。为了保证电话随访的完整性、有效性、针对性，可制订规范的电话随访登记表，提高电话随访的效率。

5. 健康讲座。

腹膜透析患者的健康讲座主要采取一对一及一对多的形式。根据患者病情采用不同的宣教方式。若患者依从性差、文化水平低、理解能力差，一对一宣教的效率更高；反之，一对多的集体宣教更能提高患教效率。

6. 提前建立血管通路。

不管选择腹膜透析还是血液透析，目的都是减少并发症、提高生存率。因此，腹膜透析患者在腹膜功能衰竭或合并严重疾病时，应及时转为血液透析治疗，以期延长患者的生存期。腹膜透析患者提前建立血管通路，可进行腹膜透析联合血液透析（peritoneal hemodialysis，PHD），或转为血液透析（hemodialysis，HD），以减少患者的住院时间，减轻患者的痛苦及经济负担。

3.2.4　管理工具及效果评价

腹膜透析日常管理工作中可运用品管圈、持续质量改进（continous quality improvement，CQI）等多种管理工具来提高管理效果。

3.2.4.1　品管圈

实际工作中可以临床中亟待解决的中心问题为基础，成立一个包括多人或多学科的品管圈，确立圈长及圈员职责，所有工作以解决中心问题为目标，进行为期 6 个月到 1 年的项目实施，解决中心问题。以某单位为例，因腹膜炎和营养不良发生率高，针对这两个临床问题，成立两个品管圈，各司其职，以降低腹膜炎发生率及改善腹膜透析患者营养不良状态为目标，两个项目结束后，该单位腹膜炎发生率明显下降，营养状况达标率由原来的 30% 提高到 48%，成效较显著。

3.2.4.2　持续质量改进（CQI）

CQI 的实施措施包括：

（1）建立专职的腹膜透析医护团队，进行临床资料收集、整理，形成科研第一手资料。

（2）通过每周查房、每月腹膜透析患者情况总结、每季度各质控数据汇报，找出目前需要解决的问题，制订专项整改措施，从而提升管理水平。

【七日培训法】

第一天：保持清洁/保护透析管

1. 培训内容。

①无菌与有菌的概念，清洁与污染的概念，无菌与清洁的区别，无菌与污染的界定；②保持空气及物体表面的清洁；③保持个人卫生；④戴口罩的意义；⑤示范正确洗手；⑥透析管的作用；⑦保护透析管的方法：妥善固定导管；⑧保护导管和隧道。

2. 出口处的护理。

1）透析管的制动：①伤口和隧道完全愈合前应尽量少移动导管，以防止导管移位和减少对出口处的刺激；②避免腹腔内灌入大量液体；③应用胶布妥善固定导管，出口和隧道完全愈合前应适当制动；④尽量避免增大腹压的动作。

2）出口处的评估：①观察出口处有无渗血、漏液；②观察有无感染征象：红、肿、痛、脓性分泌物。

3）敷料的更换：①比起透明的密封性敷料，使用无菌纱布更易起到引流液体的作用；②除非有明显的出血和感染的症状，每周更换敷料次数不应超过1次，当敷料被弄湿、胶布脱落或患者感到胶布处皮肤瘙痒时应随时更换敷料，应由经过特殊训练的人员更换敷料，注意无菌操作。

4）清洗剂和消毒剂的选择：避免使用刺激性或毒性溶剂清洗碘伏，注意避免清洗剂和消毒剂流入伤口或隧道内。

培训时间：　　　　　培训护士：　　　　　　患者或家属签字：

第二天：安全换液

1. 换液场所的要求和腹膜透析液的加热。

1）换液场所的要求：①清洁干燥；②换液时要暂时关闭门窗和风扇，防止灰尘；③光线充足；④周围不能有宠物。

2）腹膜透析液的加热：①使用恒温袋加热至37℃；②加热时不要撕开或除去外袋；③不能浸泡在热水中加热。

2. 安全换液过程。

1）准备：①清洁桌面，备齐换液所需物品，如腹膜透析液、口罩、碘伏微型盖、蓝夹子；②戴口罩并洗手，打开外袋，取出双联系统，检查接口拉环、管路、出口塞和透析液袋是否完好；③取出短管，确保其处于关闭状态；④如需添加药物，按医嘱将其从加药口加入。

2）连接：①拉开接口拉环；②取下短管上的碘伏帽；③迅速将双联系统与短管相连，旋拧双联系统至与短管完全密合。

3）引流：①用蓝夹子夹住入液管路；②将短管开关打开，开始引流，同时观察引流速度及引流液性质；③引流完后关闭短管。

4）冲洗排气。

5）灌注：打开开关开始灌注，灌注结束后关闭短管，用一个蓝夹子夹住入液管路。

6）分离：取出碘伏帽，检查帽盖内海绵是否浸润碘液；将短管与双联系统分离；旋拧碘伏帽至完全密合；测量腹膜透析液并做好记录；丢弃使用过的物品。

培训时间：　　　　　培训护士：　　　　　患者或家属签字：

第三天：维持液体平衡

1. 控制液体平衡的方法。

①每天测体重，并记录；②每天记录超滤量及尿量；③每天测血压；④观察有无水肿，如果体重增加，而且出现水肿、血压升高和呼吸困难，说明体液过多；如果体重下降，而且出现头晕、口渴、血压下降，则说明脱水。

2. 出现水肿怎么办？

①限制饮水量；②限制盐的摄入；③增加换液次数，使用超滤好的腹膜透析液；④使用利尿剂增加尿量。

培训时间：　　　　　培训护士：　　　　　患者或家属签字：

第四天：异常情况的处理

1. 隧道及导管出口处感染。

隧道及导管出口处感染的四个症状：红、肿、痛、脓性分泌物。出现上述症状，立即电话通知腹膜透析医护人员，指导其下一步的处理。

2. 腹膜炎。

腹膜炎的三个症状：透析液混浊、腹痛、发热。

发现上述可疑情况，保留混浊的液体送医院化验，并及时治疗。

3. 透析液灌入或引流困难。

1）原因一：管路受压或扭曲。

处理：①检查是否打开了蓝夹子；②检查管路是否扭曲或打折；③改变体位，观察引流是否有所改善；④询问最近大便是否通畅。

2）原因二：阻塞。

3）原因三：导管移位。

处理：立即到医院就诊。

4. 漏液。

1）原因一：双联系统管路破裂。

处理：①立即关闭连接短管；②用两个夹子将破裂处两端夹闭；③重新更换一袋透析液；④保留有质量问题的透析液袋，联系公司或透析中心。

2）原因二：连接短管闭合不良。

处理：①立即用夹子夹闭短管近端；②到医院更换一个新的短管；③重新学习开关的使用方法；④保留有质量的短管。

3）原因三：腹膜透析导管破裂。

处理：①立即用夹子夹闭破裂口近端；②立即到透析中心处理，必要时重新置管。

4）原因四：出口处渗液。

处理：①排空腹腔内透析液；②无菌纱布覆盖出口处；③立即到透析中心处理。

5. 短管或钛接头脱落。

处理：①立即用夹子夹闭短管近端；②立即到透析中心处理。

6. 透析液呈红色。

常见原因：①女性患者每个月经周期开始前的一两天可能出现红色透析液；②剧烈活动或搬运重物后可能出现红色透析液。

处理：①如量少、呈浅粉色，无须特殊处理；②如量较多，立即用1～2袋腹膜透析液进行腹腔快速冲洗；③打电话到透析中心向医师咨询。

7. 便秘。

处理：①多吃纤维素含量高的食物；②每天适度进行一些运动；③可在医师指导下使用一些缓泻药。

8. 皮肤瘙痒。

处理：①减少食物中磷的摄入；②按医嘱服用磷结合剂，如碳酸钙等；③不用刺激性太大的香皂和清洁剂；④淋浴后可用些温和的护肤品，但不能涂抹在导管出口处。

培训时间：　　　　　　培训护士：　　　　　　患者或家属签字：

第五天：居家透析的注意事项

1. 自我监测。

内容包括体重、血压、体温、尿量、超滤量。

2. 洗澡的注意事项。

术后两周内不能淋浴，两周后可淋浴，但需用洗澡袋保护出口处，切忌盆浴。可用肛袋进行保护。

3. 饮食。

腹膜透析时，机体每天会丢失8～10g蛋白质，所以每天必须吃适量的蛋白质。为了补充必需氨基酸，应多吃富含优质蛋白质的食物，如鱼、瘦肉、牛奶、鸡蛋等。

可多吃的食品：全麦面包、糙米、高纤维素的麦片，以及富含B族维生素和维生素C的食物。

应该少吃高钾、高磷的食物，限制盐的摄入，限制甜食和脂肪的摄入。

4. 家庭环境。

1）换液场所要保持清洁，湿布抹尘、干布抹干，不要堆置多余杂物。

2）要有足够的地方放置腹膜透析所需物品（双联系统、蓝夹子、碘伏帽）。

3）换液场所光线要充足。

4）更换透析液时，应关闭门窗，不可扫地，停止使用风扇及不要坐在空调出风处，并避免动物或其他人在换液范围内走动（操作者应戴口罩）。

5）更换透析液时，患者选择一个固定的、舒适的换液姿势。

5. 门诊随诊。

1）出院后1个月内，每周门诊随访1次。

2）1～3 个月，每月门诊随访 1 次。

3）4～6 个月，门诊随访 1 次。

4）有异常情况时及时门诊随访。

培训时间：　　　　　培训护士：　　　　　患者或家属签字：

第六天：产品相关问题

1. 腹膜透析液加热。

①使用恒温袋加热至 37℃；②加热时不要撕开或除去外袋；③不能浸泡在热水中加热。

2. 腹膜透析液的存储。

1）常温下存储于干净、通风、干燥的地方，避免阳光直接照射。

2）尽可能将腹膜透析液集中放置，并将有效期较近的放上面。

3）开箱后的腹膜透析液放置于原包装箱内，并及时处理用完的空包装箱。

3. 提供联系电话与地址。

培训时间：　　　　　培训护士：　　　　　患者或家属签字：

第七天：考核与评估

一、判断题。（正确打√，错误打×）（每题 5 分）

1. 腹膜透析液的浓度有 1.5％、2.5％、4.25％。　　　　　　　（　　）

2. 腹膜透析液只能用专业加热器（恒温箱、恒温袋）加热。　　（　　）

3. 饮食原则：低盐、低脂、优质蛋白质饮食。　　　　　　　　（　　）

4. 腹膜炎症状：透析液混浊、腹痛、发热。　　　　　　　　　（　　）

5. 导管出口处的护理在无异常情况下至少每周 2 次。　　　　　（　　）

6. 紫外线消毒时间为每次操作前半个小时。　　　　　　　　　（　　）

7. 换液前不用检查腹膜透析液质量。　　　　　　　　　　　　（　　）

8. 每月至少行 1 次腹膜透析液常规检查。　　　　　　　　　　（　　）

二、选择题（多选题）（每题 5 分）

1. 出口处的护理要点　　　　　　　　　　　　　　　　　　　（　　）

a. 检查有无感染迹象　　　　b. 禁止盆浴　　　　c. 不能强行去除结痂

2. 合理饮食　　　　　　　　　　　　　　　　　　　　　　　（　　）

a. 避免高磷高钾食物　　　　b. 控制水盐摄入

c. 多进食优质蛋白质　　　　d. 多进食维生素、纤维素

3. 碘伏帽的存放和使用　　　　　　　　　　　　　　　　　　（　　）

a. 清洁干燥　　　　　　　　b. 一次性使用

4. 什么时候需要更换外接短管　　　　　　　　　　　　　　　（　　）

a. 短管破损时　　　　　　　b. 3～6 个月　　　　c. 发生腹膜炎时

5. 哪些情况提示透析不充分　　　　　　　　　　　　　　　　（　　）

a. 水肿　　　　　　　　　　b. 血压升高　　　　c. 呼吸困难

6. 洗澡及洗澡后的出口处护理 （　　）

a. 在肛袋的保护下淋浴　　　b. 洗澡后换药

7. 哪些情况下应该立即联系医师和护士 （　　）

a. 出口处感染　　　b. 发生腹膜炎　　　c. 腹膜透析液进出不畅

d. 短管损坏或污染　　　e. 其他任何异常情况

8. 如何购买腹膜透析液及碘伏帽 （　　）

a. 医院　　　b. 网上

9. 您应该联系的医师及护士 （　　）

a. 高医师　　　b. 肖医师　　　c. 周医师

d. 赖医师　　　e. 刘护士　　　f. 唐护士

g. 魏护士

三、问答题。(请患者口述，问题下括号内为正确答案)(1、3题每题10分，其他5分)

1. 腹膜炎的危害？

(控制不好时直接拔管转血液透析。腹膜炎发生会损害腹膜功能，引起纤维化，缩短透析时间。)

2. 居家透析发生腹膜炎如何处理？

(保留混浊腹膜透析液，送医院化验，及时就医治疗。)

3. 居家透析发现破损腹膜透析液怎么办？如果已经灌入体内怎么办？

(更换一袋放入；放出腹膜透析液灌入一袋新的，立即门诊随访，预防性使用抗生素。)

4. 居家透析出现漏液怎么办？

(立即放空腹腔内腹膜透析液，纱布覆盖，立即到院处理。)

5. 居家透析换液过程中出现漏液如何处理？

(立即门诊随访，预防性使用抗生素。)

6. 出现外接短管脱落或破裂如何处理？

(用蓝夹子夹紧靠近皮肤的短管，然后立即入院更换短管。)

7. 碘伏帽脱落在腹带内，不知道脱落多久，如何处理？

(立即戴一个新的碘伏帽，到医院预防性使用抗生素。)

8. 换液过程中外接短管污染如何处理？

(立即更换碘伏帽，戴半小时后再操作。)

9. 如何观察引流出的腹膜透析液是否清澈透亮？

(使用医护人员发放的小卡片对比观察。)

得分：　　　　　评分者：　　　　　时间：

本评估总分140分，得分≥100分的患者允许出院。

3.3　腹膜透析患者的健康教育要点

对腹膜透析患者开展健康教育是护理中不可缺少的部分，医护人员应掌握健康教育的相关知识及方法，根据疾病的不同阶段开展不同的健康教育，可使患者系统理解及掌握疾病的护理技巧，从而避免影响腹膜透析的危险因素。健康教育的实施过程中要针对性地宣教，消除患者的顾虑，顺应患者的需求，使他们了解相关知识，提高自我管理意识，从而减少相关并发症的发生，如此不仅可以延长患者生存期，也可以提高患者的生活质量。

3.3.1　对腹膜透析患者健康教育的意义及方法

由于大部分腹膜透析患者选择居家透析，而进行腹膜透析换液操作的一般是患者本人、时间较宽裕的家属或其他无医学相关知识的人员，让他们掌握换液操作过程中的规范是预防腹膜透析相关性感染的关键措施之一。相关的健康教育和操作培训除了需要专业医护团队，也需要完整的培训设施。培训团队主要由腹膜透析医师、腹膜透析专职护士、营养师、心理医师和其他辅助治疗人员共同组成。对于有条件的腹膜透析中心或病房可配备真人模型作为培训模具，以便患者了解腹膜透析治疗计划，从而提高患者的透析质量，持续改善患者的生活质量。

3.3.2　腹膜透析导管置入术前的宣教

对计划行腹膜透析导管置入术的患者，腹膜透析医师和腹膜透析专职护士需要详细地了解患者的基础情况，如了解患者的原发疾病、目前治疗方案、术后操作者、患者家庭环境及目前存在的问题等。腹膜透析专职护士术前行家庭随访，了解评估患者的家庭环境，为患者选择适合换液的房间或就患者家庭环境指导患者家属隔出 $3\sim5m^2$ 的隔断空间作为换液间，同时指导患者家属正确打扫换液间卫生。向患者及家属讲述腹膜透析的原理、适应证、禁忌证及优缺点等，透析前结合患者病情、患者及家属文化程度和理解力等向患者及家属简述腹膜透析导管置入术的过程。陪同患者及家属参观腹膜透析培训室及居家透析模拟室，缓解患者的恐惧，消除患者的紧张，帮助其树立治疗疾病的信心。

腹膜透析前需告知患者、家属或陪护人员术前一晚患者要保持良好的睡眠。应进食易消化食物，保持大便通畅。术前应排空大小便，使腹部保持空虚，方便手术医师操作。

3.3.3　腹膜透析导管置入术后的宣教

手术结束后，注意观察生命体征，并进行宣教：
（1）注意患者手术切口及导管出口的疼痛情况，观察手术切口及导管口有无渗血、渗液，同时询问患者腹腔内有无不适。
（2）注意各管路连接部位的情况，尤其是钛接头与外接短管的连接情况，确保紧密，并妥善固定外接短管，必要时可借助止血钳拧紧钛接头与外接短管。

（3）冲洗腹腔：选择浓度为 1.5％的腹膜透析液冲洗腹腔，500mL 即进即出，注意灌入及引出液体的速度，同时观察引流液体的颜色、引流量以及引流时间等。

（4）饮食：选择易吸收易消化食物，适当进食富含纤维素食物，保持大小便通畅。

（5）活动：对于局麻患者，体力较好的年轻患者手术后 4h 可下床在耐受范围内轻度活动；体弱年老患者术后第 2 天应鼓励其起床活动，前 3 天活动不宜太多，3 天后根据腹部手术切口及导管出口情况逐渐增加活动量。对于全麻患者，术后第 2 天应鼓励患者起床活动，前 3 天活动不宜太多，3 天后根据腹部手术切口及导管出口情况逐渐增加活动量。

3.3.4　导管出口处的护理宣教内容

1）进行导管出口处护理时应戴帽子和口罩，操作前常规使用肥皂水或流动水洗手，对导管及出口处做到"一看二压三挤压"：

（1）看出口处有无红肿。

（2）按压手术切口，明确导管出口处有无疼痛。

（3）挤压手术切口，明确导管出口处有无脓性分泌物。

2）定期护理，首先使用消毒剂消毒导管出口处皮肤，其次使用生理盐水清洗导管出口处皮肤及导管，避免消毒剂残留在皮肤及腹膜透析内管上，最后使用无菌纱布或一次性敷贴覆盖导管出口处。

（1）出口无感染：每周至少护理 2 次。

（2）导管出口红肿：外涂莫匹罗星，隔日护理 1 次。

（3）导管出口有结痂：生理盐水浸泡剥离，勿强行剥离，隔日护理 1 次。

（4）导管出口感染：及时到医院处理，根据患者情况及细菌培养结果选择抗生素，并局部涂抹，每日护理 1 次。

（5）隧道挤压出脓性分泌物：及时到医院处理，根据患者情况及细菌培养结果选择抗生素，可注入隧道用药，每日护理 2 次。

3）保持导管出口处清洁干燥。

4）不建议患者进行盆浴或游泳，在伤口感染治疗期或导管置入术术后愈合期均禁止盆浴和游泳。淋浴时应注意保护出口处，可使用肛袋保护导管出口，每次淋浴完毕后都应该立即进行出口处的消毒和清洗，避免水渍和细菌进入隧道。

5）导管置入术术后 2 周内应特别注意导管固定，可使用敷料或胶布固定导管，未换液时使用腹袋固定外接短管，在进行各项操作时都要注意不要牵扯腹膜透析导管，否则可能出现出口处损伤和愈合不良等异常情况。

6）腹膜透析内管钛接头与外接短管应紧密连接，避免脱落。必要时可借助止血钳拧紧钛接头与外接短管。

7）在进行腹膜透析导管及外接短管护理时不可使用剪刀等锐利物品，避免不小心损坏导管或外接短管。

8）建议外接短管 3～6 个月更换 1 次，当有破损或开关失灵时应立即到医院更换。

如果患者在家透析时出现导管或外接短管损伤或渗液，应立即停止透析，靠近导管出口使用蓝夹子夹闭腹膜透析导管，并立即到医院就诊处理。

9）碘伏帽一次性使用，内含适量碘伏，需清洁干燥保存，不可同时使用其他消毒剂，也不可用碘伏直接消毒外接短管。

3.3.5　患者宣教及培训具体内容

3.3.5.1　腹膜透析操作培训内容

以腹膜透析液 Y 型双联系统为例。

1. 组成与连接。

腹膜透析液 Y 型双联系统的基本特征为双联系统中的两个分支分别与新透析液袋和空液袋（废液收集袋）以无接头形式相连接，双联系统主干以接头形式与外接短管上的接头相连接，与新透析液袋相连的分支为注入管，与废液收集袋相连的分支为引流管。

2. 换液操作流程。

换液环境及物品准备→洗手、检查→悬挂腹膜透析液、铺治疗巾→分离腹膜透析液及废液收集袋→按压腹膜透析液液袋→移出外接短管→洗手，连接双联系统与外接短管→排净腹膜透析导管中的空气→引流出腹腔液体（丢弃液）至废液收集袋→引流完毕后灌入新鲜腹膜透析液至腹腔→分离双联系统主干与外接短管→旋拧碘伏帽至完全密合→观察引流液量、颜色→称重丢弃液。

3. 换液具体操作步骤。

1）剪短指甲，清洁工作台面，准备换液所需的物品，如蓝夹子、口罩、碘伏帽、洗手液、治疗巾、量筒、面盆等，使用紫外线灯或空气消毒机消毒换液间 30min。

2）常规使用肥皂及流动水，按照七步洗手法洗手，戴好口罩。

3）从恒温箱中取出温度为 37℃ 的腹膜透析液，并检查透析液袋外包装及有效期、腹膜透析液袋浓度及容量标识、各管路是否完好，对光观察液体是否清澈，按压腹膜透析液袋观察有无漏液、漏气等。

4）撕开腹膜透析液袋外袋，取出液袋，再次对光检查液体是否清澈，确认无误后挂于床旁挂钩上（保证高度适宜）。

5）铺好治疗巾，将双联系统主干端放于治疗巾上，将废液收集袋置于低位面盆里，按压腹膜透析液袋，再次观察是否漏液。

6）将外接短管从腹带内移出，确认短管的旋钮已旋至关闭，放于治疗巾上。

7）洗手，拉开腹膜透析液袋接口拉环，取下短管上的碘伏帽，外接短管接口向下，迅速将双联系统主干与外接短管相连。

8）使用蓝夹子夹闭注入管，折断新透析液袋注入管内的易折阀门杆。

9）打开注入管的管夹，进行冲管，冲管时间约为 5s，30～50mL 的冲洗液被引入废液收集袋后，夹闭注入管。

10）观察注入管无气泡后，打开外接短管上的开关，引流患者腹腔内的液体进入废液收集袋，引流完毕后夹闭引流管。

11）打开注入管上的管夹，使新的透析液灌入患者腹腔，灌入完毕后洗手，旋紧外接短管上的旋钮，使用蓝夹子夹闭注入管。

12）检查碘伏帽包装有无破损、漏气，是否在有效期内，撕开碘伏帽的外包装，检查碘伏帽内碘伏量是否适量。

13）外接短管接口向下，迅速将双联系统主干与外接短管分离，将碘伏帽拧在外接短管接头上。

14）观察废液收集袋内引流液量、颜色，同时记录整个换液使用时间。

4. 注意事项及评价。

1）更换腹膜透析液袋时，注意换液间应清洁、光线充足，换液间要定期使用消毒液打扫卫生并定期使用紫外线灯或空气消毒机消毒，换液间内不能养宠物及花草。

2）应注意检查双联系统主干与外接短管之间的连接是否紧密，避免其脱落及腹腔外部各管路扭曲、打折。

3）每次操作前需认真检查各管路及透析液袋有无破损，一经发现破损应立即更换。

4）注意腹膜透析导管的保护，进行腹膜透析相关操作时应避免牵扯腹膜透析导管。

5）操作时不可接触剪刀等锐利物品，不可使用别针等锐利物品进行腹膜透析导管的固定。

6）在进行双联系统主干与外接短管连接时应注意无菌操作，并让外接短管接口向下，避免接头污染。

7）碘伏帽一次性使用，不可重复使用，注意干燥、清洁保存。

8）每3~6个月应更换1次外接短管，如有破损或开关失灵应立即到医院更换。

9）若引流液浑浊，立即到院就诊。

腹膜炎的典型临床表现：引流液浑浊、腹痛、发热，发现有以上情况，及时到院检查，并将浑浊引流液带到医院行相关检查，如有感染，遵医嘱用药。

3.3.5.2 长期随访中的宣教与再培训

患者在腹膜透析过程中应定期进行培训考核，其内容包括：疑难问题解答、理论考核、操作考核等。若在随访过程中发现问题，应立即对患者进行再培训，引起患者思想上的重视。

3.3.5.3 宣教与培训周期

通常每3个月患者入院接受随访宣教1次，每月门诊专科护士随访宣教1次，每月集体宣教1次，对于反复腹膜炎发作、顽固性高血压或水肿、严重肾性贫血、骨病、透析不充分或营养不良、记忆力差的患者要加强随访宣教及培训，对于来院患者可进行门诊随访宣教，对于不来院患者可通过电话、微信等进行随访宣教，并同时告知患者家属监督患者，从而改善患者透析质量。

3.3.5.4 宣教与培训要点

1. 反复强调清洁与无菌的概念和重要性。

让患者及家属从思想上意识到遵守无菌操作原则是预防腹膜透析相关性感染的重要措施。

2. 更换腹膜透析液的操作培训。

让患者现场操作，考察是否符合操作规范，评估操作合格后由非培训该患者的护士对患者进行理论及操作考核。如患者的腹膜透析是由家属完成的，该家属必须在透析中心接受过培训且考核合格。

3. 导管出口处的护理。

使用腹带固定导管，避免使用别针固定，同时避免过度牵拉。不进行盆浴或游泳。淋浴时应保持出口处清洁干燥，淋浴完毕后要对出口处进行护理。

4. 饮食教育。

使用相关软件计算每天摄入的总热量和总蛋白质量，其中总热量包括摄入的热量和从腹膜透析液中吸收的热量，从而进行饮食调整和改善。根据 KDOQI 推荐标准，腹膜透析患者每日每公斤体重的热量摄入（DEI）为 35kcal/（kg·d）。如果患者年龄超过 60 岁，则 DEI 为 30～35kcal/（kg·d）。每日每公斤体重的蛋白质摄入（DPI）为 1.0～1.2g/（kg·d）。摄入热量小于推荐量 80％或摄入蛋白质小于推荐量 90％为摄入不足。

腹膜透析患者饮食要求：

1）每日摄入足够的优质蛋白质。

2）每日摄入足够的碳水化合物。

3）尽量摄入含不饱和脂肪酸多的植物油，以降低胆固醇、甘油三酯。

4）适当控制饮水量，量出为入，按尿量和腹膜透析超滤量确定每日液体入量，夏季根据出汗量合理调整液体入量。对有水肿、高血压和少尿者，限制液体入量的同时也要严格限制食盐摄入，每日盐摄入量不超过 3g，去除垫片后的一半啤酒瓶盖的盐量约 3g。

5）适当补充水溶性维生素、锌，限制摄入含磷高的食物。

饮食教育可以结合常见食物的模型进行，使患者及家属可以比较直观地理解。

5. 锻炼。

患者在导管置入后的适宜时间可适当进行体育锻炼，以不感到疲劳为宜，可进行散步、快走、下楼梯、踮脚尖、慢跑、打太极拳等。不能从事剧烈的运动，如可增加腹腔压力、带有搏斗性质的运动项目。在进行体育锻炼前注意要妥善固定好腹膜透析导管，避免牵扯导管。

6. 腹膜透析记录。

指导患者监测并记录腹膜透析有关的重要指标：体重、血压、超滤量、尿量、饮水量、换液操作时间等。体重测量应在相同时间、相同状态时进行。血压测量应做到四定：定体位、定时间、定部位、定血压计。这样体重和血压的数值才有对比意义，门诊随访时应将记录本随身携带。

7. 心理辅导。

长期进行腹膜透析的患者常出现心理问题。医护人员应尽可能多地与患者交谈，找出原因，进行正确的心理疏导，联合患者家属给予患者精神上的支持和鼓励，树立治疗疾病的信心。

3.3.6 腹膜透析专职护士的职责

1）明确患者更换短管及行腹膜平衡试验的时间，并提前一周告知患者，同时联系住院部为患者预留床位。患者在住院期间遵医嘱为患者留取腹膜透析液及血液标本，记录患者的情况，并每月对患者的透析情况进行追踪。

2）负责对刚进行腹膜透析患者的操作及理论水平进行考核，包括操作注意事项、异常情况发现及简单处理、饮食等，对再次入院患者再次进行考核。

3）通知配送范围内患者来门诊开腹膜透析液医嘱单，并于月初集中由专职人员进行配送。

4）每周固定时间进行家访，查看患者换液环境是否达标，现场了解患者换液情况，同时查看患者透析记录本、患者导管出口处情况等，观察导管出口处有无红肿及结痂，如有异常，予以处理并告知正确处理方法，若在家无法处理，及时到医院进行处理。结合患者整体情况，有针对性地提出宣教。

5）利用专用 QQ、微信、微博，定期更新患教知识，为患者答疑解惑，并通知患者来院参加健康讲座等。

6）利用电话对患者情况进行追踪。

3.3.7 随访期宣教

3.3.7.1 随访形式及频率

1. 随访形式。

腹膜透析随访是腹膜透析治疗的重要环节，随访方式包括电话随访、家庭随访、门诊随访、住院随访、网络平台随访等形式。

2. 随访频率。

根据患者病情和治疗需要而定，新入腹膜透析患者出院后 2 周内完成首次随访；1 个月后回院完成首次腹膜平衡试验及透析充分性评估。病情稳定患者每 1 个月至少随访 1 次（包括电话随访、微信随访等）。病情不稳定的患者随时住院治疗或家庭随访。

3.3.7.2 随访具体要求

1. 术前家庭随访。

于术前一周行术前家访，了解患者家庭情况，为患者选择合适的换液空间，并指导患者及家属彻底打扫换液环境，营造一个良好的换液环境。于腹膜透析门诊建立腹膜透析居家模拟室，供患者参考。

2. 术后家庭随访。

了解患者居家透析情况，为患者更换敷料，并予以健康宣教。对于发生腹膜炎的患者立即进行家访，了解患者发生腹膜炎的原因，并针对性地给予整改措施。针对长期不能门诊随访的患者，每 2 个月进行 1 次家访。针对无异常的患者，每 6 个月家访 1 次。

3. 网络平台随访。

利用网络平台，定期更新患教知识，为患者答疑解惑。

4. 电话随访。

1）腹膜平衡试验。电话通知患者入院行腹膜平衡试验。新入的病情稳定的腹膜透析患者于出院后 1 个月入院行腹膜平衡试验，间隔 3 个月后再次入院行腹膜平衡试验（间隔 3 个月 1 次，做 2 次），第 4 次腹膜平衡试验间隔 6 个月。腹膜炎患者于腹膜炎治愈 1 个月后入院行腹膜平衡试验。

2）更换外接短管。电话通知患者更换外接短管。常规 6 个月更换 1 次。腹膜炎患者于治疗后 5～7d 更换外接短管（避免细菌定植）。

3）特殊患者。对于门诊随访、电话随访、家庭随访有异常的患者，可使用电话随访加强追踪。

4 肾移植患者的管理

4.1 我国肾移植的现状

4.1.1 我国肾移植分类

肾移植按供肾来源可分为自体移植、同种异体肾移植和异种移植。本文中的"肾移植"特指同种异体肾移植，指将供者的肾脏移植给有肾脏病变并丧失肾脏功能的患者，是治疗尿毒症患者的一项有效手段。目前肾移植手术已标准化，即将供肾移植于受体髂窝部，将移植肾动脉与受者髂外动脉端侧或髂内动脉端端吻合，移植肾静脉与受者髂外静脉端侧吻合，输尿管再植于膀胱。

同种异体肾移植分为尸体肾移植、亲属活体肾移植和脑/心脏死亡器官捐献肾移植。目前我国已全面停用尸体肾移植，大力提倡器官捐献。亲属活体肾移植是家庭自救的方式之一，是我国尿毒症患者非常重要的治疗手段。相比尸体肾移植，活体肾移植主要具有以下优势：

1）术前可以全面评估供肾情况，有利于排除不良供肾的可能。

2）可选择最佳手术时机。

3）供肾缺血时间明显缩短，可减少组织缺血－再灌注损伤。

4）可获得较为理想的人类白细胞抗原（HLA）配型，降低术后出现排斥反应的风险。

5）可扩大供肾来源，明显缩短肾移植受者等待时间。

6）可选择合适时机在移植术前对受者进行免疫干预。

4.1.2 我国肾移植面临的问题

随着我国肾移植需求的迅速增加，肾移植也逐渐显现出许多问题和矛盾。

1）供肾来源严重短缺，这是限制我国肾移植发展的一大瓶颈。

2）器官捐献的无偿自愿原则与市场趋利行为导致器官黑市交易，由此产生了诸多肾移植相关的伦理和法律问题。

3）肾移植前尿毒症患者透析质量有待提高。虽然近年来随着透析机、透析膜的不断改进，透析用水质量不断提高，肾移植前尿毒症患者透析质量逐步上升，但与日本、欧洲等地相比，仍有一定差距。这与我国普遍透析时间不足、透析器复用率高、透析患者营养管理缺失及一些辅助治疗不完善等有关。

4）肾移植术后患者对规律随访的重要性缺乏认知。随着移植肾功能逐渐恢复，肾移植后患者会逐渐减少对移植肾的关注，部分患者甚至自认为掌握了足够的肾移植相关知识，从而导致遵医嘱行为变差，进而自行判断病情，不来院规律随访，最终导致移植肾功能丧失。

4.2　肾移植患者的管理策略

肾移植患者虽然经过肾移植手术改善了肾功能，但相比健康人而言，他们仍然是一个特殊的群体：①需服用免疫抑制药物并定期到医院复查，容易出现各种排斥反应；②术后免疫力低下，容易出现感染等并发症；③手术及术后长期服药，给家庭带来沉重的经济负担；④术后患者的活动度与活动范围受限；⑤适应角色困难，在一定程度上自我价值感降低。因此，需要对肾移植患者进行科学管理，以减少患者术后并发症的发生，改善患者的身体机能，增强对患者的社会心理支持，从而减轻患者家庭和社会的负担。

4.2.1　肾移植患者术前的管理

4.2.1.1　肾移植患者的心理和经济准备

肾移植术成功与否取决于很多因素，主要包括肾移植患者的选择、术前准备、供肾的质量及肾移植术后并发症的处理等，其中肾移植患者的准备尤为重要。肾移植患者除了各项指标应符合手术指征，也必须有强烈的移植愿望和信念，了解如何参加术前配型和手术风险，并取得家属的支持。同时患者应调整好自身心理状态，积极配合医护人员进行术前的各项诊疗和安排，以健康和稳定的心态迎接手术。众所周知，器官移植费用比较昂贵，肾移植患者的家庭经济状况也是一个需要重点考虑的因素。术前的准备、手术费用、术后的复查和长期服用免疫抑制药物均需要资金支撑，因此肾移植患者需做好相应的经济准备。

4.2.1.2　肾移植术前的检查

1. 肾移植术前患者和供体的免疫配型检查。

为了提高肾移植人/肾存活率、减少肾移植术后排斥反应，应进行术前的配型检查，检查包括血型检查、淋巴细胞毒试验、人类白细胞抗原（HLA）系统和群体反应性抗体（PRA）检查等。

2. 术前常规检查。

1）病史询问：患者一般情况，包括引起肾功能衰竭的原发疾病、疾病的病程；既往和现在的呼吸道疾病、心血管病、胃肠道疾病等病史；有无出血倾向；有无输血史、手术史、妊娠史、既往移植史等。

2）体格检查：生命体征和心肺功能，腹部（特别是手术相关部位）、血管情况。感染相关情况，包括腹膜透析管感染、深静脉置管感染、隧道感染等。如有感染病灶，应进行相关的细菌培养并使用抗生素消除现有或潜伏的感染病灶。女性应行妇科检查，男性应行常规的前列腺检查。

3）实验室和影像学检查：实验室检查包括血常规、血型、凝血常规、血液生化、免疫学、肿瘤标志物和尿常规检查。影像学检查包括 X 线片、超声心动图、腹部和双侧髂血管动静脉彩色多普勒等，以充分评估患者手术风险。

3. 术前充分透析。

肾移植术前充分的透析治疗对移植手术的成功和移植肾功能的早期恢复有着极其重要的影响。透析治疗可以改善全身营养不良、纠正贫血、纠正低白蛋白血症、稳定血压等。特别是术前末次的血液透析，术前 24h 内的透析治疗可除去体内血清中过多的毒素，减轻水钠潴留，保持机体内环境相对稳定，纠正水电解质代谢紊乱和酸碱平衡紊乱，可使术中患者生命体征波动较小，提高手术耐受力，减少术后并发症，对术中麻醉和术后恢复都是有利的。

4.2.1.3 肾移植的适应证

1）肾小球肾炎。

2）慢性肾盂肾炎（反流性肾病）。

3）遗传性疾病：先天性双侧多囊肾、肾单位肾病（肾髓质囊性病）、遗传性肾炎。

4）代谢性疾病：糖尿病性肾病、草酸血症性肾病、肾淀粉样变、痛风性肾病等。

5）尿路梗阻性疾病。

6）中毒性疾病。

7）系统性疾病：系统性红斑狼疮、血管炎、进行性系统硬化症。

8）溶血性尿毒症综合征。

9）先天性畸形：先天性肾发育不全、马蹄肾。

10）急性不可逆性肾功能衰竭：双侧肾皮质坏死、急性肾小管坏死。

11）肾外伤。

4.2.1.4 肾移植的禁忌证

1）严重的肾外疾病，如阻塞性肺疾病、心脏病、肝硬化、出血性疾病等，不能耐受手术和麻醉者。

2）感染性疾病：如结核、消化性溃疡以及严重的全身感染等。

3）恶性肿瘤：肾移植术后免疫抑制药物的使用可能促进肿瘤生长和复发。

4）精神疾病。

5）艾滋病、吸毒。

4.2.2 肾移植患者术后的管理

4.2.2.1 肾移植患者术后饮食管理

术后早期禁食，肠蠕动恢复后给予流质并逐步过渡至半流质、普食。补充高热量、高维生素、富含优质蛋白质、高纤维素、低盐、低脂饮食，少量多餐，防止进食过早、过多造成腹胀。每日膳食蛋白质可给予 1.2～1.5g/kg。优质蛋白质占膳食蛋白质总量的50%～70%，主要应为动物性蛋白质，保证营养的给予和补充，以促进身体早日康复。出院以后饮食宜清淡，多食新鲜蔬菜、水果，补充维生素。注意卫生，防止腹泻。由于药物的作用和肾功能的恢复，磷的排出增加，钙的需求增多，患者可适当摄入鱼、虾等食物。由于长期服用免疫抑制药物，肾移植患者术后患高脂血症的可能性远高于正常人，因此应特别注意限制饮食中胆固醇和脂肪的摄入。肾移植术后患者必须重视和了解免疫抑制对营养代谢带来的不良反应，切不可暴饮暴食，加重移植肾的负担，导致移植肾功能丧失或其他并发症。

4.2.2.2 肾移植术后常见并发症的管理

1. 肾移植排斥反应。

肾移植排斥反应分为：①超急性排斥反应；②急性加速性排斥反应；③急性排斥反应；④慢性排斥反应。

1) 超急性排斥反应发生在血管吻合接通后24h内，严重者在数分钟至数小时内发生，切面可见严重的弥漫性出血。发生的原因是患者血液循环中预先存在抗供者组织抗原的抗体，这种抗体结合供者内皮抗原，激活补体系统，导致细胞分离（出血和液体外渗），释放促凝血因子（血管内凝血），引起超急性排斥反应。出现超急性排斥反应后应立即切除移植肾，否则会导致患者死亡。

2) 急性加速性排斥反应多发生在肾移植后2～5d。这类排斥反应由体液介导，且依赖于新的、发展迅速的抗供者组织抗原的抗体。肾穿刺活检可以确定诊断，病理组织可见血管内皮损伤，且伴有血管内凝血。这类排斥反应病程进展快，移植肾功能常会迅速丧失，甚至出现移植肾的破裂出血。急性加速性排斥反应的治疗非常困难，可通过血浆置换、使用预防B细胞反应的药物、增加使用抗T细胞免疫抑制药物等逆转，治疗逆转率约为30％。

3) 急性排斥反应主要由T细胞介导的免疫反应所致，是临床上常见的排斥反应，一般在移植后1～2周出现。病理组织表现为弥漫性间质性水肿和圆细胞浸润，移植肾小动脉和毛细血管内有纤维蛋白和血小板沉积，进而引起梗死。临床表现：突然发生寒战、高热、尿量减少、Scr和BUN增高、移植肾肿大伴局部压痛、血压升高、全身肌肉或关节酸痛等。轻度排斥反应多采用大剂量甲基泼尼松龙冲击治疗，中到重度排斥反应多采用抗胸腺细胞球蛋白治疗。对急性排斥反应要把握时机、尽早给予治疗，急性排斥反应大都能得到逆转，如治疗不彻底，可导致移植肾慢性排斥反应和移植肾功能丧失。

4) 慢性排斥反应是移植肾功能丧失的常见原因，可发生在肾移植后数月或数年内。排斥反应的主要形式是血管慢性排斥，表现为血管内皮损伤，以及非免疫损伤机制所致的组织器官退行性变。临床表现为移植肾功能缓慢丧失，增加免疫抑制药物治疗后效果仍不佳。病理特征为移植肾进行性间质纤维化、肾小球病变和少量细胞浸润。可采用中西医结合疗法，尽可能减慢其发展进程。

2. 肺部感染。

肺部感染是造成肾移植患者死亡的主要原因，肾移植术后1年内患者合并肺部感染的患病率国外2010年报道为5％～10％，国内2017年报道为8.70％～14.96％。肾移植后患者肺部感染的临床症状往往不典型，且早期多隐匿发病。临床表现主要为发热和呼吸道症状。发热是早期较典型症状，占术后肺部感染患者总数的74%。呼吸道症状在早期为干咳少痰，可伴有胸痛，病情严重时可出现胸闷、呼吸困难。常见的肺部感染类型包括细菌感染、真菌感染、病毒感染等。在发生肺部感染后，应及时采取有效的、针对多种病原体的检查，明确肾移植术后肺部感染的类型及特征，根据病原体检查的结果调整治疗药物，有针对性地选择抗感染药物，同时合理使用免疫抑制药物，加强全身支持治疗和对症治疗，注意维持水电解质平衡和给予营养支持治疗。

3. 尿路并发症。

肾移植后很常见。主要包括尿瘘、输尿管梗阻、输尿管反流、尿路感染等，处理不当可危及移植肾甚至患者生命。提高移植手术的精细程度、维持输尿管末端良好血供是预防肾移植术后尿路并发症的关键。肾移植术后尿路感染较为常见，2013年有研究报告患病率可高达75%，女性较男性高，长期慢性炎症存在可影响移植肾功能。肾移植术后应密切观察尿液情况，定期复查尿常规，如白细胞增多，应及时做尿细菌培养，应用敏感抗生素。

4. 肠道并发症。

是肾移植术后另一常见并发症。主要包括腹泻、消化道出血、腹胀、肠梗阻等，患病率高，治疗不及时会导致其他严重的并发症，甚至危及患者生命。非感染性腹泻和免疫抑制药物的应用有着密切关系，可调整免疫抑制药物种类或用量，短期内辅助使用止泻药物，症状轻者可给予蒙脱石散，症状重者可使用地芬诺酯或洛哌丁胺治疗。针对肠道菌群失调者应给予肠道微生态制剂改善肠道微环境。针对感染性腹泻患者，除了给予抗生素治疗，还要给予支持和对症治疗，纠正水电解质代谢紊乱和酸碱平衡紊乱。对于消化道出血和肠梗阻的患者，需禁食，给予对症、静脉营养支持治疗，必要时给予肠外营养。

5. 急性肾小管坏死。

急性肾小管坏死也是肾移植术后常见的并发症。严重影响移植肾和患者的长期存活率。热缺血是移植肾急性肾小管坏死的主要因素。此外，灌注不当、术中低血压、手术操作中过度挤压移植肾都是导致移植肾急性肾小管坏死的重要因素。临床表现为食欲下降、恶心、呕吐，患者出现少尿或无尿、Scr和BUN增加、水电解质代谢紊乱，超声检查移植肾示形态、大小、回声均无异常，移植肾穿刺活检可确诊。明确诊断为急性肾小管坏死后，少尿期应严格控制患者饮食，酌情限制水分、钠盐和钾盐摄入。减少补液量，避免出现容量超负荷，应及时恢复血液透析，纠正水电解质代谢紊乱和酸碱平衡紊乱，使患者安全度过少尿期，等待移植肾功能的恢复。据统计，经过血液透析后，移植肾急性肾小管坏死恢复正常功能的概率达90%。发生急性肾小管坏死的移植肾恢复正常功能后并不影响患者长期存活率。

6. 淋巴系统并发症。

淋巴系统并发症主要包括淋巴囊肿和淋巴漏，部分患者会出现鞘膜积液与阴囊水肿。对于术后发生长时间伤口淋巴漏或出现症状性淋巴囊肿的患者，需要及时处理，以防止对移植肾造成损害。

4.2.2.3　肾移植术后免疫抑制药物管理

免疫抑制药物可抑制排斥反应、促进移植肾存活，但也可导致移植肾和患者其他脏器出现损伤，影响移植肾的存活。常用的免疫抑制药物为硫唑嘌呤、环孢素 A（CsA）、霉酚酸（MPA）、他克莫司等化学制剂类免疫抑制药物，单克隆或多克隆抗体等生物制剂类免疫抑制药物。目前常用的免疫抑制方案为钙调神经蛋白抑制剂（CNI）、MPA 与泼尼松（Pred）三联免疫抑制方案。临床上使用以 CNI 为主的三联药物治疗方案后明显改善了肾移植患者和移植肾的存活情况。但长期应用 CNI 也会造成肝肾毒性。新型的免疫抑制药物，如哺乳动物雷帕霉素靶蛋白（mTOR）抑制剂西罗莫司，其突出的特点是肾毒性很小，具有抗肿瘤作用，这给患者提供了替换 CNI 的机会，因而成为近年来的临床研究热点。

为合理使用免疫抑制药物，临床上必须在免疫抑制药物使用过程中进行药物浓度监测，因为免疫抑制药物浓度过高可引起严重的药物毒性。而浓度过低时，患者有发生排斥反应的风险。

（1）使用 CNI 类药物时，监测其血药浓度的频率为：移植术后短期内隔日监测，直至达到目标浓度；在更改药物或患者状况出现变化，可能影响血药浓度时，随时监测；出现肾功能下降，提示有肾毒性或排斥反应时，随时监测。

（2）使用 CsA 时的监测指标：服药后 12h 血药谷浓度、服药后 2h 血药峰浓度或血药浓度－时间曲线下面积（area under the curve，AUC）。

在 CsA＋MPA＋激素的三联方案中，CsA 的目标血药谷浓度参考值为：术后 1 个月内 200～350ng/mL，1～3 个月 150～300ng/mL，3～12 个月 100～250ng/mL，1 年以上大于 50ng/mL。CsA 的目标血药峰浓度参考值为：术后 1 个月内 1000～1500ng/mL，1～3 个月 800～1200ng/mL，3～12 个月 600～1000ng/mL，1 年以上大于 400ng/mL。

（3）使用他克莫司时的监测指标：服药后 12h 血药谷浓度。

在他克莫司＋MPA＋激素的三联方案中，他克莫司的目标血药谷浓度参考值为：术后 1 个月内 10～15ng/mL，1～3 个月 8～15ng/mL，3～12 个月 5～12ng/mL，1 年以上 5～10ng/mL。

4.2.2.4　肾移植术后患者的心理干预

肾移植患者由于经济因素、家庭矛盾、社会压力等多种原因，容易出现焦虑、抑郁等心理问题，严重影响肾移植术后生活质量。经济状况是一个影响患者术后心理状态的重要因素，肾移植手术及术后免疫抑制药物的高昂费用给患者家庭带来了沉重的经济负担。肾移植患者通常对手术期望值很高，如果术后出现各种并发症，患者往往因为失望而难以接受，容易出现焦虑、抑郁等心理问题。

医护人员应及时了解患者的心理状态和需求，通过及时给予心理疏导、心理教育，使患者学会调节不良情绪。医护人员及患者家属应多和患者沟通，以减轻患者的焦虑、抑郁，使其感受美好的生活，激发出积极向上的乐观心情。加强心理护理，使患者保持积极情绪，提高他们的心理承受能力，保持心理平衡状态，指导他们学会自我放松、自我调节，及时解决影响情绪的不良因素。另外，良好的社会支持也对肾移植患者的心理健康非常有利，可以很好地改善肾移植患者术后的心理状态。

4.2.2.5 肾移植患者的随访管理

肾移植患者需要定期规律到医院随访，定期复查各项指标，调整治疗方案，预防因免疫力下降和药物不良反应引发的不良事件。肾移植术后 3 个月内，每周随访 1 次；3~6 个月每 2 周随访 1 次；6 个月至 1 年每月随访 1 次；1 年以后可每 3 个月随访 1 次，也可根据自身情况及时随访。

随访管理的要点：

（1）为患者制订随访手册，内容包括每次随访时间、常规检验项目及结果参考、药物服用剂量和服用方式、日常的家庭护理项目等。

（2）患者复诊期间，应充分了解患者身体近况，根据患者复查结果及时调整免疫抑制药物用药方案，并记录在随访手册中，以备参考。

（3）根据随访手册中记录的内容，结合患者具体情况，及时指导患者采用正确的自我护理方式。

（4）定期电话随访。可定期由专职护士负责电话随访，将患者的随访结果记录在随访表中，记录内容主要包括患者的血压、体重、尿量、睡眠情况、饮食情况、免疫抑制药物服药剂量等，以便为患者提供适合的护理指导。

（5）加强患者自我管理教育。指导患者按时用药，避免出现多服、漏服、服药不准时等问题。加强患者自我体重控制，避免因体重明显变化造成血药浓度过大或不足。鼓励患者适当运动、合理饮食等。科学的随访管理可以帮助患者及时发现各种术后常见并发症及一些药物的不良反应，从而让患者得到及时诊治，避免延误病情或发生不良事件。

参考文献

[1] Allen U D，Preiksaitis J K，AST Infectious Diseases Community of Practice. Epstein-Barr virus and posttransplant lymphoproliferative disorder in solid organ transplantation [J]. Am J Transplant，2013，13 Suppl 4：107−120.

[2] Bunnapradist S，Neri L，Wong W，et al. Incidence and risk factors for diarrhea following kidney transplantation and association with graft loss and mortality [J]. Am J Kidney Dis，2008，51 (3)：478−486.

[3] Campistol J M. Minimizing the risk of cancer in transplant patients [J]. G Ital Nefrol，2010，27 Suppl 50：S81−S85.

[4] Chatel M A，Larkin D F P. Sirolimus and mycophenolate as combination prophylaxis in corneal transplant recipients at high rejection risk [J]. Am J Ophthalmol，2010，150 (2)：179−184.

[5] Flechner S M，Glyda M，Cockfield S，et al. The ORION study：comparison of two sirolimus-based regimens versus tacrolimus and mycophenolate mofetil in renal allograft recipients [J]. Am J Transplant，2011，11 (18)：1633−1644.

[6] Hoyo I，Linares L，Cervera C，et al. Epidemiology of pneumonia in kidney transplantation [J]. Transplant Proc，2010，42 (8)：2938−2940.

[7] Huang J F, Mao Y L, Millis J M. Government policy and organ transplantation in China [J]. Lancet, 2008, 372 (9654)：1937−1938.

[8] Huang J F, Wang H B, Fan S T, et al. The national program for deceased organ donation in China [J]. Transplantation, 2013, 96 (1)：5−9.

[9] Lee R A, Gabardi S. Current trends in immunosuppressive therapies for renal transplant recipients [J]. Am J Health Syst Pharm, 2012, 69 (22)：1961−1975.

[10] Saidi R F, Elias N, Hertl M, et al. Urinary reconstruction after kidney transplantation：pyeloureterostomy or ureteroneocystostomy [J]. J Surg Res, 2013, 181 (1)：156−159.

[11] Shinozaki G, Jowsey S, Amer H, et al. Relationship between FKBP5 polymorphisms and depression symptoms among kidney transplant recipients [J]. Depress Anxiety, 2011, 28 (12)：1111−1118.

[12] Troen A M, Scott T M, D'Anci K E, et al. Cognitive dysfunction and depression in adult kidney transplant recipients：baseline findings from the FAVORIT Ancillary Cognitive Trial (FACT) [J]. J Ren Nutr, 2012, 22 (2)：268−276.

[13] 杜然然, 高东平, 李扬, 等. 肾移植发展现状研究 [J]. 医学研究杂志, 2011, 40 (11)：168−172.

[14] 付晓艳, 谭锦凤, 刘媛. 规律随访对肾移植受者术后生存质量的影响 [J/OL]. 中华移植杂志 (电子版), 2014, 8 (1)：31−33.

[15] 姜贤飞, 朱方, 刘琴, 等. 我国器官移植立法存在的问题与思考 [J]. 中国循证医学杂志, 2010, 10 (11)：1353−1355.

[16] 蒋婉洁, 卢一平. KDIGO 临床实践指南：肾移植受者的诊治 [J/OL]. 中华移植杂志 (电子版), 2010, 4 (2)：156−164.

[17] 林婷, 汤运红, 付红玲. 不同肾源肾移植病人的术前准备及护理 [J]. 全科护理, 2013, 11 (29)：2738−2739.

[18] 刘荣耀, 王东文. 肾移植：过去、现在、未来 [J]. 国际移植与血液净化杂志, 2008, 6 (1)：15−17.

[19] 王鑫, 崔向丽, 杨辉, 等. 肾移植术后肺部感染的研究现状 [J]. 中国临床药理学杂志, 2017, 33 (3)：276−279.

[20] 吴艳, 刘哲, 王灵香. 肾移植患者术后抑郁的影响因素及心理干预效果 [J]. 中国老年学杂志, 2015, 35 (7)：1809−1810.

[21] 杨品娥, 刘俊荣. 肾移植受者社会支持与生存质量的相关性 [J]. 医学与社会杂志, 2011, 24 (2)：41−43.

[22] 中华医学会器官移植学分会, 中国医师协会器官移植医师分会. 中国肾移植受者免疫抑制治疗指南 (2016 版) [J]. 器官移植, 2016, 7 (5)：327−331.

[23] 朱有华, 石炳毅. 肾脏移植手册 [M]. 北京：人民卫生出版社, 2010.

[24] 庄桂敏, 阎成美, 陶小琴. 肾移植患者的自我管理 [J]. 现代护理, 2006, 12 (9)：804−806.

5 慢性肾脏病的血液透析通路管理

5.1 血液透析通路的定义及管理的特殊性和意义

5.1.1 血液透析通路的定义

维持性血液透析已经成为 ESRD 患者目前应用广泛且有效的替代治疗方法之一。但早期如仅依赖深静脉置管为患者进行透析治疗，其导致的较多并发症可对患者正常生活造成不良影响，导致后续血液透析的开展受阻。从 20 世纪 60 年代美国进行第一例自体动静脉内瘘（AVF）手术开始，越来越多的临床数据和研究显示 AVF 的建立可为血液透析患者带来极大的方便和回归正常生活的可能。2018 年美国肾脏病数据系统（USRDS）显示，超过 60％的血液透析患者选择 AVF 或人工血管内瘘（AVG）作为首要的血液透析通路，其次才是长期深静脉置管和临时深静脉导管。同时我们也应当注意到，每年发生血液透析通路功能丧失的比例仍居高不下，发生血管通路功能丧失的血液透析患者中有超过 80％被迫暂停透析治疗而寻求通路治疗。

5.1.2 血液透析通路管理的特殊性及意义

要完成血液透析需要一个良好的血管通路，这样才能保证血液透析的顺利进行和血液透析的充分性。但由于透析患者多合并高血压、糖尿病、动脉粥样硬化及贫血等疾病，维持一个良好的透析通路并不容易。1999 年美国肾脏病数据系统的统计发现，因血管通路功能不良及相关并发症住院的人数占所有 ESRD 患者住院总数的 25％。2007年有数据显示，在患者血液透析的前两年，因血管通路功能不良及相关并发症住院的比例高达 72％。同时，因为血管通路功能障碍而无法完成透析，可导致患者住院率、心血管相关死亡率甚至全因死亡率的显著增加。因此，维护透析患者的透析通路正常运作并进行规范化的管理、提高透析通路正常工作时间显得尤为重要。我国的血液透析工作人员必须要了解必要的血管通路知识，学会选择、建立和维护透析通路，处理并发症，并培训患者学会对透析通路的保护、监测和维护。

5.2　血液透析患者通路的管理策略

5.2.1　血液透析通路的分类

5.2.1.1　急诊或临时透析通路

对于需要急诊或临时透析的患者，迅速建立血液透析通路是非常必要的。而对于临时透析通路的要求是能够简单即刻建立并立即使用。因此，基于对急诊或临时透析的要求，临床上通常采用大腔径的双腔非隧道导管（non-tunneled catheter，NTC）作为建立急诊或临时透析通路的工具。因为血液透析要求有较高血流量，且要求能顺利将血液送回体内，所以一般选择股静脉或颈内静脉等中心静脉（而非动脉）作为穿刺点进行置管。

5.2.1.2　长期透析通路

大腔径的双腔 NTC 随着使用时间的延长会导致感染及血栓发生率明显增加，故无法长期使用。因此如果患者需要长时间（一般为 2 周以上）进行血液透析，则应建立长期透析通路，通常采用 AVF、AVG、双腔隧道带涤纶套导管（tunneled cuffed catheter，TCC）等作为建立长期透析通路的工具。在长期透析通路工具选择的优先顺序上，通常应按照先 AVF、再 AVG 和 TCC 的顺序选择，以最大程度上避免通路相关并发症导致的通路功能不良。

5.2.2　血液透析通路的建立

5.2.2.1　急诊或临时透析通路的建立

1. 急诊或临时透析通路的导管。

临床上通常采用大腔径的双腔 NTC（临时导管）进行短期透析。目前有多种材料（包括聚乌拉坦、聚乙烯、硅胶等）的临时导管可供使用。临时导管材质偏硬，有一个圆锥形的尖端，以便于迅速有效地插入中心静脉中。由于临时导管的材质偏硬，存在穿透静脉及心脏的可能性，所以对临时导管的长度和直径均有要求（右颈内静脉常规选择 12~15cm 长度的导管，左颈内静脉常规选择 15~19cm 长度的导管，股静脉导管需要的长度在 19cm 以上，所有导管外干直径一般为 8.0~13.5Fr）。这样既保证了临时导管良好的血流量，同时又避免了过深的置管带来的严重并发症。

2. 急诊或临时透析通路的穿刺置管部位。

建议在进行临时导管置入时进行局部麻醉及超声引导穿刺，应进行符合规范的术前消毒，标准置管方法采用 Seldinger 技术。因为右颈内静脉为直路，直接通过上腔静脉，便于穿刺且保留时间较长，通常优先选择右颈内静脉进行置管手术。但近年来由于我国患者保留临时导管时间过长而导致血栓及血管狭窄的概率增加，故该方式存在一定争议。部分专家认为可优先选择右股静脉进行置管手术，不推荐在内瘘肢体侧进行锁骨下静脉置管。按照《KDOQI 血液透析充分性临床实践指南（2015 更新版）》与 2014 年

《中国血液透析用通路专家共识（第1版）》的推荐，置管部位选择的顺序一般如下：①右颈内静脉；②左颈内静脉；③右股静脉；④左股静脉；⑤锁骨下静脉。除此之外，颈外静脉也可进行置管，但因容易发生锁骨下静脉穿孔及不易到位而较少选择。

3. 急诊或临时透析通路建立后的即刻功能评估。

1）首先应评估导管是否顺利置入中心静脉内。利用空针注射器，接驳在导管接头上，反复抽推血液，观察血液的颜色及压力。

2）建议在术后即刻安排影像学检查确定导管尖端位置。

3）利用空针注射器抽推导管动静脉两端的血液，判断是否有足够的血流量（体外循环血流量 $300\sim400mL/min$）。

4. 急诊或临时透析通路建立后的使用寿命。

临时导管的使用寿命与置管的部位存在密切关系，临时导管过长时间的使用不仅会导致感染率增加，血栓等问题亦会出现。颈内静脉及锁骨下静脉置管适合使用 $2\sim3$ 周，也有建议可使用4周，虽然大部分均可使用更长时间，但带来的血管内皮增生、纤维鞘形成、血栓形成等导致血管狭窄的风险同样增加。股静脉置管一般建议使用2周以内，长期卧床或 ICU 患者可适当延长使用时间，但因为其维护较颈内静脉更困难（易感染、移位和打折），也有研究认为应控制在 $3\sim7$ 日。

5.2.2.2 长期透析通路的建立

1. AVF。

AVF 自 20 世纪 60 年代发明以来，已经成为长期维持性血液透析患者透析通路的首选。AVF 通常是由动脉和静脉进行端侧吻合后形成的。人体上多根静脉和动脉都可以进行吻合。美国及加拿大相关指南均建议将头静脉和桡动脉的吻合作为 AVF 的首要选择，其次是肱动脉吻合头静脉、肱动脉吻合贵要静脉。

2. AVG。

AVG 一般选择聚四氟乙烯材料制作的人造血管来吻合动脉和静脉。《KDOQI 血液透析充分性临床实践指南（2015 更新版）》推荐使用人造血管或生物材料制成的血管。AVG 通常选择的置管部位在前臂，采取前臂直行（桡动脉和头静脉）、前臂 U 字走形（肱动脉和头静脉）进行置管较为常见。目前也有腋静脉和腋动脉、腋动脉和心房连接的方法。

3. 内瘘开始使用的时间。

AVF 大部分可以在数周内逐渐成熟，但有少部分内瘘需要吻合 6 个月以上才能使用。学界对于何时可以开始使用 AVF 存在一定争议。日本相关指南认为内瘘成熟使用时间约为 30d，而在欧美地区则为 100d 左右。需要指出的是，越早使用内瘘可能带来的并发症越多。有研究认为对于 AVF 应避免在吻合 2 周内穿刺，$2\sim4$ 周穿刺前必须首先评估内瘘是否成熟，4 周以上内瘘成熟概率明显提高，使用的安全性也显著提高。对内瘘成熟的定义是内瘘在进行透析时能够顺利地穿刺，在整个透析过程中均能提供良好的血流量，能满足每周 3 次以上的血液透析治疗。如内瘘在透析时实际血流量达不到 $200mL/min$，则应考虑内瘘尚未成熟。

4. TCC。

TCC 也称为 Cuff 管，主要用于长期血液透析，国内既往称为"永久导管""半永久导管""长期导管"等。虽然相关指南均建议 AVF、AVG 作为血管通路优先于 Cuff 管，但很多血管条件较差的患者可能需要提前安置 Cuff 管。相较于临时导管，Cuff 管有更大的尺寸（外干直径 15.5~16.0Fr），同时尖端设计的方式也多于临时导管（如双 D 型、阶梯型、劈裂分离型等）。这些设计的目的是提高血流量并减少再循环，也可以减少血栓及纤维蛋白鞘形成。使用 Cuff 管时选择穿刺的部位及术后功能评估与临时导管并无太大区别。但在置管过程中，需要建立皮下隧道，以便将 Cuff 管安置其中，用来固定导管及避免逆行感染。在手术过程中，静脉穿刺和导丝置入后，即需建立皮下隧道。然后沿着导丝放入带活瓣的撕脱鞘（peel－away 鞘），最后将导管放入撕脱鞘的空腔中置入静脉内。

5.2.3　血液透析通路常见的并发症

5.2.3.1　临时导管及 Cuff 管

1. 出血。

临时导管及 Cuff 管置入时，首先应警惕是因插管伤及动脉或临近组织所造成的出血。局部的出血通常可以通过压迫 10~15min 伤口后止血，或者拔管后持续压迫止血即可。但深部出血，如腹腔、胸腔出血则更具危险性。一旦明确为深部出血或导管置入动脉中，不应过于积极拔管，而应请外科医师会诊协助解决。另外，警惕暴力操作后导致的大静脉撕裂。所以在手术前应结合患者具体情况谨慎选择穿刺部位，有研究显示股静脉置管发生出血后带来的风险相对偏低。

2. 气胸。

在进行颈内静脉及锁骨下静脉穿刺时，患者可能出现气胸，此并发症有时会危及生命。相较于锁骨下静脉置管，颈内静脉置管相对风险偏低。2003 年有研究显示，因进行深静脉置管导致的气胸发生率可高达 6.0%，而在缺少熟练经验的操作者中，发生率可提高到 12.4%。因此，在临床工作中应综合考虑操作者、患者实际情况来选择穿刺部位。

3. 空气栓塞。

虽然在导管置管或拔管中出现空气栓塞概率很低，但一旦出现可能是致命性的。因此在进行置管时，可嘱患者避免深呼吸。在拔管时患者应采取仰卧头低位。如确定出现空气栓塞，患者应取左侧卧位，并予以吸氧。

4. 导管功能障碍。

导管无法维持透析所需要的血流量时即出现功能障碍，导管功能障碍的评定标准一般为血流量小于 300mL/min。使用临时导管出现功能障碍时间很早，约在置管后 48h 至 2 周就可出现。使用 Cuff 管出现功能障碍的时间相对较晚。出现功能障碍的原因包括导管移位或扭曲变形、血栓或纤维蛋白鞘造成了导管贴壁或管内阻塞等。

5. 中心静脉狭窄/血栓形成。

这是中心静脉置管常见且难以解决的问题。中心静脉置管多会引起中心静脉的狭窄，而血管管腔内导管的持续存在同样会引起血管内皮细胞增殖，导致纤维蛋白鞘的形成，同时也会逐渐引起导管管腔内或外血栓的形成，最终导致导管功能丧失并引起血管狭窄或闭塞。2004 年一项研究证实，在置入中心静脉导管的血液透析患者中，28％的患者在置管后 21 天左右时会出现静脉血栓。而每增加 1 次导管置入，中心静脉狭窄的风险就会增加 38％。血液透析时，在导管尖端的血流会形成湍流而刺激血管内皮细胞增殖，同时导管会导致血流在经过此区域时发生瘀滞，这可能是发生中心静脉狭窄和血栓的原因之一。也有证据显示，比起相对比较直的颈内静脉和股静脉，锁骨下静脉更容易发生狭窄和血栓（27％ vs. 50％），因此《KDOQI 血液透析充分性临床实践指南（2015 更新版）》建议：除非没有其他可用的部位，否则应避免锁骨下静脉置管。值得注意的是，血栓和中心静脉狭窄还会引起肢体肿胀，大部分患者在狭窄早期时并无症状，但如果在同侧肢体建立 AVF 或 AVG，狭窄带来的肢体水肿和静脉压过高就会迅速表现出来。抗凝或溶栓治疗对血栓可以起到一定治疗作用。在数字减影血管造影（DSA）或超声下进行经皮腔内血管成形术对中心静脉狭窄可以起到一定治疗作用。

6. 导管感染。

导管感染包括隧道口感染、导管内细菌定植及全身性菌血症等。临时导管发生感染的概率显著高于 Cuff 管。Cuff 管发生菌血症的风险为 2.3/1000 导管日。感染通常与导管管腔污染或皮肤穿刺点细菌迁移相关，这也是临时导管感染率更高的重要原因。由于涤纶套可起到管塞的作用，Cuff 管感染风险明显降低。导管的感染与穿刺位置亦有关联，风险最高的为股静脉，其次是颈内静脉和锁骨下静脉。一旦确定为导管感染，临时导管需要立即拔除并予以静脉注射抗生素治疗。由于病原菌多为皮肤菌群（葡萄球菌属或链球菌属），因此选择抗生素时应选择与之相适应的抗生素进行治疗。Cuff 管如果仅是隧道口的感染，可能无须拔管。目前有观点认为，如果发生菌血症且明确与导管相关，可以尝试予以抗生素进行封管治疗，疗程在 2 周以内，如仍难以控制，无论是临时导管还是 Cuff 管都需要拔除。

5.2.3.2 动静脉内瘘

1. 内瘘狭窄。

内瘘狭窄是血栓形成的重要因素。患者内瘘的狭窄一般与手术吻合口的制作以及后期透析穿刺的方法有密切联系。一旦形成，处理较为困难。近年来，有人建议积极运用血管成形术（在 DSA 或超声下）改善狭窄的内瘘。但对于部分内瘘，特别是 AVG 来说，血管成形术的作用仍然有限，即使当时术后成功率100％，但术后 6 个月、12 个月的远期再狭窄率仍然很高。

2. 内瘘血栓。

血管的狭窄、不当的护理是导致内瘘血栓形成的重要原因，而内瘘发生血栓后可能持续恶化，导致内瘘功能丧失，从而严重影响血液透析患者的透析治疗及预后。一旦明确血栓，应积极处理，处理方式包括手术取栓或经皮介入取栓、溶栓药物治疗、机械溶栓、血管内瘘再造成形术等。

3. 内瘘感染。

内瘘感染可能导致患者被迫中止该内瘘的使用，甚至危及生命，故应加以重视。内瘘感染的重要原因包括不当的内瘘穿刺护理、假性动脉瘤形成等。2003年一项研究显示，AVG在使用期间发生内瘘感染的风险平均为10%，而AVF使用时发生内瘘感染风险仅在2%~5%。因此对于使用AVG进行透析的患者，护理上更应该加以重视。AVF的相关感染一般通过静脉注射抗生素即可解决，而治疗AVG的相关感染可能需要完全切除人工血管内瘘。

4. 动脉瘤形成（包括假性动脉瘤及真性动脉瘤）。

2003年一项研究显示，动脉瘤在AVF和AVG中发病率高达3%和5%，一般因反复在同一部位或在静脉壁较薄处穿刺导致。因此，有观点认为，不应持续定点穿刺，而应变换穿刺部位，例如选择纽扣式穿刺技术，以便降低发病率。同时也要指出，穿刺时如过于暴力，同样容易引起假性动脉瘤的形成。

5. 窃血。

有流行病学调查显示，约5%的AVF和AVG会发生窃血现象。但窃血和手术部位及手术技术有着紧密联系。肱动脉-头静脉内瘘发生窃血的可能明显高于桡动脉-头静脉内瘘（6% vs. 1%）。但窃血的治疗相对比较容易，有经验的血管通路医师可以通过采取手术结扎及血管血运重建的方式进行治疗。

5.2.4　血液透析通路的管理

血液透析通路的使用寿命和通畅度直接影响血液透析患者透析质量、生存期、社会资源的消耗等各个方面。而目前国内在血液透析患者急剧增加的形势下，却并没有形成对于血液透析通路管理的统一概念。只有从血液透析通路各个环节入手，建立完善的管理系统，才能对血液透析通路进行有效管理。

5.2.4.1　建立完善的培训体系

1. 医师培训。

对于血液透析通路而言，主要有两大环节需要医师的介入。其一为手术环节：包括手术前评估、手术的实施、术后的管理及并发症的处理。其二为监测环节：医师需要定期对患者的血液透析通路进行评估和分析，并指导患者预防并发症的出现和保障透析通路的持续使用。目前国内对于手术环节和监测环节并无统一的认识。尽管2014年及2019年两版中国血液透析通路专家共识的出台在一定程度上提升了医师的认识水平，但仍然需要持续予以关注。因此，应该定期举办培训班及类似课程班，对医师进行完整的各环节培训。

2. 护理人员培训。

对于血液透析通路而言，有较多的环节需要护理人员介入。其一为通路使用环节：当血液透析患者进行透析时，需要护理人员进行通路评估以及穿刺，而护理人员的技术水平会直接影响患者通路的使用寿命。其二为监测环节：护理人员与透析患者的接触时间以及对通路的观察时间远长于医师，这就意味着护理人员会更加密切和频繁地监测通路状态。其三为对患者的教育环节：由于护理人员与透析患者的接触时间长于医师，在一定程度上护理人员的教育和告诫可以显著增强患者在日常生活中对透析通路的保护意识。因此可定期举办培训班及相关课程班，对护理人员进行完整的各环节培训。

3. 患者及家属培训。

患者在日常生活中对血液透析通路的保护和观察，也是提高血液透析通路使用寿命和减少并发症的重要因素。应该定期开展类似患友会的活动，对患者及家属进行教育和培训。加强血液透析患者及家属对透析通路重要性的认识，使其能在日常生活中保护血液通路，同时能够早期发现问题，及时向医护人员汇报。

5.2.4.2 建立完善的工作职责分配体系

1. 医师职责。

负责透析室的基本治疗工作，包括接受新患者，治疗门诊和住院患者，抢救危重患者；完成深静脉置管及通路手术；透析查房，确定治疗方案；负责处理透析中的各种不良反应；开具临时医嘱处方；及时在透析登记系统进行新患者登记；透析治疗中针对患者情况进行健康教育，营养指导和心理辅导；定期对每位患者进行透析通路的评估；当患者出现通路并发症时，在第一时间予以关注和治疗。

2. 护理人员职责。

按排班规定完成分管患者的透析治疗。负责测量当班分管患者的透析前后体重和血压，必要时测量体温。严格按照程序准备透析器和血管通路。严格按照无菌操作原则和操作常规连接临时性血管通路或严格按照内瘘保护原则进行血管穿刺，并妥当固定导管。准确设置治疗时间、肝素用量及停用时间。严格按照下机操作程序回血（年老者、小孩及心功能不全者要注意回血速度），回血要彻底、干净，并注意控制回血时的生理盐水用量。做好透析中患者的生命体征和病情观察；透析过程中每 15min 巡视患者1 次，观察患者病情；穿刺点或导管处有无渗血；体外循环管道各接口连接、管道固定是否牢固；管道有无扭曲、折叠等。发现患者透析通路出现并发症或血流量降低应及时报告医师，认真做好各项观察、处理记录。

5.2.4.3 建立完善的工作制度

1. 护理人员培训制度。

护理人员培养工作由护士长和科室主任共同负责，有具体的管理方案或方法，每位护理人员都能获得学习提高的机会。针对本科室专业特点，相关负责人员组织护理人员进行专科理论和业务学习，每月安排护理查房或护理教学查房，以提高专科护理水平。组织护理人员参加全院性业务学习，包括新技术、新理论、新知识、新方法等，以便于护理人员交流讨论、开阔思路。组织参加短期培训班，如护理讲座、监护技术进展讲座等，以便提高护理人员的专业知识和技能。有目的地选派护理人员外出进修、学习，以及参加培训班、学术会，返回后向全科同事进行学习体会汇报，并在科室负责开展新技术培训工作。护士长负责落实科室护理人员培训计划，并制订相应的管理方法。

2. 评估及监测通路制度。

医师及护理人员应该至少每3个月对患者的透析通路进行1次全面的评估。对于尚未进行透析的 CKD 4～5 期患者，如果前臂或上臂血管能建立 AVF，则不用静脉置管。在进行通路评估时，充分将物理检查和辅助检查相结合，通过进行双上肢血压、动脉弹性、动脉搏动、Allen 试验等检查来评估动脉系统情况。通过进行流出静脉的连续性和可扩张性、中心静脉水肿、侧支循环情况、既往中心或外周静脉置管疤痕等检查来评估静脉情况。利用彩色多普勒超声评估患者动静脉直径和通畅性、静脉可扩张性、静脉距皮距离。必要时进行血管造影。对于动脉及中心静脉检查，血管造影优于彩色多普勒超声，对于存在病变者可进行（腔内）治疗。

3. 其他制度。

包括透析中心医疗管理制度、接诊制度、交接班制度、护理制度、病历管理制度、消毒隔离制度、人员培训制度、水处理间制度、设备维护制度、感染控制制度、透析液配置及存放制度、透析器复用制度、透析患者登记制度、透析质量改进制度、医疗用品管理制度、患者管理制度、疑难病例讨论制度、透析室工作人员职业安全管理制度、奖惩制度、医疗纠纷防范制度、医患沟通制度等，均可参照相关指南制订。

5.2.4.4　建立血液透析通路应急小组和快速绿色通道

大部分血液透析通路在出现并发症，导致血管通路功能丧失后，患者将无法继续顺利地进行血液透析治疗。因此建立血液透析通路应急小组和快速绿色通道非常重要。

1. 血液透析通路应急小组。

科室主任或血液透析中心负责人作为组长，应急小组主要由能够完成大部分通路手术（包括内瘘再造、AVF 或 AVG 取栓）的手术医师、能够进行药物溶栓或其他药物处理的医师、透析室护士及病房住院总医师共同组成，并拥有完备的应急预案。

2. 快速绿色通道。

科室病房内应该有通路并发症应急备用病床，以便当透析患者出现通路并发症时能够在最短的时间入院治疗。同时，应安排应急小组组员进行正常的值班并保证通信通畅，以便能够及时处理并发症，恢复透析通路或及时建立新的透析通路，保障透析患者的透析能够顺利完成。

5.2.4.5　建立医疗质量持续改进计划

对透析通路应该实施完善的医疗质量持续改进，保证患者获得充分透析，减少透析通路并发症的出现，提高患者的生存率。

（1）成立质量控制小组，确定透析质量的目标和影响质量的相关因素，将其分类、分项，分析原因，寻找解决办法。负责组织调动资源，制订改进程序和执行程序。

（2）建立各种质量报表。拟订各种透析通路质控登记表，包括透析患者通路的血流量变化表、通路的感染状态表、透析通路的各种急性不良事件登记表、血管通路监测表等。

（3）采用 CQI 工具将观察和登记的数据进行分析。常规方法包括：①流程图法；②排图法（帕累托图）；③因果图法；④检测单法；⑤直方图法；⑥趋势图法；⑦回归分析法；⑧控制图法。

（4）确定可能的改进方案并在质量小组内充分讨论，选择一个方案实施。

（5）形成规范措施，在验证的基础上形成规范，进行操作和管理的规范改进。

参考文献

[1] Ash S R. Advances in tunneled central venous catheters for dialysis: design and performance [J]. Semin Dial, 2008, 21 (6): 504-515.

[2] Coresh J, Selvin E, Stevens L A, et al. Prevalence of chronic kidney disease in the United States [J]. JAMA, 2007, 298 (17): 2038-2047.

[3] Dugué A E, Levesque S P, Fischer M O, et al. Vascular access sites for acute renal replacement in intensive care units [J]. Clin J Am Soc Nephrol, 2012, 7 (1): 70-77.

[4] Engstrom B I, Horvath J J, Stewart J K, et al. Tunneled internal jugular hemodialysis catheters: impact of laterality and tip position on catheter dysfunction and infection rates [J]. J Vasc Interv Radiol, 2013, 24 (9): 1295-1302.

[5] Hemodialysis Adequacy 2006 Work Group. Clinical Practice Guidelines for hemodialysis adequacy, update 2006 [J]. Am J Kidney Dis, 2006, 48 Suppl 1: S2 -S90.

[6] James M T, Hemmelgarn B R, Tonelli M. Early recognition and prevention of chronic kidney disease [J]. Lancet, 2010, 375 (9722): 1296-1309.

[7] McGee D C, Gould M K. Preventing complications of central venous catheterization [J]. N Engl J Med, 2003, 348 (12): 1123-1133.

[8] Moist L M, Churchill D N, House A A, et al. Regular monitoring of access flow compared with monitoring of venous pressure fails to improve graft survival [J]. J Am Soc Nephrol, 2003, 14 (10): 2645-2653.

[9] Oguzkurt L, Tercan F, Torun D, et al. Impact of short-term hemodialysis catheters on the central veins: a catheter venographic study [J]. Eur J Radiol, 2004, 52 (3): 293-299.

[10] Ponikvar R, Buturović-Ponikvar J. Temporary hemodialysis catheters as a long-term vascular access in chronic hemodialysis patients [J]. Ther Apher Dial, 2005, 9 (3): 250-253.

[11] Raja R M, Fernandes M, Kramer M S, et al. Comparison of subclavian vein with femoral vein catheterization for hemodialysis [J]. Am J Kidney Dis, 1983, 2 (4): 474-476.

[12] Saran R, Pisoni R L, Young E W. Timing of first cannulation of arteriovenous fistula: are we waiting too long? [J]. Nephrol Dial Transplant, 2005, 20 (4): 688-690.

[13] Schwab S J, Beathard G. The hemodialysis catheter conundrum: hate living with them, but can't live without them [J]. Kidney Int, 1999, 56 (1): 1-17.

[14] Schwab S J, Harrington J T, Singh A, et al. Vascular access for hemodialysis [J]. Kidney Int, 1999, 55 (5): 2078-2090.

[15] Wen C P, Cheng T Y, Tsai M K, et al. All-cause mortality attributable to

chronic kidney disease: a prospective cohort study based on 462293 adults in Taiwan [J]. Lancet, 2008, 371 (9631): 2173-2182.

[16] Zhang L X, Wang F, Wang L, et al. Prevalence of chronic kidney disease in China: a cross-sectional survey [J]. Lancet, 2012, 379 (9818): 815-822.

6 慢性肾脏病患者围手术期的管理

6.1 慢性肾脏病患者围手术期管理的特点

6.1.1 慢性肾脏病患者围手术期的流行病学

CKD 具有较高的感染风险、肿瘤风险及外科手术风险，与围手术期的患病率及死亡率息息相关。CKD 常常被手术医师作为患者围手术期转归的一个重要风险预测因子。

众所周知，因为 CKD 是急性肾损伤重要的危险因素之一，CKD 患者在住院或外科手术干预过程中更容易出现肾功能恶化。2002 年一项研究发现，所有的住院患者中，有 5%～7%的患者可能发生不同程度的急性肾损伤。随着 Scr 水平上升，患者并发症患病率和相关死亡率增加，住院时间延长，如果 Scr 上升>0.5mg/dL，死亡风险可明显增加。

因此，原有 CKD 的手术患者需要引起医护人员足够的重视。医护人员需要严格评估 CKD 患者围手术期的风险，并精确细致地进行医疗及护理等方面的设计及管理。

6.1.2 慢性肾脏病患者围手术期的临床特点

肾脏排泄功能损伤会导致血液中 BUN、Scr 及许多蛋白质代谢产物的含量上升。内分泌功能的丧失会减少促红细胞生成素的产生和活化的维生素 D_3 的合成。肾脏的损伤还会导致排酸、排钾、排盐及水代谢减少和血小板功能障碍。

另外，经肾脏排泄的药物可以在 CKD 患者体内蓄积并达到毒性水平。因此调整剂量或避免使用这些药物都是处理 CKD 患者的关键。对 CKD 患者或 ESRD 患者需要避免使用哌替啶，因为该物质的活化代谢产物（4－苯基哌啶－4－甲酸乙酯盐酸盐）会在体内蓄积并诱发癫痫。CKD 与手术并发症的发生相关，并发症中较严重的是急性肾功能衰竭、高钾血症、容量超负荷以及感染。

随着医学的发展，手术水平不断提高、麻醉技术不断发展、监测方式不断完善，新的手术方法、方式逐渐增多，手术范围、适应证逐渐扩大，这些因素均导致伴有 CKD 的手术患者数量不断增加。另外，一些手术本身容易导致肾损伤的发生，如心脏手术，治疗严重的多发伤、挤压伤及各种应激反应强烈的手术等，这些因素使得 CKD 患者的手术风险更难预测。

6.1.3　慢性肾脏病患者围手术期管理的意义

不同围手术期患者血流动力学变化范围、应激反应的强度、肝脏清除率、对于药物的反应各不相同，加上部分重要脏器的功能损害与肾脏功能损伤之间的关系密切，这使得对 CKD 患者围手术期的管理变得十分复杂，需要医护人员进行严格的监测及处理。

综上众多因素，CKD 患者围手术期管理必须引起医护人员的高度重视。

6.2　慢性肾脏病患者围手术期的管理策略

6.2.1　控制目标

（1）减缓 CKD 患者肾功能丧失的进展。

（2）降低 CKD 患者相关并发症的发生风险。

（3）缩短 CKD 患者住院时间。

（4）降低 CKD 患者住院死亡率。

6.2.2　识别高风险因素

（1）患某些基础疾病者。

（2）老年人患者，合并糖尿病、高尿酸血症等基础疾病者。

（3）伴有肝功能异常和（或）心力衰竭者。

（4）合并胆红素升高，伴或不伴黄疸者。

（5）有心脏、腹主动脉瘤手术史者。

（6）有严重创伤后的急症手术史者。

（7）手术患者合并重症感染者。

6.2.3　监测方法

监测可评估肾脏功能的相关指标。

6.2.3.1　尿量

尿量是常规监测指标，当尿量少于 $0.5mL/(kg \cdot h)$ 时，应及时予以鉴别和处理。

6.2.3.2　评估肾小球滤过率相关指标

1. BUN。

正常值为 $2.9 \sim 7.5mmol/L$ 或 $8 \sim 21mg/L$。在对于肾脏损伤的早期认知中，BUN 是反应肾脏受损程度的重要指标。但是，近年的研究发现 BUN 存在很多的缺点。首先，BUN 的明显升高一般出现在 eGFR 低于正常值的 25% 以后，尿素的清除率取决于尿素的产生率和肾小管的重吸收率，故早期的肾脏损伤不能通过 BUN 识别，否则会导致干预时机相对滞后；其次，当患者在高蛋白饮食和胃肠道出血时，尿素产生率增加；再次，高热、分解代谢增加、脱水、体液丢失也可导致 BUN 增高，但在这些情况下，

Scr 水平仍正常，故采用 BUN 衡量肾功能存在许多的局限性。随着医学的发展，BUN 已经逐渐被其他更准确及更能反映肾脏早期损伤的指标所替代。

2. Scr。

正常值为 $42\sim133\mu mol/L$ 或 $7\sim15mg/L$。Scr 水平不受蛋白质代谢的影响，人体骨骼肌群的组成相对恒定，人体在单位时间内产生肌酐的量一般在一定范围内保持稳定，故连续监测 Scr 可较 BUN 更准确地反应肾功能的变化。但和 BUN 一样，Scr 的变化发生在 GFR 急性下降后的 $24\sim72h$，所有它也具有滞后性。另外，骨骼肌群的多少影响 Scr 水平的高低，男性的正常 Scr 水平比女性高。而且，随着年龄的增长，GFR 会进行性降低，骨骼肌的含量也逐渐减少，所以老年人 Scr 水平即使仅轻度增加，也可以提示肾脏已有较重的损伤。

3. CCR。

正常值为 $80\sim120mL/min$。CCR 是在 BUN 及 Scr 之后出现的另一种评估肾脏损伤程度的可靠指标，临床上常根据 CCR 的水平对肾脏损伤程度做如下定义：$51\sim70mL/min$ 定义为轻度肾损伤，$31\sim50mL/min$ 以下定义为中度肾损伤，$30mL/min$ 以下定义为重度肾损伤。但评估 CCR 需准确收集尿液，这使得 CCR 在临床上用于评估时影响因素较多，局限性明显。

6.2.3.3 肾小管功能评价指标

1. 尿比重。

正常值为 $1.015\sim1.025$。尿浓缩能力作为反应肾小管功能的指标之一。一般情况下，无利尿治疗或糖尿病时，尿比重应在 1.018 以上。

2. 尿渗透浓度。

正常值为 $38\sim1400mmol/L$，一般情况下在 $600\sim1000mmol/L$。

3. 尿钠。

正常值为 $130\sim260mmol/24h$。当出现急性肾功能衰竭或肾小管疾病时，肾脏重吸收钠离子的能力下降，其他原因可有肾上腺功能不全和醛固酮缺乏等。

6.2.4 管理原则

6.2.4.1 术前准备

1. 麻醉。

肾脏是对缺血较敏感的器官之一。患者的肾血流量可因全身麻醉而减少，最多可减少 50%，最终导致肾脏对药物、代谢产物、毒物等的排泄减少。并且，患者体内的胆碱酯酶功能可能会受损，此时如果使用神经肌接头阻滞剂，呼吸肌麻痹时间将延长。N－乙酰普鲁卡因胺是普鲁卡因的代谢产物之一，可在 CKD 患者体内蓄积，所以麻醉 CKD 患者时普鲁卡因的剂量需要进行调整，或寻找其他可替代药物。含氟化合物，如甲氧氟烷和安氟醚等，具有肾毒性，需要避免用于 CKD 患者。琥珀胆碱是一种去极化阻断剂，可导致高血钾，在 CKD 患者中使用时也需要严格调整剂量及监测肾功能。

2. 预防并发症。

许多因素可以导致 CKD 患者并发症的发生或加重。组织降解，输血，酸中毒，使用 ACEI、β－受体阻滞剂、肝素、乳酸林格氏液，横纹肌溶解均可导致高钾血症。乳酸林格氏液含有钾离子，很多医师常常容易忽略这个问题，导致高钾血症的发生。第三间隙液体丢失、腹泻、呕吐和胃管吸引均可导致体液浓缩和低血钾，低血钾有时还伴随低血镁。大多数 CKD 患者有慢性酸中毒，外科疾病可进一步加重酸中毒，这些患者发生高血钾症、心肌抑制和心律失常的风险更高。横纹肌溶解可导致低钙血症和高磷血症。输注低张液体或抗利尿激素不适当分泌会导致低钠血症。

3. 术前决策和管理。

1）心血管风险评估，鉴于 CKD 患者有较高的心血管病患病率及围手术期死亡率，建议术前进行全面的心血管风险评估。术前心血管风险（如心肌梗死、慢性心力衰竭）的临床预测因素可分为主要因素、一般因素和次要因素。

主要因素包括：

（1）不稳定型冠脉综合征，近期发生心肌梗死并且有基于临床表现、非侵入性检查、不稳定型或严重心绞痛（加拿大心脏协会分级Ⅲ或Ⅳ级）证据的严重心肌缺血风险。

（2）失代偿性慢性心力衰竭。

（3）显著的心律失常，高度房室传导阻滞、有症状的器质性室性心律失常、室上性心律失常伴无法控制的室性心律。

（4）严重的血管疾病。

一般因素包括：

（1）轻度心绞痛（加拿大心脏协会分级Ⅰ或Ⅱ级）。

（2）心电图呈病理性 Q 波的心肌梗死病史。

（3）代偿性慢性心力衰竭或慢性心力衰竭病史。

（4）糖尿病。

次要因素包括：

（1）高龄。

（2）异常心电图表现（如左心室肥厚、左术支传导阻滞、ST－T 段异常）。

（3）非窦性心律（如心房颤动）。

（4）低运动耐量（如不能提一袋日常用品爬一层楼梯）。

（5）卒中病史。

（6）无法控制的高血压。

（7）非心脏手术，可分为高危风险、一般风险和低危风险的手术。手术的类型、持续时间及麻醉方式的不同均可导致患者不同的预后，因此建议麻醉医师参与麻醉方式的选择。

非心脏高危风险手术（报道的心源性风险＞5％）包括：①急诊手术，尤其是老年人的急症手术；②主动脉和其他大血管手术；③周围血管手术；④与大量液体置换、血液丢失相关的预期手术时间较长的手术。

非心脏一般风险手术（报道的心源性风险1%～5%）包括：①颈动脉内膜切除术；②头颈手术；③腹膜内或胸内手术；④整形手术；⑤前列腺手术。

非心脏低危风险手术（报道的心源性风险<1%）包括：①内镜手术；②白内障手术；③浅表手术；④乳腺手术。

择期手术患者术前可通过以上介绍进行手术风险评估。失代偿性心力衰竭或不稳定型冠脉综合征患者需推迟手术，直到他们的术前管理情况达到最优化。

根据ACC/AHA非心脏手术围手术期心血管评估的相关指南，肾功能不全患者出现Scr≥2mg/dL被认为是围手术期心血管风险增高的一般性临床指征。

2）肾损害风险评估和干预措施。

（1）非透析的CKD患者。快速确定CKD病程；肾功能损害程度；CKD基础上的BUN和Scr升高是肾前性、肾性、肾后性因素所致，还是其他因素综合所致。

对于伴有水肿、慢性心功能不全、肺淤血或利尿剂治疗有效的患者，需进一步进行心血管评价。如果心血管评价良好，则提示CKD是导致容量超负荷的原因，应联合利尿治疗在术前将患者的血容量纠正到正常范围。

糖尿病患者出现容量超负荷或心脏疾病的风险更大。随着CKD的进展，这些患者可出现利尿剂抵抗和进行性水肿，对于这些患者，术前可考虑透析治疗。

如果患者术后需要紧急透析，应建议手术医师在术中放置临时血液透析导管，以避免股静脉置管带来的感染风险。患者病情稳定时可安排建立永久性血管通路。

避免使用具有潜在肾毒性的药物，以避免肾功能进一步恶化。这些措施包括选择替代治疗药物或调整抗生素、镇静类药物和肌松剂的剂量。应避免使用非甾体抗炎药（NSAIDs）和造影剂。由NSAIDs导致的肾脏损害主要有四种类型：急性肾功能不全、急性间质性肾炎、慢性间质性肾炎和肾乳头坏死。目前，NSAIDs的肾脏损害机制还未完全阐明，可能与以下因素有关：①抑制前列腺素合成，肾脏局部血管舒张因子减少，继而导致肾血管收缩，肾血流量减少；②抑制肾小管细胞酶活性，产生肾小管毒性作用；③使髓质小血管硬化，导致肾乳头坏死；④少数病例与药物所致的过敏反应相关。

碘造影剂通过收缩血管和直接损害肾小管上皮细胞导致急性肾功能衰竭，应尽量避免使用。除非没有替代的诊断方法，否则应尽量避免使用钆造影剂。如果必须使用碘造影剂，可预防性口服乙酰半胱氨酸或碳酸氢钠，以及充分水化，从而降低急性肾功能衰竭风险。

对于口服乙酰半胱氨酸和碳酸氢钠的疗效优劣目前仍存争议。有研究显示这些药物可降低急性肾功能衰竭风险，因此在没有明显禁忌的情况下，临床上可酌情使用这些药物。

由于哌替啶代谢产物的蓄积可导致CKD患者（特别是透析患者）癫痫发作，因此应避免术后使用。

必须识别所有药物的相互作用和潜在肾毒性，有些药物需停用或根据肾功能水平调整剂量。围手术期必须纠正水电解质代谢紊乱。

（2）透析和肾移植患者。对于已经接受透析治疗患者，需要仔细考虑：①透析充分性；②术前透析指征；③术后透析时机；④治疗药物剂量。

血液透析患者通常术前 24h 需要透析治疗，以改善容量超负荷、高钾血症和出血风险。腹膜透析患者如果要进行腹部手术，应改为血液透析，直到伤口完全愈合再进行腹膜透析。如果是非腹部手术，腹膜透析患者应继续腹膜透析治疗。

由于涉及复杂的药物相互作用及免疫抑制药物的剂量监测和调整，对于已经接受肾移植的 CKD 患者的术前评估应有具备肾移植专业知识的肾病科医师参与。肾移植患者服用的环孢素或他克莫司等免疫抑制药物在肝脏经过细胞色素 P450 系统代谢，与很多药物存在相互作用。他汀类、大环类酯类和抗真菌类药物均可作用于细胞色素 P450 系统，导致血药浓度升高，增加肾毒性。其他如卡马西平、巴比妥酸盐和茶碱类药物则可增强该系统活性，降低血药浓度，促进排异反应。因此，在这种情况下必须监测血药浓度。

6.2.4.2　术后决策及管理

行紧急外科手术前并不需要对心脏功能进行评估，但是术后必须进行心脏功能评估，并持续 3~5d，同时监测心肌酶的水平以发现并治疗可能出现的围手术期心肌梗死。围手术期心肌梗死多发生在术后 72h 内，然而大多数无明显症状。2006 年一项研究发现，围手术期心肌梗死发病率约 1%，但死亡率将近 50%。CKD 患者的总肌酸激酶（CK）水平上升，但肌酸激酶同工酶（CK－MB）水平并不上升，因此，CK－MB 水平能在 CKD 患者中反应心肌的损伤程度。肌钙蛋白水平上升而 CK 水平并未出现相应上升，可以反映因肾功能衰竭或酶消除动力学的变化，或因肌钙蛋白 I 测定出现非心源性抗原而导致的交叉反应。术后心肌梗死的诊断应将临床检查、实验室检查及心电图的证据进行综合。术前应用 β－受体阻滞剂（如美托洛尔、阿替洛尔）治疗也许对患者有用。对于心血管事件发生风险较高的患者来说，β－受体阻滞剂治疗的好处是无可争议的，因为接受血管手术的患者或曾患心绞痛、高血压的患者在应用阻滞剂后，其局部血供明显增加。然而，对于 CKD 患者来说尚无数据可以参考。对于有高度到中度心血管事件发生风险的患者来说，在没有明显禁忌证存在时，β－受体阻滞剂治疗的目标心率为 50~60 次/分。然而，仍需开展大规模安慰剂对照试验以更好地明确 β－受体阻滞剂治疗对 CKD 患者的益处和风险。

6.2.5　效果评价

6.2.5.1　建立评价体系

评价体系可由手术医师、麻醉医师、手术室护理人员、肾病科医师等建立，定期评价分析围手术期管理效果。

6.2.5.2　效果评价内容

评价内容包括术前准备（药物指导、心理护理），术后护理质量，术后并发症患病率，不良事件发生率，满意度调查等多种指标。

6.2.5.3　评价工具

可通过制订评分表进行围手术期管理前后得分的比较分析，以及使用质量管理工具分析不同时期各项评分变化情况，如并发症患病率、不良事件发生率、满意度等。

6.2.5.4 持续质量改进

制订质量管理计划，遵循 PDCA 循环原理，运用质量管理工具查找分析问题，选择适当的改进方案，并用数据验证改进的成效，以保障医疗安全及提高围手术期管理的水平。

6.2.6 医护培训要点

（1）完善并严格执行查对制度，提高医护人员对患者身份识别的准确性。

（2）完善并严格执行医护人员之间在特殊情况下的有效沟通程序，护理人员做到正确执行医嘱。

（3）完善并严格执行手术安全核查制度和流程，杜绝手术患者错误、手术部位标识不准确及手术方式错误。

（4）严格执行手卫生规范，严格遵守医院感染控制的各项要求。

（5）术前严格评估患者心、肺、肾功能，确定麻醉策略，提高用药安全。

（6）建立并落实临床实验室"危急值"报告制度。

（7）防范与减少患者压疮发生。

（8）防范与减少患者跌倒事件发生。

（9）主动报告医疗安全（不良）事件，利用质量管理工具定期分析总结，不断整改并完善流程。

（10）鼓励患者及家属参与医疗安全监督。

（11）严格监测患者心、肾功能。

6.2.7 管理制度

6.2.7.1 术前管理

（1）医师应严格掌握手术适应证，及时完成手术前的各项准备和必需的检查。准备输血的患者必须检查血型及进行感染筛查（如乙肝病毒、丙肝病毒、HIV 等筛查）。

（2）手术前，手术医师及麻醉医师必须亲自查看患者，向患者或患者授权代理人履行告知义务，包括患者病情、手术风险、麻醉风险、自付费项目等内容，征得同意后患者或患者授权代理人签署知情同意书。如遇紧急手术或急救，患者不能签字，患者授权代理人又未在医院不能及时签字时，按相关规定报告上级主管部门，在病历详细记录。

（3）主管医师应做好术前小结记录。三级以上手术须行术前讨论。重大手术、特殊患者手术及新开展的手术等术前讨论须由科室主任主持讨论，讨论内容须写在术前讨论记录单上，并上报医务处备案。

（4）手术医师的确定应依据手术分级管理制度。重大手术及各类探查性质的手术须由有经验的（副）主任医师或科室主任担任手术医师，必要时须上报医务处备案。

（5）手术时间安排提前通知手术室，检查术前护理工作实施情况及特殊器械准备情况。所有医疗行为应在病历上有记录。如发现不利于手术的疾患必须及时请相关科室会诊。

（6）手术前患者应佩带好识别用的腕带，所标的信息准确无误。同时完成手术部位的标记。

（7）术前评估肾功能、酸碱状态、电解质水平、凝血功能，如有异常术前纠正。制订相应方案预防急性肾功能衰竭、高钾血症、容量超负荷及感染。

（8）术前麻醉医师会诊评估患者状况，制订麻醉方案（药品、剂量等情况），避免使用可导致肾损伤的麻醉药品。

（9）术前评估心功能状态，据患者状况及手术类型评估手术风险。

（10）对于维持性透析患者明确透析充分性，术前透析指征、时机，治疗药物剂量。

6.2.7.2　手术当日管理

（1）手术室工作人员在接诊患者时及手术开始前均需认真核对姓名、性别、年龄、病案号、床号、诊断、手术部位、手术房间等。患者进手术室前应做好术前准备（更换手术衣、排空大小便），摘除假牙或假体，注意贵重物品交由家属保管。

（2）参加手术的医护人员（麻醉医师、台上与巡回护士及其他相关人员）应提前进入手术室，由手术医师讲述重要步骤及手术时可能发生的意外，明确意外发生后的处理对策并严格按照术前讨论制订的手术方案和手术安全核对的要求执行。

（3）手术过程中手术医师对患者负有完全责任，助手必须按照手术医师要求协助手术。手术中如发现疑难问题无法处理，必要及时汇报请示上级医师。

（4）手术过程中麻醉医师和巡回护士应严密监护患者生命体征及有无异常情况，不得擅自离岗。

（5）手术过程中如果需要变更原定手术方案、决定术前未确定的脏器切除、使用贵重耗材等，要及时汇报请示上级医师，必要时向医务处或主管院长报告。并须再次向患者或家属交代病情及方案，征得患者或家属同意并签字后才能实施相关操作。

（6）严格核查术中植入的假体材料、器材标示上的信息及效期，相关条形均应贴在麻醉记录单的背面。

（7）术中切除的病理标本须向患者或家属展示并在病案中详细记录。手术中切取的标本及时按要求处理，在标本容器上注明科别、姓名、住院号，由手术医师填写病理检查申请单。手术中需做冰冻切片时，切除的标本由手术室专人及时送至病理科，专人取回病理报告。

（8）凡参加手术的工作人员，要严肃认真地执行各项操作，注意遵守保护性医疗制度，术中保持环境安静，不谈论与手术无关的事情。术中实施自体血回输时，严格遵守临床输血技术规范。

（9）做好需紧急肾脏替代治疗相关预案，备齐降钾、纠正酸中毒及抗心律失常的相关药物。

6.2.7.3　术后管理

（1）手术结束后，手术记录或病程记录应及时在规定时限内准确、真实地完成。在进行手术记录或病程记录时需仔细记录手术医师对患者术后需要特殊观察的项目及处置（如各种引流管和填塞物的处理）。

（2）麻醉医师要对实施麻醉的患者进行麻醉后全面评估，尤其是全麻的术后患者，麻醉医师应严格依照全麻患者恢复标准确定患者去向（麻醉复苏室、病房或重症监护科）。并对重点患者实行术后24h随访并填写记录。患者送至病房后，应与病房医师做好床旁交接，接送双方必须有书面交接，以病历中的签字为准。

（3）做好术后观察及查房，对于二级以上手术或病情复杂的高危患者，手术医师应在术后24h内查看患者并将患者病情及处理方案详细记录。如有特殊情况必须做好书面交接工作。术后3d内连续记录病程，至少有1次查房记录。

（4）术后严格监测出入量、肾功能、电解质情况、容量状态、凝血功能等，按应急预案处理流程实施相关干预及治疗。

（5）术后严格评估心功能状态，检测心蛋白谱、心酶谱，若有相关异常，提前请心内科医师介入干预。

（6）维持性透析患者明确术后透析时机。

6.2.7.4　围手术期医嘱管理

（1）手术医师或手术医师授权委托的医师开具术前、术后医嘱。

（2）按国家有关规定的要求使用特殊治疗药物、抗菌药物和麻醉镇痛药物。

（3）严格按照说明书及肾功能情况调整用药剂量，必要时与临床药师一起共同制订用药方案。

（4）避免使用可能导致肾损伤的药物。

参考文献

［1］ Baglin A，Hanslik T，Vaillant JN，et al. Severe valvular heart disease in patients on chronic dialysis. A five-year multicenter French survey ［J］. Ann Med Interne （Paris），1997，148（8）：521-526.

［2］ Bennett A E，Bertholf R L. Discordant results of CK-MB and troponin I measurements：a review of 14 cases ［J］. Ann Clin Lab Sci，2000，30（2）：167-173.

［3］ Carrasco L R，Chou J C. Perioperative management of patients with renal disease ［J］. Oral Maxillofac Surg Clin North Am，2006，18（2）：203-212.

［4］ Chertow G M，Burdick E，Honour M，et al. Bates DW：Acute kidney injury，mortality，length of stay and costs in hospitalized patients ［J］. J Am Soc Nephrol，2005，16（11）：3365-3370.

［5］ Deo A，Fogel M，Cowper S E. Nephrogenic systemic fibrosis：a population study examining the relationship of disease development to gadolinium exposure ［J］. Clin J Am Soc Nephrol，2007，2（2）：264-267.

［6］ Eagle K A，Berger P B，Calkins H，et al. ACCAHA Guideline update for perioperative cardiovascular evaluation for noncardiac surgery—executive summary：a report of the American College of Cardiology/American Heart Association Task Force on Practice Guidelines （Committee to Update the 1996 Guidelines on Perioperative Cardiovascular Evaluation for Noncardiac Surgery）［J］. Circulation，

2002，105（10）：1257－1267.

［7］ Fleisher L A，Fleischmann K E，Auerbach A D，et al. 2014 ACC/AHA Guideline on perioperative cardiovascular evaluation and management of patients undergoing noncardiac surgery：a report of the American College of Cardiology/American Heart Association Task Force on Practice Guidelines ［J］. J Am Coll Cardiol，2014，64（22）：e77－e137.

［8］ Nash K，Hafeez A，Hou S. Hospital-acquired renal insufficiency ［J］. Am J Kidney Dis，2002，39（5）：930－936.

［9］ Recio-Mayoral A，Chaparro M，Prado B，et al. The reno-protective effect of hydration with sodium bicarbonate plus N-acetylcysteine in patients undergoing emergency percutaneous coronary intervention：the RENO Study ［J］. J Am Coll Cardiol，2007，49（12）：1283－1288.

［10］ Trainor D，Borthwick E，Ferguson A. Perioperative management of the hemodialysis patient ［J］. Semin Dial，2011，24（3）：314－326.

［11］ Washam J B，Herzog C A，Beitelshees A L，et al. Pharmacotherapy in chronic kidney disease patients presenting with acute coronary syndrome：a scientific statement from the American Heart Association ［J］. Circulation，2015，131（12）：1123－1149.

［12］ Xu G G，Yam A，Teoh L C，et al. Epidemiology and management of surgical upper limb infections in patients with end-stage renal failure ［J］. Ann Acad Med Singap，2010，39（9）：670－675.

［13］ Zhang L X，Wang F，Wang L，et al. Prevalence of chronic kidney disease in China：a cross-sectional survey ［J］. Lancet，2012，379（9818）：815－822.

第5篇　特殊人群慢性肾脏病的管理

1 肾病综合征患者的管理

1.1 肾病综合征的临床特点

1.1.1 肾病综合征的流行病学

肾病综合征（nephrotic syndrome，NS）是以大量蛋白尿和低白蛋白血症为主要临床表现的一类临床综合征，主要机制为受损的肾小球基底膜对白蛋白通透性增加。原发性肾小球疾病是最常见的肾小球疾病，而糖尿病肾病（DN）是最常见的继发性肾小球疾病。2014 年有关肾病综合征的循证临床实践指南指出，膜性肾病（MN）及微小病变型肾病（minimal change nephrosis，MCN）约占原发性肾小球疾病的 80%。年龄≥65 岁的 NS 患者中，DN 及淀粉样变肾病占比较高，其次是原发性肾小球疾病。经治疗，MCN 缓解率可达 90% 以上，但复发率高达 30%～70%。与 MCN 相比，局灶性节段性肾小球硬化（focal segmental glomerulosclerosis，FSGS）缓解率低、预后差，易导致 ESRD。FSGS 的预后较差，而约有半数 FSGS 对激素治疗无反应。日本 MN 患者的缓解率相对较高，单独激素治疗完全缓解和部分缓解率高达 73.1%，其中约 30% 的患者可自然缓解，随访 20 年肾存活率为 59%。

1.1.2 肾病综合征的病理生理特点

NS 是肾小球疾病的常见表现，是由多种病因、病理生理共同引起的，以肾小球基底膜通透性增加和肾小球滤过率降低等肾小球病变为主的一组临床表现相似的综合征。基本特征包括：①大量蛋白尿（>3.5g/24h）；②低白蛋白血症（血浆白蛋白<30g/L）；③水肿；④高脂血症。其中前两项为诊断的必备条件。NS 的出现与免疫、环境、遗传等多种致病因素有关，其中免疫因素是主要致病因素，包括体液免疫、细胞免疫、肾脏固有细胞参与的免疫等。

1.1.2.1 大量蛋白尿

大量蛋白尿是 NS 的第一特征。当肾小球基底膜的分子屏障或电荷屏障受损时，原尿中蛋白质的含量增多，当蛋白质含量超过近曲小管的重吸收能力时，则形成大量蛋白尿。在肾小球基底膜通透性增加的基础上，任何增加肾小球内压力及导致高灌注、高滤过的因素（如高血压、摄入高蛋白食物等）均可促进尿蛋白的排出。近年来，对于蛋白尿的研究已经深入至分子层面，相关研究认为足细胞的损伤及异常是导致蛋白尿的关键因素。

1.1.2.2 低白蛋白血症

低白蛋白血症是 NS 的第二特征。发生 NS 时大量白蛋白通过尿液丢失，近曲小管摄取、滤过和分解白蛋白增多，促进肝脏代偿性合成白蛋白增加。当白蛋白的合成增加不足以克服丢失和分解时，则出现低白蛋白血症。加之 NS 患者因胃肠黏膜水肿引起食欲不振，导致蛋白质摄入不足或吸收不良，进一步加剧低白蛋白血症。出现低白蛋白血症时，药物与白蛋白的结合减少，血中游离药物浓度升高，可能增加药物的毒性反应。

1.1.2.3 水肿

不同病因的 NS 患者，其水肿的出现形式各不相同。FSGS 和 MN 患者的水肿呈急性或亚急性；MCN 患者的水肿常表现为爆发性；而 HIV 相关的塌陷型肾小球病患者甚至可以无水肿的表现。水肿的影响因素很多，不同临床情况下，病因不同，水肿的表现也各异。从病理生理的角度来讲，水肿的发生与低白蛋白血症，GFR 下降，近曲小管、远曲小管和集合管对钠的重吸收增多，毛细血管通透性改变，肾小管对 ANP 利尿作用的抵抗及肾脏的炎性浸润等因素有关。

1.1.2.4 高脂血症

NS 患者常合并高胆固醇和（或）高甘油三酯血症，但并非所有 NS 患者均有高脂血症，故高脂血症并不是诊断 NS 的必要条件。血清中低密度脂蛋白（LDL）、极低密度脂蛋白（VLDL）和脂蛋白 a（Lp-a）浓度增加，常与低白蛋白血症并存。其发生机制与肝脏过度合成脂蛋白、血浆脂质清除障碍及尿中脂蛋白脂酶丢失有关。

1.1.3 肾病综合征管理的临床意义

NS 是临床上常见且治疗棘手的一种肾脏疾病，具有病程长、易复发、并发症多和治疗困难等特点，给家庭和社会造成沉重负担。由于 NS 患者长期使用糖皮质激素或免疫抑制药物，易导致感染、向心性肥胖和骨质疏松等，早期干预以及对患者进行有效的管理尤为重要。研究表明，良好的自我管理有助于提高 NS 患者的治疗依从性，维持良好的心理状态，提高患者的生活质量。

1.2 肾病综合征管理方案

1.2.1 肾病综合征的治疗原则

1.2.1.1 一般治疗

既往专家们建议，凡有严重水肿、低白蛋白血症的 NS 患者均需卧床休息。2016年日本肾脏病学会发布的 NS 最新临床实践指南则不推荐卧床休息和（或）限制活动，因卧床休息和（或）限制活动是否可以使患者获益尚不明确。对于 NS 患者，每日应给予蛋白质含量为 0.8～1.0g/kg 的饮食。高脂血症患者应多进食富含多聚不饱和脂肪酸及可溶性纤维的饮食，摄入能量要保证在 30～35kcal/(kg·d)。水肿患者应低盐饮食

（<3g/d），限制食盐摄入可有效减轻水肿和水钠潴留。

1.2.1.2　对症治疗

1. 利尿消肿。

对 NS 患者利尿不宜过快过猛，尤其是老年患者，避免造成血容量不足，加重血液高凝倾向，诱发血栓及栓塞并发症。使用利尿剂和提高血浆胶体渗透压（输注血浆或白蛋白）可有效减轻 NS 患者的水肿。常用利尿剂包括噻嗪类利尿剂（氢氯噻嗪）、袢利尿剂（呋塞米、布美他尼）、保钾利尿剂（螺内酯、阿米洛利、氨苯蝶啶）和渗透性利尿剂（低分子右旋糖酐）。长期服用噻嗪类和袢利尿剂时需注意预防低钾血症和低钠血症。服用保钾利尿剂时应预防高钾血症，尤其是肾功能不全者应慎用。少尿患者应慎用渗透性利尿剂，因其易诱发渗透性肾病，导致急性肾损伤。血浆或白蛋白的输注应严格掌握适应证，对于严重低白蛋白血症、高度水肿而又少尿的 NS 患者，在必须利尿的情况下方可考虑使用，但也要避免过频过多使用。

2. 减少尿蛋白。

研究证实，减少尿蛋白可以有效延缓肾功能的恶化。ACEI 或 ARB 通过降低肾小球内压和改善肾小球基底膜通透性，可减少尿蛋白。若使用 ACEI 或 ARB 减少尿蛋白时，所用剂量一般较常规降压剂量大时，才能获得良好疗效。用药时从小剂量开始，逐渐加量。肾功能衰竭患者服用这类药物时，应注意监测肾功能和电解质，避免发生高钾血症和 Scr 升高。

1.2.1.3　主要治疗药物

1. 糖皮质激素。

糖皮质激素通过抑制炎症反应、免疫反应、醛固酮和抗利尿激素分泌，影响肾小球基底膜通透性，发挥减少尿蛋白的疗效。糖皮质激素使用遵循起始足量、缓慢减药、长期维持的原则。初始治疗选择晨起顿服，维持治疗选择隔日服用，以减轻不良反应。水肿严重、肝功能损害或泼尼松疗效不佳时，可等剂量更换为甲泼尼龙口服或静脉滴注。长期应用糖皮质激素的患者可出现感染、药物性糖尿病、骨质疏松和股骨头无菌性缺血性坏死等不良反应，需加强监测、及时处理。

2. 细胞毒性药物。

这类药物可用于激素依赖型或激素抵抗型的患者，协同糖皮质激素治疗。若无糖皮质激素使用禁忌，一般不作为首选或单独治疗用药。

1）环磷酰胺：最常用，在体内被肝细胞微粒体羟化后产生有烷化作用的代谢产物，具有较强的免疫抑制作用。主要不良反应为骨髓抑制及中毒性肝损害，并可出现性腺抑制（尤其男性）、脱发、胃肠道反应及出血性膀胱炎。

2）盐酸氮芥：治疗效果较佳，但因对局部组织刺激作用强、胃肠道反应严重、骨髓抑制作用明显，目前临床已少用。

3）硫唑嘌呤：亦有使用报道，但疗效较弱。

3. 环孢素。

能选择性抑制 T 辅助细胞及 T 细胞毒效应细胞，已作为二线药物用于治疗难治性

NS。常用剂量为 $3\sim5mg/(kg \cdot d)$，分两次空腹口服，服药期间需监测并维持其血药浓度谷值在 $100\sim200ng/mL$。服药 2~3 个月后缓慢减量，疗程半年至一年。该药具有肝肾毒性、高血压、高尿酸血症、多毛及牙龈增生等不良反应。价格较昂贵、有上述不良反应及停药后易复发，使其的广泛应用受到限制。

4. 麦考酚吗乙酯（mycophenolate mofetil，MMF）。

MMF 选择性抑制 T、B 淋巴细胞增殖及抗体形成。常用剂量为 $1.5\sim2.0g/d$，分 2 次口服，该剂量疗程为 3~6 月，随后减量维持半年。近年来研究表明，该药对部分难治性 NS 有效，虽然尚缺乏包含大量病例的前瞻对照研究结果，但已受到重视。因其价格较高，目前仍作为二线用药。已有导致严重贫血和伴肾功能损伤者应用后出现严重感染的个案报道，应引起足够重视。

5. 利妥昔单抗。

利妥昔单抗可快速、持续地清除外周与组织中的 B 细胞。近年来，利妥昔单抗已成为免疫介导疾病的有效治疗药物。多项研究表明，利妥昔单抗 $375mg/m^2$，每周1 次，对减少 NS 患者尿蛋白具有较好的疗效，可作为治疗难治性 NS 的选择之一。

药物治疗 NS 可有多种方案，原则上以增强疗效的同时最大限度地减少不良反应为宜。对于选择哪种药物治疗应结合患者的年龄、肾脏病理类型、肾功能等情况决定，制订个体化的治疗方案。

1.2.1.4 并发症的防治

1. 感染。

感染是 NS 患者常见且严重的并发症。NS 患者感染与营养不良、免疫功能紊乱和激素治疗有关。常见感染部位为呼吸道、消化道、泌尿道、生殖道及皮肤。NS 患者一旦发现感染，应及时选用对致病菌敏感、强效且无肾毒性的抗生素积极治疗，有明确感染灶者应尽快去除。当出现严重感染且难以控制时应考虑减少或停用抗生素，视患者具体情况决定。

2. 血栓及栓塞并发症。

NS 患者血浆白蛋白低于 $20g/L$ 时，存在高凝和（或）高黏状态，易发生血栓及栓塞并发症，应预防性行抗凝治疗。常见栓塞部位为肾静脉、下肢血管、肺血管和下腔静脉。可给予肝素钠、华法林、双嘧达莫和阿司匹林等药物抗凝，定期监测凝血功能。对已发生血栓及栓塞并发症的患者应尽早（6h 内效果最佳）给予尿激酶或链激酶全身或局部溶栓，同时配合抗凝治疗，抗凝药一般应持续应用半年以上。抗凝及溶栓治疗时应避免药物过量导致出血。

3. 急性肾损伤。

急性肾损伤是 NS 严重的并发症，其发生的原因可能与肾前性急性肾损伤、较重的肾脏病理类型、双侧肾静脉主干大血栓形成、急性肾小管坏死、急性间质性肾炎及特发性急性肾损伤有关。应积极治疗原发病，根据情况适当予以患者袢利尿剂利尿、碳酸氢钠片碱化尿液。若利尿无效，可行血液透析治疗。

4. 蛋白质及脂代谢紊乱。

在 NS 缓解前常难以完全纠正蛋白质及脂代谢紊乱，但应调整饮食中蛋白和脂肪的量，力争将代谢紊乱的影响降到最小。降脂药物可选择降胆固醇为主的他汀类药物，如阿托伐他汀、瑞舒伐他汀、辛伐他汀等；或以降甘油三酯为主的氯贝丁酯类药物，如非诺贝特等。此外，中药黄芪也可促进肝脏白蛋白合成，并可能兼有减轻高脂血症的作用。NS缓解后若高脂血症可自然缓解，则无须继续药物治疗。

1.2.2　肾病综合征的管理策略及效果评价

1.2.2.1　心理管理

NS治疗困难、容易复发，治疗时需大量使用药物，加上患者家庭社会角色的改变，患者很容易出现心理问题。其中，焦虑和抑郁是NS患者常见的两种心理问题。针对NS患者的心理问题，应加强心理支持，采取以家庭为中心的护理方式，对患者心理健康的恢复有促进作用。

医护人员对NS患者进行有效的心理管理，有利于疾病的康复，具体管理策略如下：

1）积极治疗原发病，预防并发症的发生。

2）目前针对NS患者传统的治疗是采用糖皮质激素、细胞毒性药物和免疫抑制药物等进行综合治疗。然而，调查发现，NS患者中不按医嘱服药、中途自行停药或加减药量的患者占44.9％。为患者建立随访档案，专职医师和专职患教护士负责方案制订与用药督导，实施"一条龙"服务，可提高NS患者的服药依从性。了解患者对疾病知识的掌握程度，进行系统的健康教育指导，提高患者的遵医行为。NS患者掌握的健康保健知识越多，其遵医行为越好，疾病的复发率越低。良好的遵医行为是NS患者疾病康复的重要保证，疾病的康复不仅依靠医护人员有效的治疗与护理，还需要患者的积极参与，主动配合治疗方案的实施。

3）建立良好的医患关系，在医患沟通过程中及时发现、调整患者的不良情绪，减轻患者的心理负担。

4）帮助患者解决实际问题，尽可能地满足患者的合理需要。

5）鼓励患者进行必要的功能锻炼，以使患者更好地提高自身免疫力和身体机能。

6）与心理医师合作，应用心理学的方法评估患者对疾病存在的认知误区，针对不同的心理行为问题，选择相应有效的心理治疗方法，如放松疗法、暗示疗法、认知行为疗法和生物反馈疗法等。以提高患者的依从性为出发点，对NS患者进行有效的心理管理。

7）提高患者的自我管理能力。自我管理指患者通过积极监测自身健康状况和参与护理活动，预防并发症的发生、控制症状、节省资源以及将疾病对其生活的影响降至最低。医护人员可通过心理疏导帮助、启发和指导患者，使患者尽可能地进行自我管理。

8）争取家庭和单位的支持。医护人员应尽力帮助患者妥善处理好家庭和事业中出现的问题和困难，解除他们的后顾之忧，消除其不良情绪，以利于安心治疗。

1.2.2.2　营养管理

NS患者的蛋白质和电解质从尿中大量丢失，加之胃肠黏膜水肿、腹胀等可引起食欲不振，会加重蛋白质－能量营养不良（PEW）和水电解质代谢紊乱。饮食结构不合理是患者复发 NS 的常见原因。合理的饮食结构能改善 NS 患者的营养状况和减轻肾脏负担。营养管理的目的是纠正蛋白质－能量营养不良、消除水肿、纠正水电解质代谢紊乱。医护人员通过与营养师合作，对 NS 患者进行营养评价，针对性地进行饮食患教，可有效提高患者的饮食依从性，对疾病的预后及提高患者的生活质量具有重要的意义。

1. 评估患者营养状况。

1）微型营养评定法（mini－nutrition assessment，MNA）。运用 MNA 对 NS 患者进行营养状况评估，评估内容包括以下 4 方面。

（1）人体测量（anthropometry）：包括 BMI、上臂围、上臂肌围和近 3 个月体重的变化情况。

（2）整体评定（global assessment）：包括生活方式、医疗及疾病状况、用药情况、精神状况。

（3）膳食问卷（dietary questionnaire）：包括食欲、食物数量及种类、餐次、摄食行为模式、有无摄食障碍的情况。

（4）主观评定（subjective assessment）：包括对自身健康及营养状况的评价。

上述各项评分相加为 MNA 总分，总分为 30 分，若 MNA 总分≥23.5 分，表示营养状况良好；若 17 分≤MNA 总分<23.5 分，表示存在发生营养不良的风险；若 MNA 总分<17 分，表示有确定的营养不良。MNA 既是筛选工具，又是评估工具，可以较好地反映 NS 患者的营养状况。

2）膳食调查。记录三日饮食日志，并根据年龄、性别、餐次及三餐热量比例计算每人每日食物摄入量及各种营养素摄入量。

3）人体测量和生化指标的检查。包括身高、体重、上臂围、三头肌皮褶厚度、上臂肌围、BMI、血红蛋白、血清总胆固醇、甘油三酯和空腹血糖等，并进行营养评价。

2. 营养管理的策略。

1）规范健康宣教：将 NS 患者营养知识宣教纳入常规健康教育工作。安排专职护士负责 NS 患者营养管理工作，采取多媒体、小组讨论、个人辅导、发放宣传材料等形式进行饮食与营养知识教育。涉及的内容包括：①NS 饮食常识；②食物成分表；③食物中蛋白质的相对含量表；④常见的优质蛋白食物；⑤高膳食纤维食物表；⑥标准食谱推荐。

2）指导患者记录三日饮食日记：专职护士教育患者如何记录三日饮食日记，与营养师合作，根据食谱分析结果给予具体的饮食指导，让患者认识到记录饮食日记的意义。

3）再评估：进行饮食管理后再次运用营养评价体系进行评价，对比分析饮食管理的效果，再指导饮食方案的调整。

1.2.2.3 经皮肾穿刺活检术的术前、术后管理

经皮肾穿刺活检术是肾脏病理学诊断的金标准，其对肾脏疾病的诊治、随访及发病机制的研究具有重要的意义。肾穿刺是一项有创性检查，术前患者易产生紧张、焦虑和恐惧的心理。肾穿刺术前、术后对 NS 患者进行有效的管理可有效预防或降低手术并发

症，主要管理策略如下：

1. 心理指导。

肾穿刺术前应向患者及家属说明此项操作的目的、安全性及其可能出现的并发症，征得患者及家属的同意。向患者详细解释操作方法及相关注意事项，以缓解患者的紧张和恐惧心理，取得患者的积极配合，提高穿刺的成功率。

2. 术前管理。

1）术前训练。反复训练患者俯卧位吸气末屏气（15～20s）及卧床排大小便，以免肾穿刺时肾脏随呼吸移动而划伤肾脏及术后发生尿潴留。

2）术前准备。

（1）了解患者的用药史及有无出血性疾病史，术前完善血常规、凝血功能、血型、尿常规、肾功能及泌尿系统彩超等检查，明确患者有无出血倾向，了解肾脏的大小、位置和活动度情况。

（2）术前备血，常规清洁穿刺区域皮肤。

（3）术前3d停用抗凝药物和扩血管药物，肌肉注射维生素 K_1，预防出血。

（4）术前1晚保证患者有充足的睡眠，肾穿刺当天可进食少量清淡易消化的饮食，切勿进食产气较多的食物。

（5）了解患者的血压情况，有严重高血压的患者应在血压控制良好的情况下，再考虑肾穿刺。另外，有上呼吸道感染、咳嗽及处于月经期时应暂缓肾穿刺。

（6）术前排空膀胱。

3. 术后管理。

患者返回病房后，医护人员协助患者取仰卧位，嘱患者卧床24h，腰部绝对制动6h，严密观察并记录患者的生命体征、尿量及尿色的变化。仔细询问患者有无头晕、心悸和腰痛等不适，如出现肉眼血尿或血压下降等情况，及时给予止血处理。嘱患者多饮水，协助患者进食、饮水、大小便等，指导患者清淡饮食。按摩身体受压部位，增加患者的舒适度，防止压疮的发生。若病情平稳，平卧24h后可解除腹带，下床活动，避免长期卧床引起肺炎、下肢静脉血栓等严重并发症。一周内不要用力活动，一年内避免剧烈活动或重体力劳动，出院后定期门诊随访。

1.2.2.4 容量管理

大多数NS患者存在容量超负荷的问题，应准确评估NS患者的容量状况，严格限制钠盐和液体的摄入，同时予以利尿剂治疗，主要管理策略如下：

1. 评估患者。

1）评估患者有无水肿及水肿的特点、严重程度，以及水肿对身心的影响，了解患者的既往史及水肿发生后的诊疗经过。

2）监测患者的生命体征，观察患者的营养状况、皮肤血供、张力变化及有无颈静脉充盈、胸腔积液征、腹水征和移动性浊音等情况。

3）利用人体成分分析仪（BCM）检测患者体内水分含量：BCM是应用节段生物电阻抗分析方法，准确测量身体不同节段（右上肢、左上肢、躯干、右下肢、左下肢）的阻抗值，从而推算出人体成分的设备。BCM能够简便客观地评估人体体液状态（即测量体内水分负荷）和人体成分，既能帮助医护人员对高血压和体液进行管理，又能提供评估营养状况的基本数据，它可以协助医护人员评估许多临床相关参数（如量化体液状态中的细胞内环境负荷、体内免疫复合物的总量，评估身体成分中的肌肉组织质量、肌肉代谢产生肌酐的数量、脂肪组织质量）。此外，BCM 还可以帮助研究体液状态和肾脏疾病之间的关系。

2. 管理要点。

1）轻度水肿患者适当限制活动，严重水肿患者卧床休息。

2）监测体重和生命体征变化，记录浮肿患者病情观察表（体重、血压和 24h 出入量等）。

3）限制钠盐和水分的摄入，适当摄入蛋白质。

4）遵医嘱使用利尿剂或其他药物，观察药物的疗效及其不良反应。

5）观察皮肤完整性，预防压疮的发生。

6）告知患者水肿发生的原因及注意事项。

1.2.2.5 并发症的管理

NS 患者常合并感染、血栓及栓塞、急性肾损伤、蛋白质及脂代谢紊乱等并发症，加强患者并发症的治疗及管理十分必要。

1. 感染的管理。

1）应积极控制原发病，增加患者血浆白蛋白水平，提高机体免疫力。患者应注意保暖，外出时佩戴口罩，避免发生感染。

2）对于 NS 患者，在使用糖皮质激素治疗时应严密监测患者炎症指标（如 C 反应蛋白、红细胞沉降率和降钙素原等）。

3）一旦发现感染，应及时选用敏感、强效和无肾毒性的抗生素进行治疗，并加强支持疗法。可配合应用免疫增强剂（如胸腺素），视患者具体情况决定。

2. 血栓及栓塞的管理。

当 NS 患者血浆白蛋白低于 20g/L 时，提示存在高凝状态，应行预防性抗凝治疗。预防血栓及栓塞形成比治疗更重要。

1）卧床患者应尽量活动下肢膝关节和踝关节，并进行下肢按摩，由下而上，循序进行，加速下肢静脉血液流动，预防下肢深静脉血栓形成。

2）每日使用软尺在患肢小腿中段定位，测量患肢的周径，并做好记录，以便观察患肢肿胀消退的情况，若患肢周径不断增加，说明静脉回流受阻。

3）严密监测凝血四项和 D-二聚体水平，若无禁忌证，应积极给予抗凝药物（肝素、低分子量肝素钙等）或抗血小板药物（阿司匹林、双嘧达莫等）预防血栓及栓塞形成。若出现血栓及栓塞，根据具体情况予以溶栓治疗，可使用尿激酶注射液等。

3. 急性肾损伤的管理。

1）对有急性肾损伤高危因素的人群应做到早介入、早预防和早治疗。

2）避免急性肾损伤发生后的持续损伤。

3）加强急性肾损伤患者的营养管理。

4）肾脏病理学检查和多学科协作管理。

4. 蛋白质及脂代谢紊乱。

为减轻蛋白质及脂代谢紊乱，应少进食富含饱和脂肪酸的食物，多食用富含多聚不饱和脂肪酸（如芝麻油、鱼油）及可溶性膳食纤维（如豆类、燕麦）的食物。每日摄入脂肪包含的能量应＜30％总能量，摄入饱和脂肪酸包含的能量应＜10％总能量，摄入胆固醇包含的能量＜300mg。

1.2.2.6　门诊管理

1. 入组随访。

为 NS 患者建立随访档案，对于病情稳定的 NS 患者，每月复查 1 次血常规、肝肾功能、电解质、血脂、血糖、凝血四项、尿液分析和 24h 尿蛋白定量。常规每 6 个月进行 1 次胸部正侧位拍片、腹部彩超、心脏彩超。对使用免疫抑制剂的 NS 患者，还需每月复查 1 次他克莫司、环孢霉素、霉酚酸酯浓度和 T 细胞亚群水平。对已停用激素和免疫抑制剂的 NS 患者，每 3～6 月复查相关指标 1 次。对于病情变化的患者，根据病情及时复查相关指标。

2. 工作内容。

门诊组建 NS 管理小组，制订 NS 患者门诊随访流程图，建立患者随访登记总表、检验总表、患教记录表和阶段小结表。根据患者的病史、症状、体征、辅助检查的结果以及依从性等情况，提出合理且个体化的生活方式指导、健康教育、饮食指导、用药方案和随访计划（门诊随访、家庭随访和电话随访）。每季度进行一次阶段小结，及时调整治疗方案，持续改良管理方案。

3. 专职工作人员的管理。

1）医师工作制度。每周开展专业知识学习讲座，医师学习 NS 诊疗最新指南和循证医学新证据，提升专业诊疗水平，掌握 NS 患者管理和医护沟通的技巧。

2）专职患教护士管理制度。专职患教护士需要协助 NS 患者办理特殊门诊，告知患者特殊门诊相关注意事项，提醒患者到期结账；对患者进行有计划的、系统的健康宣教；对未按时复诊、复查的患者，电话追踪患者的病情变化，并督促患者及时随访；负责科室护理人员健康教育培训和考核，使其能够胜任患者培训工作；协调、安排集体健康教育讲座以及患者联谊活动；负责与相关科室及患教人员的沟通、协调事宜，保证各项工作的顺利进行；按要求及时录入患者每季度的检验结果，并协助完成资料归档，协助完成科研数据和标本的收集。

综上所述，对 NS 患者进行一系列管理后，对 NS 患者的自我管理状况、自我效能和健康状况进行分析和整改，可提高患者的自我效能和自我管理水平，避免可预防性并发症的发生，改善患者的健康状况，提高患者的生活质量，节省卫生资源。

参考文献

[1] Cara-Fuentes G，Kairalla J A，Ishimoto T，et al. Rituximab in idiopathic ne-phrotic syndrome：does it make sense? [J]. Pediatr Nephrol，2014，29（8）：1313－1319.

[2] Curtin R B，Mapes D L. Health care management strategies of long-term dialysis

survivors [J]. Nephrol Nurs J, 2001, 28 (4): 385-392.

[3] Ejaz A A, Asmar A, Alsabbagh M M, et al. Rituximab in immunologic glomerular diseases [J]. MAbs, 2012, 4 (2): 198-207.

[4] Kawakami J, Suzuki Y, Ebata M, et al. An example of social activities by registered dietitians: development of recipes for cook-chilled meals to be delivered to kidney disease patients in the conservative treatment and maintenance dialysis stages [J]. Clin Exp Nephrol, 2004, 8 (4): 344-350.

[5] Nishi S, Ubara Y, Utsunomiya Y, et al. Evidence-based clinical practice guidelins for nephrotic syndrome 2014 [J]. Clin Exp Nephrol, 2016, 20 (3): 342-370.

[6] Ruggenenti P, Ruggiero B, Cravedi P, et al. Rituximab in steroid-dependent or frequently relapsing idiopathic nephrotic syndrome [J]. J Am Soc Nephrol, 2014, 25 (4): 850-863.

[7] 程书华, 李争艳. 护理干预对肾病综合征患者激素治疗依从性的影响 [J]. 中国实用医药, 2008, 3 (12): 177-178.

[8] 黄文坛, 黄玲, 徐璧云, 等. 肾病综合征患者应用糖皮质激素不遵医行为的调查分析 [J]. 中国医学文摘 (老年医学), 2006, 15 (4): 209-210.

[9] 黄燕林, 林剑珊, 缪丽春, 等. 肾病综合征患者心理状况调查分析 [J]. 广西医学, 2009, 31 (8): 1081-1083.

[10] 惠永胜. 肾病综合征患者自我管理能力和健康状况的相关性分析 [J]. 中国卫生产业, 2016, 13 (23): 64-66.

[11] 尤黎明, 吴瑛. 内科护理学 [M]. 5版. 北京: 人民卫生出版社, 2012.

2 囊肿性肾病患者的管理

2.1 囊肿性肾病的临床特点

2.1.1 囊肿性肾病的定义

囊肿性肾病指在肾脏皮质和（或）髓质出现单个或多个内含液体的良性囊肿（俗称水泡）的一组疾病，有些具有一定的遗传性，有些则没有遗传性。囊肿性肾病是导致ESRD的主要原因之一。囊肿性肾病中以单纯性肾囊肿最为常见，其次为多囊肾。

过去在临床上，肾脏囊肿体积不大时常因无症状而不易被发现。自从有了超声和CT检查（前者可发现直径 0.5~1.0cm 的囊肿，后者可发现直径 0.3~0.5cm 的囊肿），肾脏囊肿发现率明显增加，囊肿性肾病遂成为临床上常见的一种肾脏疾病，临床上常见的是单纯性肾囊肿，其次为多囊肾。前者一般病变局限，不影响肾功能。后者病变广泛，并可影响肾功能，囊肿可出现在任何年龄，但常常出现于青春期或成年的早期，患病率约为 1/1000，随着病情进展，许多患者易进展至 ESRD，约占 ESRD 的 5%，故临床意义较大。

2.1.2 囊肿性肾病的病理生理特点

囊肿性肾病按遗传性可分为 2 大类：

（1）遗传性囊肿性肾病：常染色体显性的多囊肾（autosomal dominant polycystic kidney disease，ADPKD）、常染色体隐性的多囊肾（autosomal recessive polycystic kidney disease，ARPKD）、髓质囊性肾病（medullary cystic kidney disease，MCKD）、结节性硬化症（tuberous sclerosis，TSC）等。

（2）非遗传性囊肿性肾病：单纯性肾囊肿、多囊性肾发育不良、多房性囊肿、髓质海绵肾、获得性肾囊肿等。

在遗传性囊肿性肾病中 ADPKD 最常见，在非遗传性囊肿性肾病中单纯性肾囊肿最常见，下面对几种常见的囊肿性肾病进行重点阐述。

1. ADPKD。

ADPKD 是人类最常见的单基因遗传性囊肿性肾病，常于青中年时期发病，也可在任何年龄发病，发病年龄多在 30~50 岁，故又称之为"成年型多囊肾病"。

1）病因。目前已知引起 ADPKD 的突变基因主要有两个。多数 ADPKD 患者的突变基因位于 16 号染色体的短臂，称为多囊肾 1 基因（PKD1），编码产物尚不清楚。另有少数 ADPKD 患者的突变基因位于 4 号染色体的短臂，称为多囊肾 2 基因（PKD2），其编码产物也不清楚。两组在起病时间、高血压出现年龄及进入肾功能衰竭期的年龄等方面有所不同。一些研究表明，受 PKD2 影响的患者，预后相对较好，比如囊肿数目较少、高血压出现年龄较迟、生存期较长。

本病确切病因尚不清楚，尽管大多在成年以后才出现症状，但研究表明囊肿在胎儿期即开始形成。关于本病的发病机制主要有以下三种观点：

（1）"二次打击"学说，该学说认为多囊肾肾小管上皮细胞遗传了父代的 PKD 突变基因，只有在感染、中毒等后天因素的影响下，个体才会发病。

（2）螺旋区－螺旋区相互作用假说，PKD1 和 PKD2 的编码产物分别为多囊蛋白 1（polycystin 1，PC1）和多囊蛋白 2（polycystin 2，PC2），两种多囊蛋白中的任何一种发生突变都会导致信号及传导通路的异常。

（3）肾脏纤毛结构及功能的异常、PC1 和 PC2 结构及功能的异常可导致疾病发生。

2）临床表现。ADPKD 患者幼年时肾脏体积正常或略大，偶可发现小囊肿。随着年龄增长，囊肿的体积和数目逐渐增加，表现为双侧肾脏皮质、髓质有多个囊肿形成，直径从数毫米到数厘米不等。多数患者到 40~50 岁时肾体积增长到相当程度才出现症状。当肾脏增大到一定程度，即可在腹部扪及。患者主要临床表现为两侧肾脏体积肿大、肾区疼痛、血尿（肉眼血尿或镜下血尿）、高血压及肾功能衰竭等。

（1）肾脏体积增大。ADPKD 患者两侧肾脏病变进展并不同步，两侧肾脏体积大小也可有区别，肾脏长径最长可＞40cm。至病程晚期，两侧肾脏可占满整个腹腔，使腹腔容积减少。肾表面分布多个囊肿，囊肿随患者呼吸移动。当肾脏增大到一定程度时，可在腹部扪及肿大的肾脏。囊肿致使肾脏形态变得不规则，肾脏表面因囊肿变得凹凸不平，触之质地较硬。

（2）肾区疼痛。疼痛是 ADPKD 常见的早期症状之一，疼痛部位可为腰背部或胁腹部。疼痛性质为压迫痛或钝痛，也有剧痛或刀割样疼痛者。疼痛可放射至上腹部或耻骨，有时表现类似腹痛。随着患者年龄的增大，疼痛发生频率随之增高。若出现急性疼痛或疼痛突然加剧，需要考虑囊肿可能破裂，或结石移动，或因囊肿出血凝结成块引起尿路梗阻，或感染所致。

（3）血尿。约半数 ADPKD 患者出现镜下血尿，多数为自发性，也可见于创伤后或剧烈运动后，可有发作性肉眼血尿。根据出血的部位不同，可将出血分为以下三种。一是囊内出血，患者表现为突发的腰部疼痛，但无明显的尿色变化。二是与尿路相通的囊肿出血，出现肉眼可见的血尿。三是肾脏包膜下出血，此种一般出血量较大，无明显肉眼血尿，出血量大可导致有效血容量不足，患者可表现血压下降、心慌、面色苍白等休克症状。若囊肿出血多，血液可流入尿道，并且凝结成块，血凝块阻塞输尿管可引起绞痛。血尿易导致细菌滋生，常易引发尿路感染。肾内感染时患者脓尿明显，同时伴有血尿症状加重，可伴有腰痛、发热、乏力等症状。

（4）高血压。血压升高为 ADPKD 患者的早期常见临床表现，高血压的出现也直接影响了 ADPKD 患者病情的进展和预后。在患者 Scr 水平未出现异常之前，约半数患者出现高血压，高血压的患病率随着患者年龄增长而增加，高血压为损害肾功能的危险因素之一。这与肾脏周围组织遭受囊肿压迫，肾素－血管紧张素－醛固酮系统被激活等原因有关。另外，血压升高可促进患者肾脏囊肿生长，对患者产生不利影响。ADPKD 患者出现高血压时，应予以有效控制，力求血压水平达标。

（5）肾功能衰竭。大多数 ADPKD 患者在青少年时期肾功能完全正常，极个别患者出现肾功能衰竭。临床观察，ADPKD 患者一般 40 岁之前很少出现肾功能异常。约半数 ADPKD 患者在 70 岁时肾功能仍保持正常水平，但如果患者合并高血压，其发展到肾功能衰竭的时间会大大缩短。ADPKD 患者一旦出现肾功能衰竭，最终大都会进展至 ESRD。

（6）其他肾外表现。①多囊肝：多囊肝是 ADPKD 患者常见的肾外表现。虽然存在多囊肝，但患者肝功能基本正常。然而肝脏体积增大可导致呼吸短促，肺移动度下降。②颅内动脉瘤：患病率为 $10\%\sim40\%$，约 9% 的 ADPKD 患者死于颅内动脉瘤破裂，是危险性较大的并发症。患者若存在蛛网膜下腔出血史、颅内动脉瘤阳性家族史，或者需从事高风险职业（如飞行员、潜水员），应进行颅内动脉瘤的相关筛查。③心瓣膜发育异常：瓣膜病变源于胶原缺失和黏液瘤样退行性变。④胰腺及卵巢也可发生囊肿，结肠憩室患病率较高。

（7）体格检查。在对多囊肾患者行体格检查时，如果肾脏体积肿大，可在腹部触及一侧或双侧肾脏，触之表面较硬。同时伴有腹围和腰围的增大。如果伴有感染，肾区可有压痛和叩击痛。

3）分期。

（1）发生期。ADPKD 患者一般出生时肾脏即有囊肿，但是因囊肿体积较小，影像学检查可无阳性发现。ADPKD 为遗传性疾病，如果家族中有该病患者，其他家族成员应及早筛查。

（2）成长期。随着年龄的增长，囊肿逐渐增大，当患者到 $30\sim40$ 岁时，肾脏囊肿体积增长较快，医学上称这一时期为成长期。处于此期的患者应加强检测和随访，评估有无相关并发症，及时对症处理。如合并高血压，应及时降压处理，降压药物首选 ACEI 或 ARB 类降压药。这一时期治疗的目的在于使囊肿不再生长或降低囊肿的生长速度，以减轻囊肿对肾组织的挤压，从而保护患者有效肾单位，延缓患者肾功能衰竭的进展。

（3）肿大期。当 ADPKD 患者步入 40 岁以后，两侧肾脏的囊肿体积会有进一步增大，囊肿直径达到 4cm 到囊肿溃破这一时期称为肿大期。随着囊肿体积的增大，许多并发症也随之出现，如腰痛、血压升高、蛋白尿、血尿、肾功能异常等，这时应当密切监测，积极治疗并发症。

（4）破溃期。如果囊肿持续生长膨大，一些外力作用很容易导致囊肿破溃。破溃之后患者多出现血尿、腹痛、腰痛等症状，需立即住院治疗，积极控制感染，防止败血症及肾功能衰竭。如果伴有休克症状，应该积极纠正休克。失血过多者需输血治疗，同时注意卧床休息，避免剧烈活动。

（5）尿毒症期。治疗的主要目的为保护残余肾功能，晚期可行肾脏替代治疗，如行肾移植、腹膜透析或血液透析治疗。由于 ADPKD 患者腹部增大，有效的腹膜面积减小，故大多数患者选择血液透析治疗。

2. 单纯性肾囊肿。

单纯性肾囊肿在囊肿性肾病中最为常见，是成人中多见的肾囊性病变。囊肿可为一侧，也可为双侧，一般无症状，常在体检中无意发现。本病不是遗传性肾病，发病原因尚不清楚。随着年龄增加患病率会升高，单纯性肾囊肿一般生长缓慢，孤立位于肾皮质深层或髓质内，呈球形。除非囊肿很大，压迫周围肾组织，使残存肾实质减少，否则一般不影响肾功能。本病一般无须治疗，但应定期复查。对于直径超过 4cm 的囊肿，伴有明显的临床症状时，如腰痛、血尿等，可考虑穿刺抽液。但如囊壁有癌变或同时合并肾癌，则应及早手术。

目前其确切发病机理尚未完全阐明。发病原因可分为两大类：①原发性淋巴水肿，主要由淋巴管发育异常所致，发育异常中大多数是淋巴管发育不良，仅少数为淋巴管异常增生扩大。②继发性淋巴水肿，因某些疾病导致淋巴管阻塞，如丝虫、链球菌感染。丝虫感染曾是淋巴水肿的主要病因，随着丝虫病的减少，现因丝虫感染导致的淋巴水肿病例已逐渐减少。目前肿瘤实施放射治疗和淋巴结清扫术引起的淋巴水肿，或肿瘤增大压迫淋巴管所致的淋巴水肿病例有增多趋势。

单纯性肾囊肿较多囊肾发病晚，一般于成年时发病，多无明显临床症状。单纯性肾囊肿预后较好，很少影响肾功能。患者一般尿液检查正常，血尿少见。但如果肾囊肿体积过大，可有腹部包块，如果产生局部压迫症状，可引起腹痛、腰痛，囊肿破溃时可有血尿。囊肿亦可导致肾盂、肾盏梗阻症状，引起泌尿系感染。

3. 获得性肾囊肿。

获得性肾囊肿指长期血液透析或腹膜透析的尿毒症患者，在无囊肿的肾脏中出现囊性病变。本病的发病机理不明，大部分患者无症状，无须特殊处理。囊肿出现时间与透析时间密切相关，与患者的年龄无关。研究发现患者透析时间超过 8 年，获得性肾囊肿患病率可高达 92%，表现为在固缩肾基础上出现囊肿。部分患者可因反复出血或感染而致腰痛。另有报道认为，本病有癌变的可能，此时亦可做患肾切除。

2.1.3 囊肿性肾病管理的临床意义

囊肿性肾病是一种终身性疾病，但患者普遍对该病存在知晓率低、防治率低、并发症认知率低的特点。这往往和囊肿性肾病临床表现不典型、发病症状不明显有关。因此，及早干预治疗是避免囊肿性肾病快速恶化的最好方法。囊肿性肾病发现越晚，肾功能下降会越快，意味着进入 ESRD 的速度也会越快，故接受有效、规范的治疗、随访和管理，对于囊肿性肾病患者来说意义重大。

2.2　囊肿性肾病的管理策略

2.2.1　囊肿性肾病的预后及管理目标

　　囊肿性肾病患者肾功能常呈渐进性减退，在无降压治疗时，同一家族的患者在相似的年龄段均进入 ESRD，但也有患者在 80～90 岁仍未进入 ESRD。本病预后不一致，如经积极治疗，预后明显改善。管理目标：及早诊断，加强患者教育，定期检查，延缓囊肿的生长速度，积极控制并发症，对 ESRD 患者及时采取肾脏替代治疗。对合并有高血压的患者，收缩压/舒张压的控制目标值一般小于 130/80mmHg。单纯性肾囊肿患者自我感觉良好，一般无临床症状，不影响患者肾功能及生活质量，并发症极少。因此预后良好，仅需定期观察和随访。

2.2.2　囊肿性肾病的检测方法

　　1. 多囊肾的检测方法。
　　1）尿液常规检查。尿液常规检查早期可表现正常，病情发展至中晚期患者可能会出现镜下血尿，部分患者会出现蛋白尿。伴有结石和感染时，尿液常规检查可见白细胞和脓细胞。
　　2）尿渗透压测定。多囊肾早期的病变主要以肾脏浓缩功能受损为主，常伴有轻度多尿、夜尿增多，这一症状因无明显特异性而常被忽略。肾脏浓缩功能下降先于 GFR降低。
　　3）eGFR 测定。大部分多囊肾患者在 40～60 岁仍可维持正常肾功能。一旦肾功能开始下降，其 eGFR 下降速度每年为 4.4～5.5mL/min，从肾功能受损发展至 ESRD 的时间约为 10 年。
　　4）腹部平片（KUB）。腹部平片显示多囊肾患者的肾影增大，囊肿数目较多。囊肿体积较大时，可使肾脏外形不规则。
　　5）静脉肾盂造影（IVP）。多囊肾在静脉肾盂造影下显示为肾盂、肾盏因遭受囊肿的挤压而变形，肾盂、肾盏形态呈"蜘蛛状"，肾盏扁平而宽，盏颈拉长变细，常呈弯曲状。
　　6）超声检查。超声检查的价格便宜，无创快捷，应用比较广泛。多囊肾时超声图像显示为双肾有较多暗区，晚期多囊肾患者肾脏体积增大，皮质、髓质无明显分界。超声检查可作为多囊肾的常规筛查手段。
　　7）CT。CT 可精确评价肾脏体积、囊肿大小和残存的肾实质。多囊肾时 CT 提示双肾体积增大，肾脏外形呈分叶状，有多数充满液体的薄壁囊肿。
　　2. 单纯性肾囊肿的检测方法。
　　单纯性肾囊肿患者行尿液检查可无异常，若合并感染可有脓尿、血尿，患者肾功能一般无异常。
　　1）影像学检查。单纯性肾囊肿典型的超声图像表现为：病变区无回声，囊肿囊壁光滑，边界与周围组织分界清楚。当囊壁显示不规则回声或有局限性回声增强时，应警惕恶性病变。继发感染时囊壁增厚，病变区内有细回声。伴血性液体时回声增强。

（1）CT 提示肾脏体积增大，囊肿互不相通，囊肿间隔厚薄不一。CT 值为 $8\sim20Hu$，囊肿伴出血或感染时，呈现不均质性，CT 值增加。

（2）静脉尿路造影（IVU）能显示囊肿压迫肾实质或输尿管的程度。

（3）MRI 能帮助确定囊液性质。

2）囊肿穿刺和囊液检查。当超声、CT 等不能确诊或疑有恶性病变时，可在影像设备引导下行囊肿穿刺，抽取囊液化验，以帮助诊断。如合并感染，穿刺抽取囊液进行囊液细菌培养可确定致病菌。抽出囊液后，注入造影剂和（或）气体，能显示囊壁情况，若囊壁光滑表示无肿瘤存在。

2.2.3 囊肿性肾病的诊断依据

成人型多囊肾的诊断依据可分为主要诊断依据和辅助诊断依据。

1. 主要诊断依据。

①肾皮质、髓质布满充满液体的囊肿；②明确的 ADPKD 家族史，ADPKD 具有常染色体显性遗传病特征，即代代发病、男女患病率相等；③基因连锁分析呈阳性结果。

2. 辅助诊断依据。

①多囊肝；②肾功能不全；③胰腺或脾脏囊肿；④心脏瓣膜异常；⑤颅内动脉瘤；⑥腹部疝；⑦精囊腺囊肿；⑧眼睑下垂。

2.2.4 囊肿性肾病的治疗原则

1. 多囊肾治疗原则。

目前尚无确切有效的方法可以阻止本病的发展。早发现、早治疗，及时合理地防治本病的并发症至关重要。

1）一般治疗。患者在确诊多囊肾后，不应抑郁悲观。首先要保持乐观积极的心态，避免过度焦虑和抑郁。如果本病尚处于早期，对患者的正常生活不会造成影响。合理饮食、规律作息对肾脏的保养至关重要。同时注意避免熬夜、吸烟、饮酒、滥用药物等不良生活习惯。如若多囊肾本身或其并发症对患者正常生活造成影响，需进行治疗，建议尽早治疗。如若对其放任不管，很可能迅速进展。

2）并发症及对症治疗。

（1）高血压治疗。多囊肾患者合并高血压和肾缺血、肾素－血管紧张素－醛固酮系统被激活有关。因此在选用降压药物时，在不存在禁忌的情况下，可优先考虑使用 ACEI 或 ARB。其次可考虑使用钙通道阻滞剂、β－受体阻滞剂、利尿剂及中枢性降压药等。ACEI 或 ARB 由于能抑制过度活跃的肾素－血管紧张素－醛固酮系统，因此在病程早期常为首选的降压药物。应用过程中应注意监测 Scr 和血钾水平，以防急性肾功能衰竭和高钾血症。降压药物的配伍和一般高血压防治药物配伍大致相同。

（2）血尿的治疗。多囊肾患者出现血尿时，应尽快寻找血尿出现的原因并积极治疗，同时建议患者减少体力活动，最好卧床休息。积极针对出血的原因，如高血压、囊肿增大、泌尿系感染及尿路结石等进行治疗，常用的止血药物作用不大，甚至会形成血块，故卧床休息、避免过多活动对多囊肾出血患者非常重要。已透析或即将透析患者，如果反复出现肉眼可见的血尿，应选用小分子或无肝素抗凝制剂进行治疗，尽量减少肝素对患者凝血的影响。内科治疗无效者，可考虑采用经导管肾动脉栓塞术或手术治疗。

（3）感染的治疗。多囊肾患者容易发生感染，反复出现血尿的患者更易引发尿路感染。其致病菌以 G^- 菌为主，大肠埃希菌最为多见。在尿培养结果出来之前，可以经验性选用抗 G^- 菌药物。尽早进行致病菌培养，待药敏试验结果回示，根据药敏试验结果选择抗生素，有望取得良好的效果，抗感染疗程需 2 周以上。

（4）合并上尿路结石的治疗。鼓励患者多饮水，心功能允许的情况下，建议每天饮水 2000~4000mL，保证每天尿量在 2000mL 以上。足够的尿量一方面有利于小结石的排出，另一方面可以冲刷尿道，起到预防尿路感染的作用。另外可根据结石部位及体积，按照尿路结石治疗原则进行处理。可采取冲击波碎石术、经皮肾镜取石术、输尿管镜取石术等方法取石。

3）囊肿去顶减压术。此手术的目的是通过手术减轻囊肿对肾实质的压迫，保护残余肾功能。手术主要有开放式、后腹腔镜式及肾内引流联合等方式。囊肿去顶减压术具有创伤小、康复快等特点，腹腔镜下的囊肿去顶减压术是目前囊肿手术治疗的主要方式。手术成功的关键是囊肿减压必须彻底，尽早施行手术，不放弃小囊肿和深层囊肿的减压。双侧均应手术，一般双侧手术的间隔时间为半年以上。囊肿去顶减压术对于囊肿较多或较深的囊肿患者作用不大，且易复发。晚期患者已有肾功能衰竭，不论是否合并高血压，减压治疗已无意义，手术反而会加重病情。另外严重的高血压患者、有严重出血倾向的患者均不宜实施囊肿去顶减压术。

4）中医治疗。中医治疗多囊肾无创伤、痛苦小，可以控制囊肿发展或缩小囊肿。中医对多囊肾的治疗多采用整体观念，通过活血化瘀、消肿散结、排毒泄浊，达到使囊肿逐步缩小的目的。但是中医临床医师多根据自己的临床经验辨证分型，各抒己见，关于治疗方法暂无统一的意见。同时目前关于中药制剂或其化学成分是否能有效抑制囊肿生长的相关研究还比较少，还需要大量的临床试验提供临床治疗依据。

5）肾脏替代治疗。多囊肾患者进入 CKD 5 期时，同其他患者一样应立即接受肾脏替代治疗。若患者选择透析治疗，首选血液透析。虽然多囊肾不是腹膜透析的禁忌证，但是若肾脏体积过大，患者腹腔容量明显缩小，腹膜透析效果欠佳。如果患者腹腔有足够的交换空间和有效的腹膜面积，则仍可选择腹膜透析。多囊肾患者肾移植生存率与其他肾移植人群相似。但多囊肾常伴发囊肿反复出血、感染、多囊肝等，增加了术后处理的困难，间接影响移植的效果。

6）新型药物治疗。多囊肾属于基因病，能否应用基因治疗尚在试验阶段。根据其发病机制，人们一直在研究新型药物。临床试验表明，多种药物，如托伐普坦、奥曲肽、依维莫司等可抑制囊肿生长。目前托伐普坦、加压素（ADH）受体拮抗剂已经获批用于多囊肾的治疗，这些药物可以降低患者 GFR 的下降速度，抑制细胞增殖，抑制肾囊肿和囊肿内液体的增加。目前研究证据较多且已经用于临床的药物是托伐普坦，不良反应是口渴。

2. 单纯性肾囊肿的治疗原则。

1）一般处理。单纯性肾囊肿患者多无症状，多为患者体检或因其他原因就诊时发现。单纯性肾囊肿发展缓慢，囊肿对肾脏功能损害及对周围组织影响不大，一般不需要积极处理，只需要临床定期随访。建议每半年到一年对囊肿进行影像学复查，了解囊肿情况。单个囊肿过大或合并感染时可有同侧腰痛、镜下血尿，患侧肾区可能有叩击痛。

2）抗生素治疗及穿刺引流。肾囊肿继发感染时，在选择抗生素时应考虑抗生素能否穿透囊壁，进入囊腔。必要时可在 CT 或超声引导下行囊肿穿刺，抽取囊液行细菌培养和药敏试验，根据药敏试验结果选择抗生素。若囊肿体积过大，可考虑在 CT 或超声引导下穿刺引流。若穿刺引流无效可考虑开放手术。若发现肾脏囊肿有癌变倾向或伴发肾癌，应及早手术治疗。

3）穿刺和硬化剂治疗。如果囊肿直径较大，超过 4cm 或囊肿逐渐增大，对周围组织产生压迫，导致患者出现疼痛或尿路梗阻，则需要在影像设备引导下行穿刺引流，将囊液抽尽后向囊腔内注射硬化剂。常用的硬化剂有无水酒精和氟聚硅醇，后者比前者安全。

4）手术治疗。对于上述治疗无效、局部压迫导致疼痛严重或严重感染者，可考虑行囊肿去除术或肾脏部分切除术，以减轻患者症状或控制感染。如因囊肿感染严重，感染侧肾脏功能已严重受损而对侧肾功能正常，可考虑行单侧肾脏切除术。

2.2.5 医护培训要点

1. 多囊肾管理医护培训要点。

1）掌握患者饮食要点：合理的饮食习惯对于患者肾功能的保护非常重要，可以避免饮食对肾脏的损害。和其他肾病患者一样，多囊肾患者应低盐饮食，每天食用盐摄入量以 2~3g 为宜。同时建议患者少吃富含钾、磷饮食，比如菌类富含钾、坚果类富含磷，这些食物患者不宜多吃。同时要以低蛋白质、低脂肪饮食为主，蛋白质摄入建议以优质蛋白质为主，多吃富含维生素与膳食纤维的食物，保持大便通畅。平时需注意不吃或少吃过咸、辛辣等刺激性食物。

2）指导患者合理用药及慎用肾毒性药物。

3）安排患者定期复查，包括尿液分析、肾功能等检查。

4）做好患者教育：避免剧烈的体育活动和腹部创伤，肾脏肿大明显时应避免腰带过紧，以防囊肿破裂。在运动的过程中，一些动作（如深蹲、举重）可能会加大腹腔内压力，注意避免。或在运动的过程中外力直接对腹部进行冲击，很容易导致囊肿破裂、出血，并且诱发感染，应予以重视。很多多囊肾患者因为惧怕运动可能导致囊肿破裂出血，索性就拒绝运动，这样做也是不对的。多囊肾患者适宜选择一些运动幅度小、舒缓的运动，如散步、快步走、慢跑等。

5）心理方面：多囊肾为不可治愈性疾病，患者长期面临疾病带来的压力。尤其是该病对子孙后代的遗传威胁，使多囊肾患者饱受身体和精神的摧残，容易出现焦虑和抑郁的表现，并降低生命预期。因此，医师应当保持同情心、同理心，积极倾听患者的心声，并恰当给予他们指导，和患者一起面对因生活方式改变、身体痛苦困扰等产生的心理问题。加强患者的信任感，帮助患者提升生活质量。

6）控制血压：血压长期处于达标状态是多囊肾患者治疗的重要目标。首选 ACEI 或 ARB，其他降压药物，如钙通道阻滞剂、血管扩张药和 β-受体阻滞剂，可以根据患者具体情况选用。收缩压/舒张压的控制目标值一般小于 130/80mmHg，在使用利尿剂时需慎重，因该类药物与容量不足、ADH 分泌相关。ADH 水平增高可促进囊肿生长，增加肾损伤速度。

7）积极防治感染：尤其注意呼吸道及尿路感染的防治。

8）效果评价：主要包括肾功能进展情况、囊肿体积变化、患者自我感觉等方面。

2. 单纯性肾囊肿管理医护培训要点。

1）嘱患者定期复查，包括尿液分析等检查。

2）单纯性肾囊肿多无症状，一般不需要治疗，但需每半年至一年随访，了解囊肿体积有无变化。

2.2.6　管理制度

首先，应将管理对象范围扩大，纳入高危人群，通过高危因素筛查制订个体化健康管理方案，结合移动健康管理等方式，对患者的生活方式、并发症等进行干预或治疗，对早期患者进行预防，对患病人群及早诊断。

其次，对于囊肿性肾病患者的治疗，肾病科医师、全科医师和专科护士应共同参与。肾病科医师负责制订患者管理方案，负责疑难危重患者的诊治和病情进展患者的随访，通过线上咨询和指导等方式，指导全科医师管理患者。全科医师协助肾病科医师实施囊肿性肾病的管理方案，对稳定期患者进行合理用药指导，对危重患者进行转诊。

最后，患者和医院可以借助互联网和人工智能将个人数据和医院数据整合，使家庭管理与医院管理相结合。

参考文献

[1] Allison S J. Polycystic kidney disease: trial of a long-acting somatostatin analogue for autosomal dominant polycystic kidney disease [J]. Nat Rev Nephrol，2013，9 (10)：553.

[2] Higashihara E，Nutahara K，Okegawa T，et al. Safety study of somatostatin analogue octreotide for autosomal dominant polycystic kidney disease in Japan [J]. Clin Exp Nephrol，2015，19 (4)：746-752.

[3] Therwani S A，Malmberg M E S，Rosenbaek J B，et al. Effect of tolvaptan on renal handling of water and sodium，GFR and central hemodynamics in autosomal dominant polycystic kidney disease during inhibition of the nitric oxide system: a randomized，placebo-controlled，double blind，crossover study [J]. BMC Nephrol，2017，18 (1)：268.

[4] Zschiedrich S，Budde K，Walz G. Effect of everolimus on polycystic liver volume

in autosomal dominant polycystic kidney disease [J]. Clin Exp Nephrol，2015，19 (4)：757－758.

[5] 黎磊石，刘志红. 中国肾脏病学 [M]. 北京：人民军医出版社，2008.

[6] 夏保金，王少清. 慢性病管理学 [M]. 上海：第二军医大学出版社，2014.

3 复发性泌尿系感染性疾病患者的管理

泌尿系感染又名尿路感染（urinary tract infection，UTI），简称尿感，指病原体侵犯泌尿道黏膜或组织引起炎症，是临床上很常见的一种疾病，男女老少均可发病，女性常见。上下尿路以输尿管与膀胱的交界处为分界线，根据感染部位，UTI可分为上尿路感染和下尿路感染，前者主要为肾盂肾炎，后者主要为膀胱炎。根据有无基础疾病，UTI还可分为复杂性尿路感染和非复杂性尿路感染。根据感染是首次发作还是再次发作，UTI可分为初发性尿路感染和复发性尿路感染。本文重点讨论复发性尿路感染。

3.1 复发性泌尿系感染性疾病的临床特点

3.1.1 复发性泌尿系感染性疾病的定义

迄今为止对复发性尿路感染（recurrent urinary tract infection，RUTI）的定义在学术界还没有达成一致意见，虽然传统的定义指在6个月之内有2次或在1年之内有3次UTI发作即为RUTI，但在临床实践中大家普遍认为，任何期限内UTI的第二次发作均可被视为RUTI。

3.1.2 复发性泌尿系感染性疾病的病原体

多种病原体，如细菌、真菌、支原体、衣原体、病毒、寄生虫等均可引起UTI。其中细菌感染占绝大部分，大肠埃希氏菌造成的UTI占所有病例的70%～95%，其次是葡萄球菌、肺炎杆菌和奇异变形杆菌。

RUTI可由不同的病原体造成，在细菌持续存在、细菌培养阴性等情况下也可出现RUTI。细菌持续存在指同一病原体在治疗2周以上后仍旧存在，这种情况导致的RUTI在临床上较为常见。

3.1.3 复发性泌尿系感染性疾病的流行病学

UTI可发生在各个年龄段。成年女性的患病率较高，40%～50%的妇女一生中有过该病史，尤以生育期女性多见，妊娠期妇女更高。据国外一些资料显示，性生活活跃的女性患病率较高，24岁的女性中有1/3的人曾因被诊断为UTI而接受过相应治疗，其中超过一半的人终身受此困扰，近半数的复发性膀胱炎发生于尿路解剖正常的健康女性。成年男性则好发于两类人群：尿路有功能性或器质性障碍者、肾移植受者。但

50 岁以上的男性因前列腺肥大的发生率较高，患病率与女性相近。儿童不同年龄段患病率差异较大，2007 年一项报告指出，3～6 岁患病率为 9.8％，1～3 岁为 8.39％，1 个月至1岁为 1.76％，小于 1 个月未见报道。

大多数 RUTI 由相同的病原体再次感染造成。2004 年一项调查显示，非妊娠女性在首次患膀胱炎后复发的比例为 30％～44％。老年 UTI 的复发率随着年龄的增加而增加。2011 年一项研究发现，儿童如果在 1 岁以前发生 UTI，复发率高达 75％。

3.1.4 复发性泌尿系感染性疾病的常见危险因素

3.1.4.1 女性

（1）性行为（蜜月性膀胱炎）。
（2）妊娠。
（3）萎缩性尿道炎和阴道炎（绝经后）。
（4）泌尿系异常：留置导尿管、神经性膀胱炎、膀胱输尿管反流（VUR）、尿路梗阻、解剖异常。
（5）不完全性膀胱排空（排尿功能障碍）。
（6）使用避孕套，特别是有杀精剂涂层的避孕套。
（7）泌尿外科疾病史。
（8）免疫功能低下。
（9）5 岁前首次患 UTI。
（10）母亲有 RUTI 史。

3.1.4.2 男性

（1）泌尿系异常。
（2）不完全性膀胱排空（前列腺肿大、慢性留置导尿管等导致）。
（3）尿道上段手术史。
（4）免疫功能低下。

3.1.4.3 儿童

（1）VUR、结石阻塞性病变、排尿障碍或尿流不畅（可由包皮过长导致）。
（2）便秘。
（3）免疫功能受损。
（4）性虐待。
（5）肾功能不全。

3.1.4.4 其他危险因素

（1）任何类型的 CKD。
（2）糖尿病。
（3）遗传与基因突变：有证据表明人类关联基因失调（deregulation of candidate genes）可能是 RUTI 的易感因素。
（4）增龄：增龄是 RUTI 的危险因素，其患病率随年龄增加而增加。2008 年一项对老年女性在过去 6 个月内 UTI 复发情况的调查发现，在老年 RUTI 患者中，27％ 的人在此期间复发 1 次，3％ 的人复发 2 次。

3.1.5　复发性泌尿系感染性疾病的临床表现

3.1.5.1　常见症状

排尿困难、尿频、尿急、夜尿症、血尿、耻骨上不适等。

3.1.5.2　其他表现

耻骨上压痛、尿液混浊或难闻、尿失禁、思维混乱、厌食、发热、休克等。

3.1.6　复发性泌尿系感染性疾病管理的临床意义

RUTI 可引起相关并发症，如肾乳头坏死、肾周脓肿、菌血症、败血症等。RUTI 是导致肾盂肾炎的一个危险因素，会引起肾脏瘢痕形成，导致高血压和肾功能不全，逐渐进展为慢性肾功能衰竭（chronic renal failure，CRF）。婴幼儿 RUTI 可导致肾发育障碍和瘢痕形成，造成永久性肾实质损害，后果远较成人严重。因此，应积极进行防治和管理。

3.2　复发性泌尿系感染性疾病的管理策略

3.2.1　复发性泌尿系感染性疾病的管理原则

寻找易感因素及病因，积极防治；指导患者形成良好卫生习惯及生活方式，掌握基本的治疗方法。

3.2.2　复发性泌尿系感染性疾病的管理具体措施

3.2.2.1　详细了解病史，及时明确诊断

仔细询问病史并进行记录。每次 RUTI 发作时患者均会有相关临床表现，如尿频、尿急、尿痛、血尿、夜尿症、排尿困难、背痛、肋脊角压痛等，应做好记录。

常规进行尿液分析，离心尿沉渣中往往 WBC≥5 个/HP（high-power microscope，高倍显微镜），红细胞水平可轻度上升，也可有肉眼血尿。

为了明确诊断，至少应实施一次尿液培养。尿液培养得出阳性结果是诊断 RUTI 的金标准。菌落计数≥$1×10^5$CFU/L 即为阳性结果。

建议首选中段尿（mid-stream urine，MSU）培养，特别是对耐药病原体引起的 RUTI 患者尤其推荐。由于中段尿在收集的过程中存在着污染的可能，对尿液培养结果要仔细评估。有少部分女性对治疗反应敏感，尿液培养结果可能为阴性。如果尿液培养结果为阴性，同时对治疗没有反应，应该考虑其他的诊断。

在启动治疗 1~2 周后，要再次进行尿液培养，评估有没有病原体持续存在的情况，以便及时调整治疗方案。

另外，试纸检测、涂片显微镜检查结果呈阳性及典型的临床症状等可也作为诊断 RUTI 的替代方法，是临床上广泛应用的诊断方法。

当耐药病原体持续存在且成为 RUTI 的病因时，应根据尿液培养结果对治疗方案及时进行调整，从而达到根治的目的。

3.2.2.2 积极寻找原因，必要时进一步检查

对疑有复杂因素的 RUTI，应进一步检查，重点放在排查尿道结构或功能异常上。女性患者还应常规进行盆腔及妇科检查。

3.2.2.3 治疗及管理

尽可能去除易感因素，积极进行防治和管理。

1. 女性 RUTI。

1）复发时，送 MSU 培养，使用抗生素治疗至少 3d（如果有尿路基础疾病则需要用药 5~10d）。

2）如果患者的症状轻微，可推迟治疗或等待 1~2d 观察症状的演变情况，再决定是否使用抗生素。

3）为防止复发，可考虑以下预防措施。

（1）如果感染与性行为有关，建议：①在性交前后排空尿液；②正在使用女性避孕膜、有杀精剂涂层的避孕套者，应更改避孕方法；③使用润滑剂；④在性活动后 2h 内，一次性口服 100mg 甲氧苄啶，或者参照表 5-1 选用抗生素。

（2）如果感染与性行为无关，可以考虑连续 6 个月使用低剂量呋喃妥因（50~100mg，夜间服用 1 次）或甲氧苄啶（100mg，夜间服用 1 次）以预防复发，或选用表 5-1 推荐的抗生素。

表 5-1 预防性抗生素应用建议

抗生素	连续长用药	性活动后用药（性交后 2h 内）
甲氧苄啶/磺胺甲噁唑（TMP/SMX）	40/200mg，每日 1 次或每周 3 次	40/200~80/400mg
甲氧苄啶（TMP）	100mg，每日 1 次	100mg
环丙沙星	125mg，每日 1 次	125mg
头孢类	头孢氨苄，125~250mg，每日 1 次；头孢克洛，250mg，每日 1 次	头孢氨苄，250mg
呋喃妥因	50~100mg，每日 1 次	50~100mg
诺氟沙星	200mg，每日 1 次	200mg
磷霉素	每 10 日 3g	—
氧氟沙星	—	100mg

（3）指导患者学会自我诊断及自己启动抗生素（self-start antibiotics）治疗的方法。有能力辨认 RUTI 症状的患者可以自己启动为期 3d 的抗生素治疗，没有必要进行尿液培养。因为在这个群体中，自我诊断和尿液培养结果的一致性达到 86%～92%。如果患者的症状在 48h 内没有缓解，应建议患者去医疗机构进行尿液培养，接受进一步治疗。

（4）可考虑使用蔓越莓相关产品来防止 RUTI。

2. 男性 RUTI。

与女性相比，由于男性发生 RUTI 的情况相对少见，因此指导男性 RUTI 管理的研究证据水平不高。

50 岁以前，男性 RUTI 相当少见，一旦发生，治疗非常困难。没有尿路异常的感染多发生于以下患者：男性同性恋者、性伴侣尿路带有病原体者、获得性免疫缺陷综合征患者，这样的患者应使用 10～14d 的甲氧苄啶/磺胺甲噁唑或氟喹诺酮类进行治疗。对于性活跃的男性，如果可以排除衣原体感染，要考虑尿道炎，给予口服抗生素治疗 7d，甲氧苄啶或呋喃妥因是常规的一线治疗药物。

男性的 RUTI 可能继发于一些其他疾病，如前列腺炎、前列腺增生、泌尿系结石或 VUR，应进行评估和相应疾病的处理，发作时抗生素的疗程可能需要延长到 4～6 周，甚至 12 周，为防止复发也可长期预防性使用抗生素。

对于超过 50 岁的男性 RUTI 应考虑存在前列腺或肾组织感染，尽管这些部位可能没有明显的感染迹象。

3. 儿童 RUTI。

1）总体原则。遵循相关指南意见，儿童 RUTI 的治疗原则及方法同成年人。

（1）每次复发均按照初次发作进行治疗。

（2）由于儿童患严重疾病的风险高，倘若无法取得标本也不要延迟治疗。

（3）对于存在严重疾病高风险的儿童和（或）年龄小于 3 月者，应该立即启动 2 级治疗，可参照英国国家卫生与保健优化研究所（National Institute for Health and Care Excellence，NICE）指南中的方法处理。

（4）在一年之内如果复发，应该检查有无解剖结构畸形、排尿问题和便秘。应确保膀胱和肠道定时排空。

（5）有肾脏瘢痕形成或存在 VUR 的儿童，应给予长程的预防性治疗。

（6）由于儿童 RUTI 与年龄相关且感染类型各异，必要时应进一步检查并及时转诊。详见 NICE 相关指南和儿童 RUTI 的有关文献。

（7）告知家长和照料人员依从治疗的重要性。

2）抗生素治疗。

（1）年龄在 3 个月及以上的儿童，发生膀胱炎或下尿路感染时，可口服 3d 抗生素进行治疗；发生肾盂肾炎或上尿路感染时，则采取 7～10d 的抗生素治疗。

（2）Cochrane 数据库的系统回顾显示，对于儿童下尿路感染，尚不能确定最佳抗生素方案和最佳治疗疗程。

（3）抗生素的选择应当根据当地指南和耐药情况决定。

3）预防措施。为了防止儿童 RUTI，NICE 相关指南提出以下建议：

（1）处理功能性的排尿症状和便秘。

（2）鼓励足够的液体摄入。

（3）保持厕所卫生，勿憋尿。

（4）不应在 UTI 首次发生后预防性使用抗生素，但在 RUTI 发生时可以考虑使用。

（5）对于儿童无症状性菌尿，不需要预防性使用抗生素。

3.2.2.4 专科转诊指征

大多数 RUTI 患者通过合理的治疗和管理，病情可以得到有效控制。当存在复杂性 RUTI 的危险因素时，应考虑转专科进一步处理。在转诊之前，对有症状的患者进行尿液培养，同时选用抗生素治疗 2 周后观察疗效，这有助于 RUTI 的诊断及指导进一步的专科评估与管理。RUTI 的专科转诊指征包括：

（1）有尿路手术或泌尿系外伤史。

（2）在感染得到有效控制后仍有血尿。

（3）有膀胱或肾脏结石病史。

（4）出现阻塞性症状。

（5）低尿流率或大量残留尿。

（6）尿培养出现尿素分解菌（如变形杆菌）。

（7）基于药敏试验结果治疗后细菌持续存在。

（8）有盆腹腔恶性肿瘤史。

（9）有糖尿病或有其他致免疫功能低下的疾病。

（10）有气尿、粪尿、厌氧菌或尿道憩室炎史。

（11）复发性肾盂肾炎的相关症状（发烧、发冷、呕吐、压痛、触痛）消失后，根据加拿大泌尿外科协会指南评估有镜下血尿。

3.2.3 复发性泌尿系感染性疾病的管理效果评价

3.2.3.1 持续低剂量使用抗生素预防 RUTI

持续低剂量的抗生素治疗对预防 RUTI 是有效的（1 级证据，A 级推荐）。

2008 年 Cochrane 数据库系统回顾了 10 项试验，涉及 430 名妇女，评估持续预防性抗生素治疗与安慰剂使用的差异，分析表明，与安慰剂组相比，抗生素组临床复发的相对风险为 0.15/病人年（95% CT：0.08～0.28），其结果有利于抗生素组；严重不良反应发生的相对风险（需要治疗或者停药）是 1.58（95% CT：0.47～5.28）、其他不良反应发生的相对风险为 1.78（95% CI 1.06～3.00），其结果有利于安慰剂组。抗生素的不良反应包括阴道和口腔念珠菌病，以及胃肠道症状。常见的严重不良反应是皮疹和恶心。

另一项 Cochrane 数据库的系统评价研究发现，长期预防性使用抗生素可能掩盖儿童症状性 RUTI，所以，最佳的预防性抗生素应用方案是未知的，抗生素的选择应该根据有无过敏体质、有无特定抗生素过敏史、耐药菌株类型、费用等进行综合权衡。若需进行预防性治疗，应该让患者了解有可能发生的常见不良反应。不过，抗生素导致严重不良反应的情况并不多见。

在中断预防性治疗后，女性 RUTI 患病率可恢复到先前的水平。有分析证明，与安慰剂组对比，在中断预防性治疗后，抗生素组 RUTI 发生的相对风险为 0.82/病人年（95% CT：0.44~1.53）。试验证明 6~12 个月的治疗周期是有益处的，低剂量甲氧苄啶/磺胺甲噁唑的治疗时间甚至可以达到 5 年，但目前却没有足够的证据去指导临床的个体化治疗。如果患者希望在更长一段时间内继续使用抗生素预防，应该对他们提出忠告：具体该怎么做并没有一个长期安全的数据来支持，并且会有少数人发生严重的不良反应，菌株耐药也可能造成感染播散。

3.2.3.2　性交后抗生素的使用

性交后 2h 内采用抗生素预防性治疗，对预防妇女 RUTI 也是有效的（1 级证据，A 级推荐）。而进一步的随机对照试验发现性交后口服环丙沙星和每日口服环丙沙星在疗效方面没有差异。

3.2.3.3　雌激素

相对于使用安慰剂或不治疗的患者来说，对绝经后妇女使用阴道雌激素环也可以减少临床 RUTI 发生的风险（1 级证据，A 级推荐）。

对于绝经的女性来说，使用阴道雌激素可能是一个防止 RUTI 的有效措施。雌激素可以促进阴道黏膜上皮的再生和修复，并有利于乳酸杆菌在阴道内生长，使阴道内 pH 值降低，抑制细菌的繁殖。

局部外用的雌激素包括以下两种：每晚阴道使用 0.5mg 雌三醇乳膏，持续 2 周后，改为每周 2 次，连续 8 个月；阴道使用雌二醇环，每个雌二醇环使用 12 周后更换，疗程共 36 周。

2007 年 Cochrane 数据库回顾了 2 个随机对照试验，结果发现相对于对照组，治疗组症状性 RUTI 的发生相对风险分别为 0.25（95% CT：0.13~0.50）和 0.64（95% CT：0.47~0.86），这两个研究都支持阴道雌激素疗法。雌激素的不良反应包括乳房触痛，阴道出血或出现非生理性分泌物，阴道刺激、灼烧感、发痒。阴道雌激素也被加拿大妇产科学会（SOGC）推荐用来治疗萎缩性阴道炎，并且认为没有必要监测与这种雌激素相关的子宫内膜癌。

3.2.3.4　关于蔓越莓产品

部分蔓越莓汁预防 RUTI 的疗效证据之间有一定矛盾和冲突（1 级证据，D 级推荐）。2008 年 Cochrane 数据库系统回顾了一些证据，一些研究表明，对于妇女而言，蔓越莓产品可预防 RUTI，一项涉及 241 例患者的随机对照试验表明，RUTI 发生的相关风险为 0.61（95% CT：0.40~0.91）。但是 2011 年完成的一项随机对照试验的结果表明，UTI 的复发率在两组间没有显著性差异。一项包括 24 项研究和 4473 名参与者的荟萃分析表明蔓越莓产品并不能显著预防女性症状性 RUTI 的发生。

3.2.3.5　其他

（1）保守措施包括杀精剂的使用和性交后排空尿液，虽然其疗效缺乏证据支持，但似乎无害（4 级证据，C 级推荐）。

（2）为治疗无并发症的 RUTI，当出现相关症状时，自己启动为期 3d 的抗生素治疗是安全有效的选择（1 级证据，A 级推荐）。

（3）由于缺乏对比研究的证据，治疗的起始时间、治疗方法、治疗周期等的选择应该根据患者的意愿、有无过敏体质及过敏类型、病原体耐药类型、先前的易感因素、治疗花费与不良反应等进行综合权衡（4 级证据，C 级推荐）。

3.2.4 医护培训要点

3.2.4.1 医护培训目的

通过培训，提高相关医护人员的疾病诊治水平和对患者健康进行管理的能力，指导患者形成良好生活方式和行为习惯，防止复发。

3.2.4.2 医护培训实施要点

1. 医师。

1）通过学习相关基础知识及新进展，提高对该疾病的认识，更好地为患者制订个体化治疗及管理方案。

2）分析患者复发的原因，对患者进行卫生习惯及生活方式指导。

3）指导患者合理选择药物并足量足疗程用药。

4）利用电话、网络或门诊随访等，为患者提供切实有效的帮助。

2. 护理人员。

1）积极对门诊及住院患者建立健康档案，对患者饮食生活习惯、服药情况等进行记录和登记。

2）配合医师对患者进行健康教育，敦促患者养成良好的卫生习惯及生活方式。

3）指导患者正确留取尿液标本送检。

4）指导患者进行自我健康管理，提高疾病的管理质量。

5）及时发现患者就诊环节中存在的问题，进行纠正和处理。

3. 其他管理人员。

对于因营养不良而抵抗力差的患者请营养师给予患者及家属饮食教育，尽量帮助患者改掉不良饮食习惯，必要时给予营养处方治疗；对于因担心药物不良反应而对用药有顾虑的患者，特别是需要进行抗生素低剂量长期治疗的患者，更应耐心解释，必要时请临床药师给予患者用药相关知识的培训，也可以请临床药师参与治疗方案的制订及评估，为患者提供更优质的医疗服务。

参考文献

[1] Albert X，Huertas I，Pereiró I，et al. Antibiotics for preventing recurrent urinary tract infection in non-pregnant women [J]. Cochrane Database Syst Rev，2004（3）：CD001209.

[2] Barbosa-Cesnik C，Brown M B，Buxton M，et al. Cranberry juice fails to prevent

recurrent urinary tract infection: results from a randomized placebo-controlled trial [J]. Clin Infect Dis, 2011, 52 (1): 23—30.

[3] Eriksen B. A randomized, open, parallel-group study on the preventive effect of an estradiol-releasing vaginal ring (Estring) on recurrent urinary tract infections in postmenopausal women [J]. Am J Obstet Gynecol, 1999, 180 (5): 1072—1079.

[4] Fitzgerald A, Mori R, Lakhanpaul M, et al. Antibiotics for treating lower urinary tract infection in children [J]. Cochrane Database Syst Rev, 2012 (8): CD006857.

[5] Foxman B. Recurring urinary tract infection: incidence and risk factors [J]. Am J Public Health, 1990, 80 (3): 331—333.

[6] Gupta K, Hooton T M, Roberts P L, et al. Patient-initiated treatment of uncomplicated recurrent urinary tract infections in young women [J]. Ann Intern Med, 2001, 135 (1): 9—16.

[7] Gupta K, Trautner B W. Diagnosis and management of recurrent urinary tract infections in non-pregnant women [J]. BMJ, 2013, 346: f3140.

[8] Jepson R G, Williams G, Craig J C. Cranberries for preventing urinary tract infections (Review) [J]. Cochrane Database Syst Rev, 2012, 10 (10): CD001321.

[9] Kontiokari T, Sundqvist K, Nuutinen M, et al. Randomised trial of cranberry-lingonberry juice and Lactobacillus GG drink for the prevention of urinary tract infections in women [J]. BMJ, 2001, 322 (7302): 1571.

[10] Neal D E Jr. Complicated urinary tract infections [J]. Urol Clin North Am, 2008, 35 (1): 13—22.

[11] Nicolle L E, Harding G K, Thomson M, et al. Efficacy of five years of continuous, low-dose trimethoprim-sulfamethoxazole prophylaxis for urinary tract infection [J]. J Infect Dis, 1988, 157 (6): 1239—1242.

[12] Nicolle L E. Uncomplicated urinary tract infection in adults including uncomplicated pyelonephritis [J]. Urol Clin North Am, 2008, 35 (1): 1—12.

[13] Perrotta C, Aznar M, Mejia R, et al. Oestrogens for preventing recurrent urinary tract infection in postmenopausal women [J]. Cochrane Database Syst Rev, 2008 (2): CD005131.

[14] Raz R, Stamm W E. A controlled trial of intravaginal estriol in postmenopausal women with recurrent urinary tract infections [J]. N Engl J Med, 1993, 329 (11): 753—756.

[15] Society of Obstetricians and Gynaecologists of Canada. SOGC Clinical Practice Guidelines. The detection and management of vaginal atrophy. Number 145, May 2004 [J]. Int J Gynaecol Obstet, 2005, 88 (5): 222—228.

[16] Stapleton A, Latham R H, Johnson C, et al. Postcoital antimicrobial prophylaxis for recurrent urinary tract infection. A randomized, double-blind, placebo-con-

trolled trial [J]. JAMA, 1990, 264 (6): 703—706.

[17] Stothers L. A randomized trial to evaluate effectiveness and cost effectiveness of naturopathic cranberry products as prophylaxis against urinary tract infection in women [J]. Can J Urol, 2002, 9 (3): 1558—1562.

[18] Williams G, Craig J C. Long-term antibiotics for preventing recurrent urinary tract infection in children [J]. Cochrane Database of Syst Rev, 2011 (3): CD001534.

[19] Zaffanello M, Malerba G, Cataldi L, et al. Genetic risk for recurrent urinary tract infections in humans: a systematic review [J]. J Biomed Biotechnol, 2010, 2010: 321082.

4 老年慢性肾脏病患者的管理

CKD 在老年人群中很常见，且大多数患者早期没有明显症状，但是 CKD 早期的临床意义却很重要。即使轻微的 GFR 降低也可能与 CKD 相关并发症，如贫血和高磷血症患病率增加相关。CKD 是糖尿病、高血压、心脏病和中风发生的危险因素，而这些都是导致老年人残疾和死亡的重要原因。因此，早期识别和评估 CKD，进行规范化管理，对延缓 CKD 进展、改善老年 CKD 患者的生存质量和降低死亡率意义重大。

4.1 老年慢性肾脏病的临床特点

4.1.1 老年慢性肾脏病的流行病学

老年 CKD 的患病率在不同国家和地区的调查统计结果中存在较大差异，国际上多个流行病学调查结果显示，CKD 患病率随年龄增加呈上升趋势。美国 1999—2004 年报告显示，70 岁以上人群患病率在 47% 以上。英国流行病学资料显示，65 岁以上人群患病率高达 40%。2012 年初我国北京的数据显示，60～69 岁人群和大于 70 岁人群中 CKD 患病率分别为 18.6% 和 28.7%。北京地区新接受透析治疗者中近半数为老年人，说明老年人已经成为接受透析治疗的主要人群。随着人口老龄化进程加快，我国老年人口数量增加明显，老年 CKD 的管理也将成为我国慢性病管理的重要任务之一。

4.1.2 老年肾脏的病理生理变化

4.1.2.1 肾脏结构改变

40 岁以后，机体肾脏逐渐萎缩，重量减轻，体积每 10 年缩小约 10%，主要表现为肾皮质变薄、肾实质被脂肪和纤维瘢痕取代。与普通成年人相比，80～90 岁老年人肾脏重量减轻 20%～30%。且两肾萎缩程度不同，一般左肾较右肾萎缩更为显著，不同性别也有差异，男性较女性更为明显。许多研究显示：肾组织丧失主要在肾皮质，而肾髓质丧失相对较少。

老年人尸检和肾活检显示：肾小球、肾小管细胞数目减少，肾血管硬化，肾间质纤维化。

肾小球变化：肾小球呈局灶节段性硬化，部分代偿性肥大，少数呈全球性硬化。硬化的肾小球呈缺血性改变，细胞塌陷，囊内间质纤维化，系膜组织增多。随着年龄增长，完整和正常的肾小球细胞数目进行性减少，肾单位功能部分丧失。

肾小管变化：近端肾小管萎缩，上皮细胞凋亡、空泡样变性、脂肪变性，基膜明显增厚；远端肾小管及集合管扩张，可伴憩室形成，这是老年肾囊肿形成的主要原因。

肾血管变化：肾血管硬化，血管内膜增厚及玻璃样变，短路血管形成，使血液从皮质向髓质分流，皮质血流减少，髓质血流维持相对正常。

肾间质变化：肾间质出现不同程度纤维化，且随年龄的增长而程度加重，尤其在60岁以后，髓质和乳头区的胶原纤维明显增多。

4.1.2.2 肾脏功能改变

1. 肾血流量减少。

40岁以后，肾血流量进行性减少，至90岁时仅为年轻人的一半，主要以肾皮质外层血流量减少为主。除了肾动脉、肾小动脉硬化致微血管床减少及老年人心排血量减少，老年人肾血流量减少还可能与其对缩血管物质（如血管紧张素Ⅱ）反应过强、舒血管物质（如一氧化氮）产生较少及对舒血管物质反应性降低有关。而肾血流量与肾功能关系密切，因此，目前研究认为年龄增加与肾功能下降明显相关。

2. 肾小球滤过功能下降。

研究表明，40岁以后，eGFR每10年约下降$8mL/(min \cdot 1.73m^2)$，男性较女性更明显，但也有部分老年人GFR能维持正常水平。其下降原因可能与肾小球硬化及系膜增生有关。CCR基本能反映GFR水平，随增龄递减，但仍有1/3老年人能维持CCR在正常水平。

3. 肾小管功能下降。

尿液浓缩稀释功能下降、尿比重及尿渗透压降低。随着年龄增加，肾小管的浓缩功能明显减退，尿比重和尿渗透压在50岁以后每10年约下降5%。肾小管的稀释功能也明显减退，水负荷试验显示，老年肾的最大自由水清除率比青年肾明显降低，且尿量及自由水清除率的峰值出现时间也明显延迟，老年肾稀释功能减退主要与GFR的下降有关。

肾小管的转运功能也下降，与GFR下降的趋势一致。葡萄糖重吸收减少，肾小管对钾的分泌和重吸收能力减弱，磷、尿素重吸收也减少。在钠负荷增加伴容量过多的情况下，老年肾对心房钠尿肽（ANP）的反应性下降，肾脏的排钠能力明显下降。当钠摄入不足时，老年肾的保钠功能明显减退，24h尿钠排出量及钠排泄分数明显高于青年人，易致低钠血症，发生机制可能与老年髓袢重吸收功能减退、肾素和醛固酮分泌减少、老年人机体对刺激的反应能力减弱、肾小管上皮细胞中的线粒体功能减退及Na^+-K^+-ATP酶的活性下降致肾小管的转运功能减退有关。钙的重吸收无明显异常。

老年人的尿酸化功能减退。正常人肾脏通过酸化尿保持身体内酸碱平衡，但65岁以上的老年人酸化尿能力比青年人低约40%。

4. 内分泌功能下降。

肾脏是体内重要的内分泌器官之一，老年人血浆肾素、血管紧张素Ⅱ水平低于青年人，羟化25羟维生素D的能力减退，但促红细胞生成素、前列腺素及其他生物活性物质的变化尚未明确，需进一步研究。

4.1.3　老年慢性肾脏病患者的特殊性

老年 CKD 的定义和分期同普通成年 CKD。但由于机体器官的老化，老年人的肾脏疾病特点与成年人又有区别。

4.1.3.1　肾功能下降和蛋白尿是 CKD 患者的主要表现，老年人也不例外，但风险更高

GFR 是评价肾功能的最佳指标。而血/尿成分异常（如蛋白尿、血尿等）、肾小管功能障碍、影像学提示的肾脏结构异常、病理学提示的肾脏组织异常、肾移植病史等是评价肾损伤的指标。

临床上常用 eGFR 对肾功能进行评估，用尿微量白蛋白/肌酐比值（ACR）判断肾脏损伤的程度。eGFR 和 ACR 是目前国际公认反映 CKD 的指标。2010 年 6 月一个大宗的、多中心普通人群队列荟萃分析（$n = 105000$）表明，eGFR$<$60mL/（min·1.73m^2）和尿 ACR$>$1.1mg/mmol 是预测死亡风险的独立因子。伴随 CKD 的老年人群死亡率明显增加，死亡风险随年龄递增。

由于老年人可能存在肌肉容量减少和（或）营养不良，导致肌酐生成减少，推荐用校对的 eGFR 估算方程评估肾功能，可选用 CKD－EPIcr－cyst 公式。利用同一指标连续监测可发现肾功能的动态变化。

据统计，老年人群多表现为中度的 CKD［eGFR 在 $30\sim59$mL/（min·1.73m^2）］。有证据表明，高龄（80 岁以上）伴 eGFR 在 $45\sim59$mL/（min·1.73m^2）的患者比相同年龄伴 eGFR$\geq$60mL/（min·1.73m^2）的患者有更高的 CKD 相关并发症患病率。当 eGFR$<$60mL/（min·1.73m^2）时，心血管病的患病率及相关死亡率显著增加。

为引起肾病科医师及普通人群对老年 CKD 的重视，WHO 专门将 2014 年世界肾脏病日主题确定为"防治老年慢性肾脏病"。

4.1.3.2　病因复杂，临床表现不典型

尽管随着年龄增长，老年人的肾结构和功能出现了退化，但一般情况下肾脏尚能维持正常的生理活动，只有当处于某种应激或疾病状态时，肾脏负荷加重，机体才会出现各种异常。

老年 CKD 患者肾脏本身退行性变或合并其他系统性疾病时，可掩盖原有肾脏疾病，使其临床表现不典型。因而，对于老年 CKD 患者需动态观察病情变化，当出现 GFR 下降时，首先应弄清楚是年龄相关的 GFR 下降还是 CKD 引起的 GFR 下降。即明确是生理性老化还是病理性改变，而这两种情况往往交织在一起，给诊断带来一定困难。若明确为病理性改变，还应进一步明确病因是原发性肾小球疾病还是继发性肾小球疾病。虽然老年人的 CKD 仍然以原发性肾小球疾病为主，但继发性疾病引起的 CKD 占比较青壮年明显高，如糖尿病、高血压及恶性肿瘤等，肾脏常常是这些疾病"攻击"的重要靶器官。正确诊断和有效控制引起 CKD 的原发疾病，对延缓肾功能减退、保护残存肾功能具有重要意义。

4.1.3.3　往往多病共存、存在多重用药

许多老年 CKD 患者同时合并一些其他疾病（如冠心病、脑梗死、慢性阻塞性肺疾

病、慢性胃炎、关节炎、阿尔茨海默病、抑郁等），临床上将这种多病共存状态称为共病，是指同一个体同时存在2个及以上的疾病，这些疾病之间可以相互影响，也可以毫不相干。共病导致的多重用药（指同一名患者同时使用了5种及以上的药物），致使药物不良反应的发生率明显增高。

4.1.3.4 病程迁延、易恶化

老年CKD患者往往体质虚弱，免疫功能下降，机体防御能力差，对治疗反应慢，导致病程迁延，易发生各种并发症，引起疾病恶化、致残率及死亡率高。

4.1.4 对老年慢性肾脏病患者进行评估、管理的意义

鉴于老年CKD患者可能存在各种复杂情况或共病，转归与成年患者不同，除对其疾病进展风险进行评估外，诊治时还应当仔细询问病史和用药史，对患者的生存质量和预后进行老年综合评估（comprehensive geriatric assessment，CGA），以便能对其健康问题进行系统而全面的评价。早在20世纪80年代就有研究显示，CGA能使老年患者的1年死亡率降低50%，明显延长老年患者在社区生活的时间、降低平均医疗费用。此后大量研究结果也陆续发表，得出了一致结论。CGA有别于普通医学评估，超越了仅针对疾病评估的局限，强调老年患者的整体机能和生活质量的评价，以一系列评估量表为工具，全面而详尽地对患者的生活能力、功能状态、营养状况、认知、情感、社会功能、经济条件、生活环境及心理状态等方面进行评估，是一个多维度、多学科的诊断过程。

评估的目的在于制订对老年患者实施治疗和长期管理的综合性方案。应当对存在功能异常和营养不良的老年患者进行定期筛选，并予以相应干预。对于需要透析治疗的患者，应合理评估6个月内的死亡风险。体质虚弱的老年患者应被列为高风险等级进行管理。

总之，对老年CKD患者进行评估和管理的意义在于最大限度地延缓其肾功能进行性减退，降低心血管事件及其他并发症的发生风险，维护其总体健康功能，提高生存质量，降低死亡率。强调多学科团队共同参与对老年CKD患者的管理，团队成员往往包括肾病科医师、全科医师、营养师、药剂师、心理医师、社会工作者等。

4.2 老年慢性肾脏病的管理策略

4.2.1 老年慢性肾脏病患者的诊断和评估

4.2.1.1 老年慢性肾脏病患者的诊断

早期诊断是一项重要的措施，应该包括三个部分：血压、Scr和GFR、尿ACR的测量。

大多数老年CKD患者无症状，同时对所有人群进行筛查是不现实的。然而，应考虑有针对性地对高危人群进行筛查，包括年龄超过60岁，有明确吸烟史、CKD家族史

或患有糖尿病、高血压、肥胖和心血管病的人群。

在3个月内，至少测量3次得到 eGFR<60mL/(min·1.73m^2)，才能确诊 CKD。应注意出现 GFR 急剧降低有可能是因为发生了急性肾损伤（如非甾体抗炎药引起），应在14d内复查。

40岁以后，GFR 逐年下降。澳大利亚一项关于糖尿病、肥胖和生活方式的研究显示：65岁以上的人群中，超过1/3的人 eGFR<60mL/(min·1.73m^2)。关于年龄相关的肾功能减退的意义有很多争议，因为肾功能减退与高血压、动脉粥样硬化等因素有关。目前，不推荐对特定年龄人群采用特殊标准，各年龄组均采用统一标准进行诊断。

关于蛋白尿，理想的测量方法是测量早晨空腹时的 ACR。一过性的 ACR 升高可由蛋白排泄量变化、尿路感染、容量超负荷或急性发热性疾病引起。因此，当其升高时，应常规反复测量。6个月内（每次间隔不少于1个月）至少有2次出现随机 ACR 异常升高，才具有诊断价值。

4.2.1.2 评估慢性肾脏病的分期

KDOQI 建议的 CKD 分期是建立在肾功能指标、肾脏损伤程度和基础疾病诊断的基础上的。临床实践中，应根据患者肾功能确定其处于哪一期，结合肾脏损伤程度（蛋白尿水平）确定其危险分层，以便制订不同的系统防治策略，进行一体化管理。

4.2.1.3 引起慢性肾脏病原发疾病的评估

根据患者疾病史、个人史及家族史、环境和社会因素，以及体格检查、实验室检查、影像学检查、病理检查资料等临床资料，确定引起 CKD 的原发疾病。肾小球肾炎（如 IgA 肾病）、2型糖尿病、高血压、多囊肾等是常见的原因。

4.2.1.4 识别慢性肾脏病的常见并发症

（1）心血管系统：顽固性高血压、心力衰竭、心律失常等。

（2）肾性贫血及营养不良。

（3）消化系统：恶心、呕吐、腹泻等。

（4）神经系统：抽搐、尿毒症脑病等。

（5）水电解质代谢紊乱及酸碱平衡紊乱：高钾血症、低钙血症、代谢性酸中毒等。

（6）慢性肾脏病-矿物质和骨代谢异常（chronic kidney disease-mineral and bone disorder，CKD-MBD）：钙磷代谢紊乱、继发性甲状旁腺功能亢进、肾性骨病及骨外（血管）钙化等。

4.2.1.5 识别引起慢性肾脏病加重和进展的可逆因素

早期识别引起 CKD 加重和进展的可逆因素并对其进行有效控制，对延缓肾功能进行性减退非常重要。

常见的引起老年人 CKD 加重和进展的可逆因素有感染、创伤、低血容量及使用肾毒性药物等。另外，一些药物可引起 Scr 的升高，不能真实反映肾脏损伤程度，如甲氧苄啶、西咪替丁等，应加以识别。

4.2.1.6 评估是否存在其他共病及预后

共病会增加老年 CKD 患者的诊治难度，一旦处理不当可能导致肾功能进行性减退。通过对患者进行全面的医学评估与老年综合评估（CGA），明确是否存在共病或老年综合征。采用在线 Charlson 积分系统，评估透析患者的长期预后。

4.2.1.7 评估用药安全性和是否存在多重用药

了解患者完整的用药史非常重要，许多具有肾毒性的药物应慎用或停用，而另一些药物需要减量，见表 5-2。

表 5-2 相关的药物举例

药物	举例
具有肾毒性药物	·非甾体抗炎药，"三重打击"（非甾体抗炎药、ACEI、利尿剂）治疗策略 ·锂剂 ·氨基糖苷类药物 ·造影剂
常用的、需要减量的药物	·抗病毒药物 ·苯二氮䓬类药物 ·阿片类药物 ·降糖药物：二甲双胍、磺脲类药物、格列汀类 ·胰岛素 ·心脏病药物：地高辛、索托洛尔、阿替洛尔 ·噻嗪类利尿剂、保钾利尿剂 ·低分子肝素 ·精神类药物、抗惊厥药物 ·抗痛风药物：别嘌呤醇、秋水仙碱

老年共病的存在往往需要多重用药，多重用药会导致药物不良反应（adverse drug reaction，ADR）的发生率增高。据统计，用药 5 种以下时 ADR 发生率为 4.2%，6~9 种发生率 10%，10 种以上发生率超过 25%。一旦发生 ADR 会加速肾功能减退，应予以重视。

4.2.2 老年慢性肾脏病患者的管理

老年 CKD 患者的管理原则为：积极治疗原发疾病，纠正可逆因素，控制心血管病等并发症。对于早期患者，最大限度地延缓肾功能进行性减退。对于终末期患者，在综合、全面评估的基础上，充分考虑患者及家属的意愿，选择替代治疗或姑息治疗，以维护患者的整体健康功能和生存质量，降低死亡率。

4.2.2.1 老年早期慢性肾脏病患者的分级管理方案

大多数老年 CKD 1~3 期患者最终不会进展为需要肾脏替代治疗的 ESRD，可能仅需要在肾病科或老年科进行管理，可按照早期 CKD 患者肾功能所属分期，参照表 5-3 进行分级管理。

表 5-3　CKD 的分级管理指南

级别	临床行动计划	检查监测
1	• 需排除可治疗的相关疾病（如尿路感染或梗阻） • 延缓 CKD 发展进展，可采用 ACEI 或 ARB 等进行治疗，将血压控制到推荐水平，降低心血管病发生风险 • 避免使用肾毒性药物，避免出现低血容量 • 控制血压，使收缩压/舒张压始终<140/90 mmHg（一般情况）或<130/80 mmHg（如果存在糖尿病或蛋白尿） • 降脂治疗，靶目标：总胆固醇 <4.0mmol/L，低密度脂蛋白胆固醇 <2.5mmol/L • 如果有糖尿病，需控制血糖（餐前血糖应在 4.0~6.0mmol，糖化血红蛋白应<7.0%）	• 12 个月复诊 1 次 • 临床评估：血压、体重、体液情况 • 实验室评估：ACR、电解质、BUN、Scr、eGFR、糖化血红蛋白（若有糖尿病）、空腹血脂
2	在"1"级临床行动计划的基础上加： • 对 CKD 并发症的早期检测和管理 • 避免使用经肾排泄的药物 • 根据肾功能调节药物剂量 • 当有指征时，及时转诊到肾病科	• 3~6 个月复诊 1 次 • 在"1"级临床行动计划的基础上，还需检测的指标：全血细胞计数、钙和磷、甲状旁腺激素
3	在"2"级临床行动计划的基础上加： • 评估适应证，如果 eGFR<30mL/(min·1.73m²)，做透析或移植前的准备 • 如果不适合透析，讨论加强照护指导 • 多学科团队的参与	• 1~3 个月复诊 1 次 • 对"2"级临床行动计划进行评估

注：本表主要参考：www.kidney.org.au。

4.2.2.2　并发症的管理

老年 CKD 患者常合并多个并发症，如心血管病、高血压、贫血、甲状旁腺功能亢进症等，及时识别和管理可以延缓并发症进展，临床意义重大。

1. 心血管病。

心血管系统并发症是老年 CKD 患者的主要并发症和死亡原因。老年 CKD 患者的心血管病（cardiovascular disease，CVD）发生风险相对较高，且两者相互影响，合理的管理将延缓并发症进展。

KDIGO 指南指出，当出现缺血性心脏病时，不要因 CKD 而减弱处理力度；对存在动脉硬化发生风险的 CKD 患者，除非出血风险大于可能的心血管获益，应给予抗血小板药物治疗；当 CKD 伴发心力衰竭时，应当给予与非 CKD 患者一样的处理，且在治疗措施调整和（或）临床症状恶化时，立即进行 eGFR 和血清钾浓度的监测。

2. 高血压。

使用适当的药物使血压达标是老年 CKD 患者管理的重要内容之一。ACEI 或 ARB 具有降压及独立于降压以外的肾脏保护作用（降低肾小球囊内压及减少蛋白尿），可延缓 CKD 的进展。甚至对于严重的 CKD 患者，ACEI 或 ARB 治疗仍然可能有效。但是，治疗可能导致 eGFR 急剧下降或血清钾升高，应该在治疗开始 1~2 周复查血生化指标，若血清钾水平<6mmol/L、eGFR 下降值不超过基线的 25%，且在 2 个月以内稳定，则

可以继续使用。

大多数患者需要使用多种抗高血压药物。研究表明，双重阻断（ACEI 联合 ARB）疗法不仅缺乏临床获益，还增加了不良事件发生风险。相比之下，ACEI 或 ARB 与其他二线药物联合治疗可获益，特别是与噻嗪类利尿剂、非二氢吡啶类钙通道阻滞剂联用时，获益明显。在应用 ACEI 或 ARB 时应注意：

1）避免应用于功能性肾动脉狭窄者。

2）当 eGFR<45mL/(min·1.73m^2) 时，宜从小剂量开始。

3）初始应用或加量时，应在 1 周内监测 eGFR 和血清钾水平。

4）因其他疾病拟行静脉造影前、肠镜前肠道准备时、手术前，应暂停用药。

5）当 eGFR<30mL/(min·1.73m^2) 时，ACEI 或 ARB 仍可能具有肾脏保护作用，不一定需要终止用药，但对高龄患者应慎用。

《中国高血压防治指南（2018 年修订版）》指出，应注意年龄增高并不是设定更高降压目标值的充分条件，对于老年患者，医师应根据患者并发症的严重程度，对治疗耐受性及坚持治疗的可能因素进行评估，综合决定患者的降压目标。

3. 糖尿病和血脂异常。

强化血糖控制能明显降低糖尿病患者的蛋白尿程度和严重肾脏病变的风险，建议老年人的治疗目标为控制糖化血红蛋白（HbA1c）<7% 和餐前血糖水平在 4.0～6.0 mmol/L，但是对于有较高低血糖风险、虚弱的个体必须谨慎运用。

KDIGO 指南推荐，尿白蛋白轻度增高（ACR 3～30mg/mmol）的 CKD 合并糖尿病患者应使用 ACEI 或 ARB。尿白蛋白重度增高（ACR>30mg/mmol），无论是否存在糖尿病，均推荐使用 ACEI 或 ARB。

CKD 患者常有脂代谢紊乱，尤其是有蛋白尿的患者。一般来说，为了防治心血管病，建议目标为：总胆固醇<4.0mmol/L 和低密度脂蛋白胆固醇<2.5mmol/L。

4. 贫血。

CKD 患者中贫血患病率增加，机制可能为 GFR 下降，肾脏产生的促红细胞生成素减少和甲状旁腺功能亢进。在 CKD 患者中，缺铁很常见，口服或静脉补充铁剂很有必要。当其他的贫血原因被排除或解决时，重组人促红细胞生成素可以考虑用于血红蛋白在 100g/L 以下的患者。

5. 甲状旁腺功能亢进症。

肾功能下降导致较高水平的血磷和较低水平的骨化三醇分泌，常与胃肠道中钙的吸收降低相关，由此产生的继发性甲状旁腺功能亢进症不仅可以导致严重的骨骼损害，还可导致贫血、神经系统损害及心血管病。CKD 患者的甲状旁腺激素水平应该维持在正常值上限 2～9 倍。磷酸盐结合剂（如碳酸钙）常用来中和血磷。补充维生素 D 可以阻止继发性甲状旁腺功能亢进症的进展，但维生素 D 的转化需要良好的肾功能，所以，骨化三醇是 ESRD 患者的首选。

4.2.2.3 用药的管理

老年 CKD 患者用药的安全剂量范围比青壮年患者窄，用药更需谨慎。KDIGO 指南建议：

（1）eGFR<60mL/(min·1.73m^2) 的 CKD 3a～5 期患者，因某些间发性疾病导致急性肾损伤风险增加时，应暂停使用具有潜在肾毒性和经肾排泄的药物，包括但不限于肾素−血管紧张素−醛固酮系统阻断剂（如 ACEI、ARB、醛固酮拮抗剂、肾素直接抑制剂）、利尿剂、非甾体抗炎药、二甲双胍、锂剂、地高辛等。

（2）CKD 患者使用非处方药或蛋白营养补充剂前应咨询医师或药剂师。

（3）不推荐 CKD 患者使用中草药治疗（很多中药方剂中含有马兜铃酸等肾毒性成分）。

（4）CKD 1～3a 期患者可以继续服用二甲双胍，3b 期患者要慎用，4～5 期患者禁用。

（5）使用肾毒性药物时，应定期监测 eGFR、电解质、药物浓度。

（6）不应妨碍对 CKD 患者的其他疾病进行治疗，如癌症，但应根据 eGFR 调整药物的剂量。

（7）因诊断或治疗而需要使用造影剂时应权衡利弊。

（8）如要进行肠道准备，CKD 3a～5 期或存在磷酸盐肾病风险的患者，不宜口服含磷肠道准备剂。

（9）CKD 患者用药，应根据 eGFR 调整其药物剂量，例如，当 eGFR<30mL/(min·1.73m^2) 时，β−受体阻滞剂、大环内酯类抗生素均应减量 50%。

4.2.2.4　老年终末期肾病患者的管理

大多数 ESRD 患者需要考虑肾脏替代治疗（renal replacement therapy，RRT），老年患者亦不例外，但保守、非透析治疗也可能成为一种积极的治疗选择。考虑到老年 ESRD 患者的机能状态、预期寿命，对其管理更应注重个体化，无论是选择肾脏替代治疗还是姑息治疗，都应进行充分的专科评估和老年综合评估，下面分别进行阐述。

1. 肾脏替代治疗。

1）老年人肾脏替代治疗的时机。老年 ESRD 患者肾脏替代治疗时机与青壮年相似，KDIGO 指南建议，当出现下面一种或多种情形时，如浆膜炎、酸碱平衡紊乱、水电解质代谢紊乱、瘙痒、血容量或血压不稳定、膳食干预后营养状况仍难以纠正并进行性恶化，无论 eGFR 是否在 5～10mL/(min·1.73m^2)，都建议进行透析治疗。

2012 年 KDOQI 相关内容指出，老年 CKD 患者开始肾脏替代治疗的时机取决于肾脏替代治疗的预后情况预估和患者的意愿两大因素。在实际工作中，还要考虑患者的经济状况和家庭支持等情况。

对于最终需要肾脏替代治疗的患者，至少应在预期肾脏替代治疗开始前 12 个月将患者转到肾病科。

2）肾脏替代治疗的方式。肾脏替代治疗包括血液净化和肾移植。血液净化主要包括血液透析（或血液滤过）和腹膜透析，这两种方式各有优劣。

血液透析（或血液滤过）的优点：①可迅速地清除废物和水分；②在医院进行，家中不必准备透析用品；③医患交流多，便于病情的沟通。缺点：①需依赖医院和机器；②每次治疗必须穿刺，会使患者有痛感；③需用抗凝剂，有出血倾向或活动性出血者不宜采用该方法；④每次治疗均有血液丢失，可引起贫血；⑤患有严重心脏病或体质太虚弱的老年人有一定风险；⑥因共用机器，有可能交叉感染乙型肝炎病毒、丙型肝炎病毒等。

腹膜透析的优点：①无体外循环，对血流动力学影响小，尤其适合老年体弱、存在心血管功能障碍、糖尿病和血管通路不佳的患者；②操作简单，不需要特殊的设备，经过一段时间的训练，患者及家属可自行操作，在家进行，若借助全自动腹膜透析机，每晚在睡眠中透析，更为人性化，较适合离透析中心较远的患者；③无须使用抗凝剂，适于有出血倾向者；④总费用比血液透析低15％左右；⑤对患者残余肾功能的影响较小，能使患者保持尿量，可减少对患者饮食、饮水的限制，患者生存质量较高。缺点是易发生感染，引发腹膜炎和导致蛋白质大量流失。

老年ESRD患者正在成为血液净化的主要人群，大多数研究认为，两种透析方式对于患者生活质量的影响无差异。

过去，各国均不推荐对60岁以上的老年患者进行肾移植治疗，目前认为，对于老年患者，只要全身情况良好，未合并多种疾病，也可进行肾移植。但实际上，由于肾源及共病等多种因素的影响，接受肾移植治疗的老年患者数量有限。

同一患者在尿毒症病程的不同阶段，可能需要不同的治疗模式。应重视首次治疗方式的选择，因为这关系到日后是否还有"后路"可走。如果患者有残余肾功能，可以建议他先做腹膜透析。若干年后，当他腹膜"老化"了，可转为血液透析或进行肾移植。假如一开始就对该患者选血液透析，万一效果不好，要转为腹膜透析就相对困难一些，因为腹膜的结构和功能会随疾病发展和透析治疗的持续而退化。

总之，在为老年患者选择治疗模式时，需要综合考虑患者的认知、机体功能、不同模式可能带来的并发症及治疗方式的可耐受性、未来转换模式的能力以及当地的医保政策等因素。

3）肾脏替代治疗团队。肾脏替代治疗团队成员包括肾病科医师、专业护理人员、营养师、药剂师及社会工作者等多学科人员。

2. 姑息治疗。

尽管肾脏替代治疗使大部分ESRD患者生存质量得到明显改善、生存期延长，但仍然有一部分患者无法从中获益。例如高龄，合并严重阿尔茨海默病、完全失能、晚期癌症，有多种其他慢性疾病，或经在线Charlson共病积分系统评估预期生存期不长的患者，他们中一部分人（或其家属）认为替代治疗只会加重其痛苦，不再有任何价值，希望有尊严地死去。

姑息医学是一门临床学科，它通过早期识别、积极评估、控制疼痛和治疗其他痛苦症状，以期达到预防和缓解身心痛苦的目标，从而改善患者的生存质量。主要关注对象为预期生存时间不长的患者，具体指癌症晚期、心肺肾等重要器官功能衰竭的终末期患者和艾滋病晚期患者。

姑息医学有别于其他临床学科，它的主要目标不再是不惜一切代价拯救患者生命，而是重在对患者自身体验的尊重，尽可能地帮助患者无痛苦地维持生命尊严。

姑息医学内容包括：对症治疗、疼痛处理、心理治疗、精神支持、人文关怀等，需要多学科团队的协作。在实际工作中将涉及以下部分或全部人员：姑息医学专业医师、姑息医学专业护士、药剂师、营养师、作业和物理治疗师、心理医师、社会工作者、志愿者等。

4.2.3　对老年慢性肾脏病患者管理效果的评价

大多数 CKD 1~3a 期老年患者 eGFR≥30mL/(min·1.73m²)，伴有微量蛋白尿，血压控制良好，最终不会进展为需要肾替代治疗的 ESRD，可能只需要在肾病科、老年医学科或社区医院诊治。及时发现高危患者，积极进行早期监测，可延缓肾功能进行性减退，使其获益。

老年 ESRD 患者发生心肌梗死、中风、死亡等事件的风险高于肾功能正常或轻度不全的同龄患者。应及时转诊到肾病科，给予合理的治疗和管理，可以保护残余肾功能，控制酸中毒、贫血和高磷血症，降低心脑血管事件的发生风险和死亡风险。

随着全球人口老龄化进程的加快，因肾功能衰竭而依赖透析的老年患者逐渐增多，由于医疗水平及肾脏替代治疗技术的提高，高龄已不再是禁忌证。校正年龄因素后，美国 1996 年至 2003 年 80 岁以上的老年透析患者人数增加了 57%，但是 80 岁以上进入透析的患者仍较 75~78 岁的患者少。出现这种现象可能是由于透析前死亡风险、患者透析观念及医护人员临床水平存在差异。虽然现有数据存在局限性，但仍显示透析能改善老年 ESRD 患者的生活质量，稳定伴有中度或重度合并症患者的病情。

尽管老年人肾脏替代治疗的适应证与青壮年相似，但需考虑的因素更多，如：老年人常患心血管病、多病共存、预期寿命短，以及面临非医疗因素（如家庭支持问题等），处理时更应注重个体化。因此，对尚未进展至 ESRD 的老年患者及家属提供肾脏替代治疗的预后信息（如死亡率等）非常重要。

对于肾脏替代治疗不太可能延长生命或提高生活质量的老年患者，保守或非透析治疗可能成为一种积极的治疗选择。对于不需要或不愿意进行肾脏替代治疗的患者，也可能从成功的姑息治疗中获益。

参考文献

[1] Baggio B，Budakovic A，Perissinotto E，et al. Atherosclerotic risk factors and renal function in the elderly：the role of hyperfibrinogenaemia and smoking. Results from the Italian Longitudinal Study on Ageing（ILSA）［J］. Nephrol Dial Transplant，2005，20（1）：114−123.

[2] Bakris G L，Sarafidis P A，Weir M R，et al. Renal outcomes with different fixed-dose combination therapies in patients with hypertension at high risk for cardiovascular events（ACCOMPLISH）：a prespecified secondary analysis of a randomised controlled trial［J］. Lancet，2010，375（9721）：1173−1181.

[3] Bakris G L，Toto R D，McCullough P A，et al. Effects of different ACE inhibitor combinations on albuminuria：results of the GUARD study［J］. Kidney Int，2008，73（11）：1303−1309.

[4] Bowling C B，Inker L A，Gutiérrez O M，et al. Age-specific associations of re-

duced estimated glomerular filtration rate with concurrent chronic kidney disease complications [J]. Clin J Am Soc Nephrol, 2011, 6 (12): 2822−2828.

[5] Bowling C B, O'Hare A M. Managing older adults with CKD: individualized versus disease-based approaches [J]. Am J Kidney Dis, 2012, 59 (2): 293−302.

[6] Chadban S J, Briganti E M, Kerr P G, et al. Prevalence of kidney damage in Australian adults: the AusDiab kidney study [J]. J Am Soc Nephrol, 2003, 14 (7 Suppl 2): S131−S138.

[7] Chandna S M, Da Silva-Gane M, Marshall C, et al. Survival of elderly patients with stage 5 CKD: comparison of conservative management and renal replacement therapy [J]. Nephrol Dial Transplant, 2011, 26 (5): 1608−1614.

[8] Chronic Kidney Disease Prognosis Consortium, Matsushita K, van der Velde M, et al. Association of estimated glomerular filtration rate and albuminuria with all-cause and cardiovascular mortality in general population cohorts: a collaborative meta-analysis [J]. Lancet, 2010, 375 (9731): 2073−2081.

[9] Fliser D, Franek E, Joest M, et al. Renal function in the elderly: impact of hypertension and cardiac function [J]. Kidney Int, 1997, 51 (4): 1196−1204.

[10] Go A S, Chertow G M, Fan D, et al. Chronic kidney disease and the risks of death, cardiovascular events, and hospitalization [J]. N Engl J Med, 2004, 351 (13): 1296−1305.

[11] Hou F F, Zhang X, Zhang G H, et al. Efficacy and safety of benazepril for advanced chronic renal insufficiency [J]. N Engl J Med, 2006, 354 (2): 131−140.

[12] Johnson D W, Jones G R, Mathew T H, et al. Chronic kidney disease and automatic reporting of estimated glomerular filtration rate: new developments and revised recommendations [J]. Med J Aust, 2012, 197 (4): 224−225.

[13] Johnson D W. Evidence-based guide to slowing the progression of early renal insufficiency [J]. Intern Med J, 2004, 34 (1−2): 50−57.

[14] Kandula P, Dobre M, Schold J D, et al. Vitamin D supplementation in chronic kidney disease: a systematic review and meta-analysis of observational studies and randomized controlled trials [J]. Clin J Am Soc Nephrol, 2011, 6 (1): 50−62.

[15] Keith D S, Nichols G A, Gullion C M, et al. Longitudinal follow-up and outcomes among a population with chronic kidney disease in a large managed care organization [J]. Arch Intern Med, 2004, 164 (6): 659−663.

[16] Kurella M, Covinsky K E, Collins A J, et al. Octogenarians and nonagenarians starting dialysis in the United States [J]. Ann Intern Med, 2007, 146 (3): 177−183.

[17] Lindeman R D, Tobin J, Shock N W. Longitudinal studies on the rate of decline in renal function with age [J]. J Am Geriatr Soc, 1985, 33 (4): 278−285.

[18] Mathew T H，Corso O，Ludlow M，et al. Screening for chronic kidney disease in Australia：a pilot study in the community and workplace [J]. Kidney Int Suppl，2010 (116)：S9—S16.

[19] Musso C G，Oreopoulos D G. Aging and physiological changes of the kidneys including changes in glomerular filtration rate [J]. Nephron Physiol，2011，119 Suppl 1：p1—p5.

[20] Otero Gonzalez A，Prol MP，Caride MJ，et al. Estimated glomerular filtration rate (eGFR)，25 (OH) D3，chronic kidney disease (CKD)，the MYH9 (myosin heavy chain 9) gene in old and very elderly people [J]. Int Urol Nephrol，2015，47 (8)：1403—1408.

[21] Prakash S，O'Hare A M. Interaction of aging and chronic kidney disease [J]. Semin Nephrol，2009，29 (5)：497—503.

[22] Tamura M K，Covinsky K E，Chertow G M，et al. Functional status of elderly adults before and after initiation of dialysis [J]. N Engl J Med，2009，361 (16)：1539—1547.

[23] Upadhyay A，Earley A，Haynes S M，et al. Systematic review：blood pressure target in chronic kidney disease and proteinuria as an effect modifier [J]. Ann Intern Med，2011，154 (8)：541—548.

[24] White S L，Polkinghorne K R，Atkins R C，et al. Comparison of the prevalence and mortality risk of CKD in Australia using the CKD Epidemiology Collaboration (CKD-EPI) and Modification of Diet in Renal Disease (MDRD) Study GFR estimating equations：the AusDiab (Australian Diabetes，Obesity and Lifestyle) Study [J]. Am J Kidney Dis，2010，55 (4)：660—670.

[25] 董碧蓉. 老年病学 [M]. 成都：四川大学出版社，2009.

[26] 董碧蓉. 新概念老年医学 [M]. 北京：北京大学医学出版社，2015.

5 儿童慢性肾脏病患者的管理

5.1 儿童慢性肾脏病的临床特点

5.1.1 儿童慢性肾脏病的流行病学

早期的 CKD 患儿常无明显症状，随着病情进展，肾小球硬化、肾间质纤维化、瘢痕形成、肾单位丢失，逐渐进展至 ESRD。我国儿童 CKD 的病因主要是肾小球肾炎，而欧美国家主要是先天遗传性疾病，如先天性肾脏结构异常、肾发育不全、梗阻性尿路发育不良、遗传性肾小球疾病等。目前关于儿童 CKD 的全球性流行病学数据非常有限，2007—2011 年资料显示在每 100 万儿童中有 15.0～74.7 例 CKD 患儿。但是现有流行病学资料几乎全部针对有症状的 CKD 患儿，因此可能在一定程度上低估了儿童 CKD 的患病率。

5.1.2 儿童慢性肾脏病的特点

5.1.2.1 儿童慢性肾脏病的定义及分期

2012 年 KDIGO 指南对 CKD 的分期、评估及并发症管理进行修订和更新，指出 CKD 为肾脏结构或功能异常持续超过 3 个月，并对健康造成影响的一类疾病。2017 年 KDIGO 指南指出 CKD 的定义及分期适用于儿童，但应注意以下几种情况：①判定标准中肾脏结构或功能异常时间>3 个月不适用于<3 月龄的婴儿。②GFR 相关的判定标准不适用于<2 岁儿童。③尿总蛋白或白蛋白排泄率异常的参考标准不同于成人，而应以超过同龄人正常值为判定标准。④所有的电解质异常应以超过同龄人正常值为判定标准。

5.1.2.2 儿童慢性肾脏病的病因

临床上有相当一部分 CKD 患者由 CKD 患儿进展而来，但儿童 CKD 与成人 CKD 的病因却不尽相同。儿童 CKD 的主要病因包括肾小球肾炎、返流梗阻性肾病、肾发育不全或不发育、肾血管病、围生期低氧血症、溶血尿毒综合征、药物相关肾损害等。我国儿童 CKD 的病因以后天获得性疾病为主，约占总病因的 70%，其中大约一半的病因为慢性肾炎或肾病综合征。我国的 CKD 患儿中先天遗传性病因主要是肾发育不全或不发育，以及肾囊性病。欧美国家儿童 CKD 的病因主要为先天遗传性疾病。

5.1.2.3　慢性肾脏病对儿童生长发育的影响

生长发育不仅指身体各器官系统的形态变化，还包括细胞、组织和器官的分化完善与功能上的成熟，它不仅与先天遗传因素密切相关，还受后天的营养和疾病状态等的影响。儿童时期是生长发育的重要阶段，儿童时期发生 CKD 将会对其生长发育产生重要影响。CKD 对儿童生长发育的抑制作用在 CKD 3 期及以上病例中尤为明显，可以导致儿童生长发育明显落后。生长激素－胰岛素样因子（GH－IGF）轴异常是 CKD 患儿生长发育障碍的主要机制。具体包括：GH 抵抗（GH 清除率降低、GH 分泌调控异常、GH 受体表达减少和受体后信号转导异常）、IGF 活性降低、IGF 结合蛋白水平升高。此外，随着 CKD 的进展，贫血、钙磷代谢紊乱等多种并发症接踵而至，这些因素都将进一步影响 CKD 患儿的生长发育。合理有效的 CKD 管理策略对延缓儿童 CKD 的进展，防治相关并发症，减轻 CKD 对患儿生长发育的影响具有重要意义。

5.1.2.4　慢性肾脏病患儿的心理卫生特点

儿童时期是个性形成、社会生活能力培养和认知功能建立的重要阶段。已有研究表明 CKD 可影响患儿的个性形成。CKD 大多迁延不愈，长期的躯体疾病、反复的诊疗可导致患儿痛苦、焦虑、恐惧、抑郁、自卑等情绪出现。部分患儿表现为偏执、孤僻、缺少安全感、依赖性强、适应能力差、具有一定攻击性、极少关心他人等。相应地，这些负面情绪可以导致患儿自主神经功能紊乱、生理活动失衡、机体免疫系统的功能降低，从而对疾病的预后产生不良影响。因此，在药物治疗的基础上关心患儿的心理卫生情况，及时进行心理咨询与引导不仅有助于患儿良好个性的形成和认知功能的建立，帮助患儿很好地融入社会，还有助于改善疾病的转归和预后，起到事半功倍的效果。

5.1.3　儿童慢性肾脏病管理的临床意义

2008 年北美小儿肾移植协作组报道的 7100 例 CKD 患儿中，约 40% 进展为 ESRD；意大利儿童肾衰竭中心的数据显示，在 20 岁时接近 68% 的 CKD 患儿进展为 ESRD，ESRD 患儿的 10 年生存率约 80%，病死率是非 ESRD 患儿的 30 倍，心血管病和感染是主要的死因。因此加强儿童 CKD 的管理，提高儿童 CKD 的早期诊断及治疗具有重要意义。

当儿童被诊断为 CKD 时，从 2 期开始，应将其纳入综合管理阶段，尽可能地明确诊断，延缓肾功能损伤的进展，积极预防和治疗并发症。

5.2　儿童慢性肾脏病的管理策略

5.2.1　儿童慢性肾脏病的评估

5.2.1.1　病因的评估

CKD 的发病与性别、年龄、家族史、药物毒物接触史和社会环境等多种因素相关。且发病年龄不同，其病因也不尽相同。肾发育不全、遗传性肾病、梗阻性肾病等为婴幼儿时期的常见病因；肾小球疾病和溶血尿毒综合征则为儿童及青少年时期的主要病因。在评估病因时，可以借助以下手段：尿常规检查了解有无血尿、蛋白尿；超声检查了解肾脏结构；血和尿电解质检查了解肾小管功能。当患儿 eGFR<60mL/(min·1.73m²) 或有肾脏损伤标志时，应全面回顾孕产史，胎儿时期的用药史，孕期基因检查和影像学检查情况，出生及生后的影像学、病理、血液及尿液等的检查资料。

5.2.1.2　GFR 的评估

GFR 水平是 CKD 分期的重要依据，也是决定进行药物剂量调整和肾脏替代治疗时机的重要参考标准。动态观察 GFR 的变化可以辅助评价 CKD 进展的速度及干预措施的效果。在儿童患者中，考虑到身高和性别带来的差异，KDIGO 指南建议采用基于 Scr 水平的儿童 eGFR 计算公式来作为儿童 GFR 的初步评估标准。目前儿童的 GFR 和 eGFR 计算公式主要采用 Schwartze 方程：

GFR［mL/(min·1.73m²)］＝41.3×（身高/Scr），身高单位为米，Scr 单位为 mg/dL；

eGFR［mL/(min·1.73m²)］＝40.7×（身高/Scr）×0.64×（30/BUN）×0.202，身高单位为米，Scr、BUN 单位为 mg/dL，此公式适用于两岁及以上的儿童。

5.2.1.3　尿蛋白的评估

尿蛋白水平是影响 CKD 进展及预后的重要因素。儿童尿蛋白的评估可以参考晨尿尿蛋白/肌酐比（PCR）和 ACR，同时用标准尿蛋白测定试纸测定尿蛋白。比起成年人，儿童尿蛋白水平更容易受到年龄、性别、体重、身高等因素的影响，因此目前仍倾向于用 PCR 值来评估 CKD 儿童患者蛋白尿的程度。

5.2.2　儿童慢性肾脏病的综合管理

5.2.2.1　蛋白质饮食限制情况

限制蛋白质饮食对延缓成人 CKD 的进展具有重要作用，但对于 CKD 患儿的效果与成人略有不同。过去数十年的动物模型研究认为限制蛋白质的摄入有助于减轻肾损害、延缓 CKD 的进展，而近年来的研究发现严格的低蛋白质饮食并不能延缓儿童 CKD 的进展，甚至还会影响儿童的生长发育，因此对 CKD 患儿不必严格限制蛋白质的摄入。

5.2.2.2　食盐摄入标准

CKD 患儿无论是否伴有高血压，都应摄入该年龄段食盐推荐摄入量的平均值或最高值。因为 CKD 患儿往往伴随肾小管功能障碍，导致电解质丢失过多，故而可在推荐的平均摄入量的基础上适当增加食盐的摄入。

5.2.2.3　心理卫生状况

CKD 患儿大多数存在不良的心理状态，可出现个性、社会生活能力、情绪及认知功能等改变，以上均可能影响 CKD 的预后和转归。因此对 CKD 患儿心理卫生状况的干预也是CKD管理的重要方面。在医护人员及家长管理CKD患儿的过程中，应给予有效的心理支持，加强患儿的心理卫生教育和心理素质培养。具体策略包括：①适时运用心理测评量表评估患儿的心理状态，为干预提供依据；②采用心理咨询的方法，以平等、友好、信任的方式对患儿进行心理疏导，了解患儿的担忧与顾虑，引导患儿认识疾病，让其树立信心；③医护人员和家长应为患儿营造一个充满爱的环境，引导和鼓励其参加一定的社会活动，帮助其增强自我意识、扩大兴趣范围，更好地适应社会生活；④有效地治疗身体疾病，减轻疾病带来的不适与痛苦对患儿心理造成的不良影响。应尽一切可能帮助患儿从不良的心理状态向良好的心理状态转化，以提高患儿的生活质量，进而延缓CKD进展，改善预后。

5.2.3　并发症的管理

随着CKD的进展，患儿体内的代谢废物不能及时排出，同时肾脏原有的内分泌功能受损，各种并发症往往接踵而至，如贫血、矿物质和骨代谢异常、高血压、水电解质代谢紊乱和酸碱平衡紊乱、高磷血症、25羟维生素D缺乏、甲状旁腺功能亢进症等。有效的CKD管理对并发症的防治具有重要意义。

5.2.3.1　贫血的管理

贫血是CKD患儿的重要并发症之一，其判断标准为：5月龄至5岁的患儿，血红蛋白<110g/L；5~12岁患儿，血红蛋白<115g/L；12~15岁患儿，血红蛋白<120g/L；15~18岁未孕女性患儿，血红蛋白<120g/L；15~18岁男性患儿，血红蛋白<130g/L。2012年KDIGO指南建议将CKD患儿的血红蛋白维持在110~120g/L、血细胞比容维持在33%~36%，并建议将转铁蛋白饱和度水平维持在20%以上、血清铁蛋白水平维持在100μg/L以上。必要时可监测机体的促红细胞生成素浓度以及补充重组人促红细胞生成素，但应用的剂量应该个体化，并注意动态监测血红蛋白水平。

5.2.3.2　维生素D的管理

维生素D具有调节血钙及磷酸盐平衡、维持骨健康等功能。体内的维生素D水平主要通过血清25羟维生素D水平反映。维生素D不足在CKD患儿中较为常见，应根据血清25羟维生素D水平适当补充维生素D：①CKD 2~5期的患儿每年监测1次；②血清25羟维生素D水平<30μg/mL患儿应适当补充维生素D；③治疗过程中更改剂量1个月后至少每3个月监测1次血钙、血磷水平；④当血清25羟维生素D水平达标后还应持续补充维生素D，并每年监测血清25羟维生素D水平1次。

5.2.3.3　矿物质和骨代谢异常的管理

矿物质和骨的代谢在CKD早期即被影响，随着CKD的进展，钙磷及维生素D代谢出现紊乱，继发性甲状旁腺功能亢进等引起骨骼、血管或其他组织钙化异常。因此早期发现CKD患儿的矿物质和骨代谢紊乱，及早干预及定期监测显得尤为重要。关于儿童的相关研究数据有限，对于CKD 5期患儿应至少每月监测1次血钙、血磷水平，至少每3个月监测1次iPTH水平。在进行限磷饮食后血磷及PTH水平仍未达标者，应使用磷结合剂。CKD 5期患儿PTH水平宜控制在200~300pg/mL，当超过300pg/mL

时可予以维生素 D 治疗。2017 年 KDIGO 指南建议 CKD 3a～5D 期患儿维持血钙在年龄相符的正常水平，必要时可使用骨化三醇和维生素 D 类似物维持患者血钙水平。

5.2.3.4 血压的管理

高血压是 CKD 患儿的常见并发症之一、在 CKD 患儿中，高血压往往起病隐匿，由于该类患者出现 CKD 和高血压时年龄较小，因此在一生中出现高血压相关并发症的风险较高。加强 CKD 患儿的高血压管理对延缓 CKD 进展及防治相关并发症具有重要意义。2012 年 KDIGO 指南建议：当血压大于同性别、年龄、身高人群血压的第 90 百分位数时开始降压治疗，在不产生低血压的前提下尽可能将血压控制在小于等于同性别、年龄、身高人群血压的第 50 百分位数水平。在降压药物选择方面，无论患儿是否存在蛋白尿，均建议尚未进入透析阶段的 CKD 患儿首选 ACEI 或 ARB。在用药期间注意监测血压，以便进行疗效评估及药物剂量的调整。家庭自测血压是血压监测的重要手段，必要时可以考虑进行动态血压监测。

5.2.4 慢性肾脏病患儿的转诊

转诊时机的把握也对改善 CKD 预后具有重要意义。出现以下情况时应考虑转入专业肾脏病中心治疗：急性或慢性肾功能衰竭、高血压治疗效果欠佳或恶性高血压、严重的水电解质代谢紊乱、显著的泌尿道结构异常、可能伴随肾损伤的全身性疾病。此外，当肾活检显示存在病情恶化的倾向或为了减轻父母、患儿的焦虑也可考虑转诊。

5.2.5 医护培训要点

5.2.5.1 门诊管理要点

儿童 CKD 门诊中要求主治及以上医师坐诊以及培训合格的护士担任患教工作，确保诊疗和患教工作的顺利进行。在儿童 CKD 门诊诊疗过程中，应建立长期随访制度。对于接受长期随访的 CKD 患儿应指定一对一的主管医师及主管护士。主管护士协助主管医师建立和完善 CKD 患儿的健康档案，具体包括病史记录、用药记录、辅助检查资料、健康教育记录等。主管医师指导主管护士对患儿定期进行针对性的健康教育，定期对患儿的病情及用药情况进行电话随访。门诊医师定期给患者安排相关检查，协助主管医师进行病情评估及治疗调整，同时必须当天书写接诊患儿的日常病程记录。患儿就诊过程中，如果有特殊情况，及时与患儿主管医师联系，并向医疗组长汇报。

5.2.5.2 住院期间管理要点

住院医师在医疗组长的指导下完成住院 CKD 患儿的诊疗工作。入院当天主管医师对患者的病史进行详细了解，充分评估病情后在医疗组长的指导下拟订诊疗计划。诊疗过程中应尽早完成必要的辅助检查，并在第一时间查看及分析检查结果，尽可能地缩短患儿的住院时间，减轻患儿的不适感和焦虑情绪。在医疗护理过程中应给予患儿更多的关怀，缓减患儿的恐惧心理。主管护士在护理过程中应熟练掌握相关操作，提高相关操作成功率。医疗及护理组长定期对主管医师及护士的诊疗工作进行监督考核，结合科室的具体情况，对常规的医疗护理问题进行归纳总结，制订出相应的流程与规范，尽可能地减少医疗护理差错。

5.2.5.3　诊断及治疗相关特殊设备的管理

仪器设备的规范化管理是诊疗顺利进行的重要保障。CKD 患儿诊疗期间可能涉及的仪器设备包括人体成分分析仪、动态血压监测仪、身高体重测量仪、血液透析机等。以上设备应分别由经过专门培训的医护人员管理，并定期进行校对核准。若设备数量有限，可以根据具体情况分配各部门使用该设备的时间段，使有限的设备得到最高效的使用。重要的仪器，如血液透析机等还应配备专业的设备维护团队，保证能在第一时间对设备的异常情况进行处理。

在儿童 CKD 管理过程中，应建立和完善儿童 CKD 质量管理小组，负责儿童 CKD 医疗、护理的监督检查工作，每月对儿童 CKD 医疗护理质量进行评价，提出意见和建议，进行持续质量改进。每年制订质量管理计划，年终进行总结。

参考文献

[1] Copelovitch L，Warady B A，Furth S L. Insights from the Chronic Kidney Disease in Children (CKiD) study [J]. Clin J Am Soc Nephrol，2011，6 (8)：2047 −2053.

[2] Kidney Disease：Improving Global Outcomes (KDIGO) CKD-MBD Update Work Group. KDIGO 2017 Clinical Practice Guideline Update for the diagnosis，evaluation，prevention，and treatment of Chronic Kidney Disease-Mineral and Bone Disorder (CKD-MBD) [J]. Kidney Int Suppl (2011)，2017，7 (1)：1−59.

[3] Warady B A，Chadha V. Chronic kidney disease in children：the global perspective [J]. Pediatr Nephrol，2007，22 (12)：1999−2009.

[4] Wong C J，Moxey-Mims M，Jerry-Fluker J，et al. CKiD (CKD in children) prospective cohort study：a review of current findings [J]. Am J Kidney Dis，2012，60 (6)：1002−1011.

[5] 黄建萍. 美国肾脏病基金会制定的有关儿童慢性肾脏疾病的应用指南 [J]. 实用儿科临床杂志，2007，22 (5)：396−398.

[6] 刘小荣. 小儿慢性肾脏病贫血的诊断与治疗 [J]. 中华实用儿科临床杂志，2015，30 (17)：1289−1293.

[7] 任榕娜，余自华. 慢性肾脏病患儿心理卫生状况 [J]. 中国实用儿科杂志，2011，26 (6)：425−426.

6 慢性肾脏病合并肿瘤患者的管理

6.1 慢性肾脏病合并肿瘤的临床特点

6.1.1 慢性肾脏病合并肿瘤的流行病学

近年来，CKD 的患病率逐年上升。CKD 患者的病因之一为恶性肿瘤，不同类型肾小球疾病可能与不同的恶性肿瘤相关。同时，多项研究显示 CKD 患者中肿瘤的患病率高于普通人群，2011 年国外一项研究显示 CKD 患者中有 3%～13% 合并恶性肿瘤，国内多项研究亦显示相似结果，2008 年北京协和医院的统计数据显示 CKD 患者的恶性肿瘤患病率为 2.7%。2012 年天津医科大学第二医院研究纳入健康成人（2000 例）、慢性肾功能不全非透析患者（1000 例）和维持性透析患者（1839 例）进行研究，结果显示，三组人群中恶性肿瘤患病率分别为 0.14%、3.45% 和 5.87%。

6.1.2 慢性肾脏病合并肿瘤管理的临床意义

随着透析技术及医疗水平的不断发展，维持性透析患者的寿命也在不断延长，但研究显示，维持性透析患者恶性肿瘤患病率是正常人的 20～40 倍，明显高于正常人，严重影响患者的生活质量和寿命，导致 CKD 患者的医疗负担进一步加重，对患者的家庭及社会造成了沉重的负担。临床上，当 CKD 患者合并肿瘤时，由于担心化疗药物对肾功能的影响以及化疗导致的不良反应等，患者经常错失化疗的机会，严重影响患者的生活质量及寿命。如何降低 CKD 患者合并恶性肿瘤的患病率、降低肿瘤患者肾损伤的概率、提高治疗效果、延长生存时间，是肾病科医师及肿瘤科医师共同关注的问题。

6.1.3 慢性肾脏病合并肿瘤患者的疾病特点

影响 CKD 患者恶性肿瘤患病率的因素很多，免疫系统紊乱是造成 CKD 患者出现恶性肿瘤的首要因素，CKD 患者的免疫监视功能丧失、自然杀伤细胞缺如、非杀伤性淋巴细胞数量增加、原癌细胞活化、透析设备生物相容性差等均可能导致免疫系统紊乱，从而使 CKD 患者出现恶性肿瘤的概率大大增加。有研究表明，维持性透析患者的恶性肿瘤患病率高于非透析 CKD 患者和正常人群。

肿瘤标志物是反映肿瘤存在的化学类物质，由癌细胞产生，或者由宿主对肿瘤的刺激反应产生，可在体液或组织中被测定。其在肿瘤患者体内含量可明显升高，而在正常人体内不存在或含量极低。测定肿瘤标志物水平可以帮助肿瘤的诊断、指导治疗、监测复发或转移、判断预后等。由于 CKD 患者合并肿瘤的概率高于正常人，故在 CKD 患者中进行肿瘤标志物的测定具有重要作用。但肿瘤标志物多为蛋白类物质，CKD 患者体内存在多种代谢紊乱的蛋白质类物质，这可能影响肿瘤标志物的血清检测结果，影响其在 CKD 患者中的应用价值。

综上，CKD 患者合并肿瘤的概率高于正常人群，CKD 合并肿瘤的诊断和治疗较复杂，因此对 CKD 合并肿瘤患者进行管理极其重要。

6.2　慢性肾脏病合并肿瘤的管理策略

6.2.1　慢性肾脏病合并肿瘤管理的要点

目前 WHO 已经把 CKD 及肿瘤定位成可控制的慢性疾病。一方面，由于环境污染、人口老龄化、不良生活习惯和生活节奏紧张等不良因素的影响力度越来越强，CKD 的患病率逐年升高，CKD 患者患病率亦逐年升高；另一方面，三级预防及临床诊疗技术的进步，挽救了大量的 CKD 合并肿瘤患者，也因此加剧了医疗资源的匮乏。建议可从以下几方面策略进行 CKD 合并肿瘤患者的管理工作。

6.2.1.1　以人群为基础——积极预防

积极预防 CKD 与肿瘤均具有非常重要的意义。当 CKD 合并肿瘤时，患者具有两种疾病，导致病情更加复杂、诊断更加困难，如 CKD 患者由于肾脏的排泄功能严重受损而导致大量物质在体内蓄积，在这类患者中肿瘤标志物检测的特异性和敏感性均明显下降。1994 年 Lye 等报道，血液透析和腹膜透析患者血清中，CEA、CA125、CA199 等肿瘤标志物水平均高于肾移植患者及正常人，而对于此类患者进行放射学、超声学、内镜检查等临床检测均未发现任何肿瘤的证据，且透析患者 AFP 和 PSA 水平可与正常人无异。因此对于维持性透析患者，需慎重分析其外周血清中肿瘤标志物水平，根据肿瘤标志物的水平定期行相关影像学检查，争取早期发现疾病。

6.2.1.2　以患者为中心——规范治疗

在 CKD 合并肿瘤的治疗中，首先应积极治疗 CKD，其次是规范肿瘤治疗，根据患者的机体状况、肾功能指标、肿瘤病理类型、肿瘤分期，有计划地、合理地应用各种治疗手段，强调规范化、个体化、靶向、综合施治。对 CKD 合并肿瘤患者的治疗包括：

（1）去除诱因。防治脱水，避免水电解质代谢紊乱，避免使用造影剂、非甾体抗炎药及肾毒性药物，注意预防及控制感染等。

（2）注意水平衡。分次摄入足量液体，保证每日尿量 2~3L。

（3）碱化尿液，维持尿 pH 值>7.0。

（4）避免高尿酸血症。

（5）透析疗法。适用于严重肾功能衰竭患者，当 CKD 合并肿瘤患者已处于维持性透析阶段时，也应给予积极治疗，有肿瘤手术指征者应注意调整透析治疗方案，积极辅助外科手术治疗。对于不能手术但对化疗敏感的肿瘤类型应当与肿瘤科合作，根据药物的半衰期和排泄途径共同制订合理化疗方案。

肾脏功能是肿瘤化疗的重要限制因素，当患者肾功能明显减退时，经肾脏排泄的化疗药物及相关活性代谢物的排泄减少，导致体内含量增加而不良反应增强。CKD 患者合并肿瘤时，治疗前应详细评估患者肾脏功能，判断其对化疗的耐受性，根据不同耐受性（能够耐受标准治疗的患者、能接受较缓和治疗的患者、仅能支持治疗的衰弱患者）制订不同抗肿瘤治疗方案。目前临床上可通过多项检测或指标对肾功能进行监测，如 99mTc-DTPA 肾动态显像、血清胱抑素 C（CysC）、血清肌酐（Scr）、肌酐清除率（CCR）、血尿素氮（BUN）、β2-微球蛋白（β2-MG）等。肿瘤化疗对肾功能的影响很大，所以需长期、定期监测肾功能。由肿瘤引起的慢性肾功能损伤，如化疗后肿瘤得到有效控制，患者的肾功能有希望得到逐渐改善甚至恢复。

6.2.1.3 定期的随访和评估

对慢性病患者的随访非常重要，主动的定期随访是慢性病管理的关键。通过定期随访，能够及时了解患者的治疗效果及病情进展，医护人员可根据病情变化及时调整治疗方案，及时防治并发症。医护人员通过随访可以与患者建立理解和沟通的桥梁，可为患者提供饮食营养、机能恢复、心理护理等方面的指导，从而引导患者树立战胜疾病的勇气和信心，提高患者对治疗、护理的依从性，帮助患者遵从医嘱、正确服药，有利于疾病的早日稳定及康复。通过对 CKD 患者进行随访，获得 CKD 患者中不同肿瘤的患病率、死亡的构成比等信息，医护人员可不断总结疾病的发生、发展及预后演变等规律，从而提高医疗、护理质量和疾病诊治水平。通过随访还可了解患者及家属对医院及医护人员在服务态度、医德医风、收费、饮食、就医环境、医院设施等方面的意见和建议，有助于制订相应整改措施，提升医院的管理水平。

随访工作可分为以下四大部分：

（1）门诊随访，门诊就诊时对患者进行随访管理。

（2）家庭随访，对于有条件的社区，医师上门服务开展随访管理。

（3）电话随访，适用于能进行自我管理且无随访检查项目者。

（4）集体随访，在社区设点开展健康教育活动时集体随访。

合理的干预指导是提高患者随访依从性、服药率、控制率的关键。医院可制订干预手册与指南，加强技能培训，提高随访质量。随访工作应尽可能统一标准、因人而异、因地制宜。

具体的随访工作流程可包括：①随访卡的建立及分配。医院上报 CKD 新发病例报告，建立随访卡。如多家医院主持随访工作，可统一通过地址映射功能将随访卡下发到相应社区服务中心。②查重合并。CKD 合并肿瘤患者可能多次到同一家医院不同科室或就诊于多家医院，从而出现对同一病例进行重复报告的情况，可按照患者姓名、性别、出生日期、身份证和 ICD-10 编码等对随访病例进行查重合并。③随访信息管理。根据病历建立患者档案，录入初访信息，按照肾功能受损程度对患者进行分级管理，制订随访时间频次。建立失访卡并填写失访原因。对死亡病例结束随访并填写死亡日期。

对于 CKD 合并肿瘤患者，随访内容应结合两种疾病特征完成：①基本信息，包括姓名、性别、年龄、出生日期、民族、身份证号码、家庭（单位）地址，以及配偶（联系人）姓名、住址、联系电话等。②治疗相关信息，对每一位患者建立随访档案，包括病历首页、主要检查结果、治疗方案、CKD 患者肾穿刺病理报告单、出院证明书或病情证明书，门诊随访治疗单、记录单及检验单，肿瘤诊断、分期、治疗方案、疗效评价等。③门诊随访计划，根据患者具体情况、随访卡信息指导门诊随访流程，选择随访医师，制订专门的随访计划，包括随访时间、随访频率、随访内容等，定期更新随访记录。④康复治疗性随访或复诊随访，定期举行健康知识讲座，并由专门的随访护士管理。⑤肿瘤治疗影响因素的研究性随访，在肾功能水平分级及肿瘤分期基础上，明确不同的疗法、药物使用剂量，然后开展随访，确定影响患者的生存状态及生存期的因素。⑥患者生存期分析的专题性随访，为了解 CKD 合并肿瘤患者的生存期开展生存随访，为预后评价及疾病防治提供依据。

6.2.1.4　强调患者的自我管理

传统的保健模式以医师为中心，患者离开医院后常可能改变推荐的治疗方案。因此，患者的自我管理水平与健康结果密切相关，其重要性已得到广泛关注。患者的自我管理强调患者的中心作用，以提高患者自我管理疾病的能力为核心。在患者自我管理研究方面，我国起步较晚。CKD 合并肿瘤患者可通过自我管理提高对 CKD 及肿瘤的正确认识，从而自觉改变不良生活行为方式、形成良好遵医行为、增强健康信念。

自我管理的模式为：以循证为基础，以患者为中心，激发患者自身潜能。医患合作，病友互助，自我管理。自我管理的任务有三类：

（1）所患疾病的医疗和行为管理（如按时服药、加强锻炼、定期就诊、改变不良生活习惯）。

（2）角色管理（如做家务、工作、社会交往）。

（3）情绪管理（如控制愤怒、挫折感和情绪低落）。

患者需遵循六大原则：了解自己的健康状况、积极地与医护人员规划健康生活计划、按照拟订的计划生活、关注并处理相关症状、积极面对疾病给身心和社交带来的影响、实现并保持健康生活习惯。

6.2.1.5　形成核心团队

由于 CKD 合并肿瘤患者具有特殊性，在管理模式中，需要多学科参与才能达到最优的保健效果。对这类患者的管理工作应由肾病科及肿瘤科医护人员、心理医师、营养师、药剂师、健康管理专员、社区公共卫生助理员、患者及家属等人员组成的团队来共同完成。多学科的共同参与有利于不同专业人员之间的合作和交流。其中健康管理专员除了负责信息收集、计划执行、患者随访及教育、团队沟通等具体工作，还应同时负责向医师及时反馈患者信息，以便调整和执行计划。

6.2.1.6　实施心理干预

CKD 合并肿瘤患者普遍存在心理问题，心理因素贯穿于患者的检查、诊断及治疗等多阶段，对疾病的发展起到较为重要的影响。CKD 患者通过接受良好、规范的健康教育，多数可以形成良好的心理状态，但 CKD 患者一旦确诊合并恶性肿瘤，心理将受到进一步的严重冲击，导致一系列剧烈的情绪和行为反应，往往恐惧、焦虑、绝望、依赖和抗拒心理并存。如果缺乏适当的干预，患者自杀的可能性将较高。

Fawzy 等详细描述了肿瘤患者在疾病不同阶段时的心理特点：

（1）诊断前阶段。患者对可能的诊断感到害怕和恐惧，对身体变化过分警觉。

（2）诊断阶段。恶性肿瘤的诊断已明确，但患者极力否认，回避谈论自己的病情，尽可能低估它的严重性，伴有过度的紧张和焦虑，并常伴有愤怒、悲伤、抑郁和受伤害感。

（3）治疗阶段。当患者接受了肿瘤的诊断后，需根据医师的建议进行治疗手段的选择，对于需接受手术治疗的患者，因害怕手术，患者可能出现回避、手术反应性抑郁等表现。对于需接受放化疗的患者，因对放化疗的不了解及恐惧，患者可能出现焦虑、恶心和体形改变等。

（4）复发阶段。肿瘤患者一旦出现复发，其心理反应类似于诊断阶段，甚至更加严重，对医师及医学治疗手段信任度降低，常盲目寻求其他非医学的治疗方法。

（5）终末阶段。这个阶段的患者常常已经意识到病情的进展已经不可逆转，出现恐惧、害怕被人遗弃、害怕疼痛、害怕失去躯体功能和尊严等情绪反应。

患者对不同阶段心理特点的主要应对方式分为五期：

（1）否认期。此时患者不承认自己得病。

（2）抗争期。此时患者接受肿瘤诊断，持有乐观态度，决心挑战疾病，并收集有关肿瘤的各方面信息，到处求医。

（3）焦虑期。患者焦虑明显并持久，特别注意自己身体的感觉，如有疼痛便认为是肿瘤转移或复发。

（4）接受期。患者持有一种消极的顺从态度。

（5）无助期。患者沉浸在痛苦中，被死亡恐惧所困，情绪悲观。

针对患者心理变化，给予患者系统的心理干预，其焦虑、抑郁等心理问题能得到明显改善，并且可以促进患者自身免疫功能的恢复，这对于提高疾病的治疗效果具有重要意义。为使患者能更好地应对疾病带来的负面影响，医护人员可对患者采用以下措施：

（1）健康知识教育。医护人员可以提供有关肿瘤诊疗常识、防癌知识、情绪疏导等相关教育，达到减轻患者的无助感和增加对疾病知识了解的目的。

（2）行为治疗。是一种建立在理论学习基础上的心理干预方法，常用方法包括渐进性的放松训练、催眠、臆想治疗等。

（3）支持性心理治疗。医护人员通过精湛的医疗技术解除患者的病痛，并用鼓励的语言来解答患者提出的问题，使患者保持信心和希望。家属无微不至地关怀和照顾患者，解除患者的后顾之忧，并以主动、热情、乐观的态度去感染患者，唤起患者与疾病做斗争的信心和勇气。

（4）集体心理治疗。针对患者不同的心理过程，通过集中讲课和心理辅导，组织患者之间进行讨论，帮助肿瘤患者认识和克服目前存在的心理问题，进一步促进心理健康。

6.2.1.7 完善的信息系统

患者、家属、医护人员、医疗卫生服务部门之间及时的信息交流和反馈是非常重要的，完善的信息系统能大大提高工作效率。相关信息和数据交流共享可以方便患者在不同的卫生组织和医护人员之间（如医院和社区、初级保健医师和专科医师、肾病科医师和肿瘤科医师等）流动就医，得到适宜的治疗。信息系统可以为患者提供防治服务，对其进行康复或日常生活指导，并督促其定期接受复查，达到帮助患者提高生活质量、延长生存期的目的，同时可以收集患者生存质量资料，以利于疾病的研究工作。

信息系统资料需通过各级医院信息录入、上报，疾病预防控制中心慢病站对其进行审核、查重。建立包括医院、社区卫生服务中心和疾病预防控制中心的三级防治网络。信息系统中包含患者的人口学信息、CKD 及肿瘤相关疾病信息、历次治疗信息、随访治疗经过、目前身体状况和生活质量评定等。系统设置各类用于查询的功能，可根据多种情况组合查询患者，实现病历数据的专业及逻辑矫正。其中的数据统计功能可以帮助查询随访患者评价指标，包括随访率、随访次数等，以帮助了解辖区内患者的生存、死亡、失访、迁移、生活质量情况以及癌谱分布。

6.2.2 慢性肾脏病合并肿瘤管理存在的问题

目前 CKD 合并肿瘤患者的管理工作已取得了一定的成效，但仍存在一定的问题，如防治经费投入不足、工作量大、任务重、缺乏足够的高层次专业化的慢病防治专业队伍与学科带头人等。因此为做好管理工作，需要大家共同努力，更新观念、加大投入、合理配置资源、调整支配机制，逐步探索出适合我国的 CKD 合并肿瘤管理模式，最大限度地延长患者的生存期，提高患者生活质量。

参考文献

［1］ Cheuk W，Lo E S，Chan A K，et al. Atypical epithelial proliferations in acquired renal cystic disease harbor cytogenetic aberrations ［J］. Hum Pathol，2002，33 (7)：761－765.

［2］ Inamoto H，Ozaki R，Matsuzaki T，et al. Incidence and mortality patterns of malignancy and factors affecting the risk of malignancy in dialysis patients ［J］. Nephron，1991，59 (4)：611－617.

［3］ Lefaucheur C，Stengel B，Nochy D，et al. Membranous nephropathy and cancer：epidemiologic evidence and determinants of high-risk cancer association ［J］. Kidney Int，2006，70 (8)：1510－1517.

［4］ Lye W C，Tambyah P，Leong S O，et al. Serum tumor markers in patients on dialysis and kidney transplantation ［J］. Adv Perit Dial，1994，10：109－111.

［5］ Tapiawala S N，Bargman J M，Oreopoulos D G，et al. Prolonged use of the tyrosine kinase inhibitor in a peritoneal dialysis patient with metastatic renal cell carci-

noma：possible beneficial effects on peritoneal membrane and peritonitis rates ［J］.
Int Urol Nephrol，2009，41（2）：431－434.

［6］ 于海波，魏芳，姜埃利，等. 终末期肾病患者恶性肿瘤发病率及相关因素研究
［J］. 山东医药，2012，52（24）：85－87.

7 慢性肾脏病合并妊娠患者的管理

一般情况下妊娠期时肾脏的结构和功能均会发生很大的改变，比如肾脏体积增大、肾盂扩张、肾小球和肾小管功能发生变化、GFR 及肾脏有效血流量可增加 50％～80％。CKD 合并妊娠时，早期无临床症状，实验室指标可在正常范围，至妊娠中晚期，肾脏负荷增加，肾功能减退加重，严重时可危及母婴生命。研究发现，Scr>120μmol/L 时，超过 50％肾功能将丧失。妊娠妇女如果在怀孕前 Scr>124μmol/L，那么在妊娠过程中她的肾功能有迅速减退的风险。虽然 CKD 女性妊娠具有一定的风险，但随着医学水平的发展、透析的普及、产科高危妊娠管理规范化及早产儿救治水平的提高，CKD 患者成功妊娠已不是难事。在管理 CKD 合并妊娠患者时需考虑多方面因素，以减少不良妊娠对母体肾功能的影响和随之而来的对胎儿的影响。

7.1 慢性肾脏病合并妊娠的特殊性及管理意义

7.1.1 妊娠期机体的生理变化

妊娠时肾脏长径增加约 1cm，体积增加 1.0～1.5 倍，重量也相应增加，泌尿系统总容积增加，其中肾盂容积可扩张至 60mL（非妊娠妇女正常容积 10mL）。这些变化从妊娠 12 周开始，持续到产后 12 周，90％孕妇的尿路结构在产后 4～6 周恢复正常。妊娠早期血压可轻度下降，13～20 周舒张压开始下降（约下降 10mmHg），22～24 周血压降低到最低点（约下降 13mmHg），28 周后血压逐渐上升至妊娠前水平，妊娠晚期血压轻度升高。分娩后血压再度下降，分娩第 5 天后血压逐渐上升至正常水平。妊娠 6～8 周母体血容量开始增加，32～34 周时达高峰，妊娠晚期增长速度减慢，至最后几周达到平稳状态。产后由于组织间液回流入血循环，血容量再次增加，产后 6～8 周即可恢复正常。血容量增加的程度在不同个体之间差异较大，受孕妇身材、妊娠次数、既往分娩的婴儿数及本次妊娠的胎儿数等因素影响。身材矮小的孕妇，血容量只增加约 20％，而形体高大者可增加 100％。整个妊娠期，孕妇平均体重增加 10～12kg，其中胎儿、胎盘及羊水约占 50％，其余分布在母体的血浆、子宫及乳房。循环血量相对增加、各脏器的灌注量增加，有利于代谢产物的排泄及减少高凝状态造成的危害。妊娠时心排血量增加，导致器官血流量增加，有助于满足母婴营养需要，实现体温控制和水电解质代谢正常。

7.1.2 妊娠期的生理变化对肾脏及肾功能的影响

妊娠期肾脏会经历明显的血流动力学改变，肾小管功能及内分泌功能也将发生改变。正常妊娠过程中，肾脏分泌的促红细胞生成素、活性维生素 D 及肾素会增加。妊娠早期，肾脏血流量的增加可以导致 GFR 增加超过 50%。大部分肾脏表现为体积增大、肾盂和输尿管扩张，这些现象可在妊娠期出现尿路梗阻时观察到，在正常妊娠过程中还可观察到人血白蛋白下降 5~10g/L、血清胆固醇升高、妊娠晚期水肿。CKD 患者肾脏分泌促红细胞生成素减少，导致正色素性正细胞性贫血及维生素 D 的缺乏，若发生先兆子痫，会导致母体的肾功能进一步恶化。在这种情况下，应尽量避免使用肾毒性药物，加强液体管理，因为先兆子痫女性很容易发生肺水肿。大多数患有 CKD 的女性在妊娠期会发生轻度肾功能不全，但并不影响肾脏预后。一项对 360 名原发性肾小球肾炎、轻度肾功能不全（Scr<110μmol/L）、少量蛋白尿（<1g/24h）的患者做的病例对照研究发现，妊娠对大部分母体长期的肾功能几乎没有不良影响，但对中重度肾功能不全女性有一定影响。一项对 87 名有 CKD 的妊娠女性进行的回顾性研究发现，在妊娠前就有中度肾功能不全的女性约 40% 在妊娠期肾功能会减退，其中有一半女性会持续到分娩后。在 20 名重度肾功能不全的妊娠女性中，约有 13 名妊娠女性在妊娠晚期肾功能继续减退，最终进入 ESRD。妊娠之前 eGFR<40mL/(min·1.73m²) 且蛋白尿>1g/24h 的女性，妊娠后肾功能会加速减退。慢性高血压会诱发先兆子痫，这就可以解释为什么有的女性即使肾功能轻度减退也会发生妊娠期肾功能减退。

7.1.3 对慢性肾脏病合并妊娠的管理意义

目前尚缺乏大型的相关临床研究，如何管理这一庞大而复杂的人群，无论是对肾病科医师还是对产科医师来说，都将是一大难题和挑战。因此，成立由肾病科医师、母胎医学专家、高危妊娠护理人员、营养师、药剂师等组成的多学科管理团队可以让 CKD 合并妊娠患者从中受益。考虑到这类人群的早产风险，得到儿科和新生儿重症医学专家的支持也是至关重要的。当临床上接收 CKD 合并妊娠患者后应及时和患者及家属进行沟通，使其充分了解 CKD 对胎儿及母体肾功能可能造成的影响，并制订出有针对性的护理、治疗方案，重视各种营养物质的补充，积极预防各种不良结局的发生，针对出现的问题及时进行治疗，对分娩时机进行正确的选择，以获得理想的围生期结局，最大限度地保护患者肾功能。

7.2 慢性肾脏病合并妊娠的管理策略

CKD 患者在妊娠早期应告知产科医师或其他相关专科医师自己的病情，以帮助建立一系列产前保健计划。CKD 合并妊娠的管理中重要的是管理相关的临床特征，包括定期监测患者的肾功能（Scr 和 BUN）、血压、中段尿液（有无感染）、蛋白尿，以及定期进行超声检查（有无泌尿系统梗阻），可以帮助判断病情变化并及时干预，从而优化围生期结果及保护患者肾脏功能。

7.2.1　妊娠前评估

理想情况下，所有 CKD 患者在怀孕之前就应该意识到妊娠对肾功能及胎儿会有长期影响。CKD 患者常会出现闭经，但是仍然会排卵，从而怀孕。一些患者因担心临床并发症的发生而不想怀孕，常需采取避孕措施，但对于伴有高血压、血管疾病、大量蛋白尿或吸烟的患者应避免使用雌激素制剂。从怀孕前到怀孕 12 周应常规补充叶酸。为了降低先兆子痫的发生风险、改善围生期结局，可予以低剂量阿司匹林（50～150mg/d）。如果有其他同样效果的药物可选，那么在怀孕前或一旦确定怀孕，应尽早停用对胎儿有毒性的药物，如 ACEI 或 ARB，尽管它们可以保护母体肾功能。

系统性红斑狼疮患者若满足以下条件可以考虑妊娠：

1）病情不活动且保持稳定至少 6 个月以上。

2）泼尼松使用剂量为 15mg/d 或以下。

3）24h 尿蛋白排泄定量在 0.5g 以下。

4）无重要脏器受损。

5）停用免疫抑制药物至少 6 个月。

严重肺动脉高压、重度限制性肺部病变、心力衰竭、慢性肾功能衰竭或过去 6 个月内有严重的红斑狼疮病情活动属于妊娠禁忌证。

7.2.2　妊娠期评估

妊娠前应定期复查肾功能、尿常规、24h 尿蛋白定量和肾脏超声等。若患者年龄＞40 岁，同时伴有肾功能衰竭、心力衰竭、间质性肺炎、肺动脉高压、抗磷脂抗体综合征，或正在使用大剂量激素则不宜妊娠。

7.2.2.1　母体评估指标

1）尿液。每 4～6 周进行 1 次尿液常规检查，以明确是否有：

（1）尿路感染，预防性使用抗生素前留取清洁中段尿液。

（2）蛋白尿，如果尿蛋白＞1g/24h，建议使用低剂量肝素抗凝。

（3）血尿，显微镜下观察红细胞形态，可以帮助判断有无肾脏器质性疾病。如果红细胞形态正常，则考虑为外科性血尿，需考虑有无结石、肿瘤等因素。

2）血压。根据血压控制情况决定血压监测频率。在给予降压治疗后将目标收缩压/舒张压控制在 120/70mmHg 至 140/90mmHg。血压太低，胎儿的生长会受到限制；血压太高，可能致肾血管受损。

3）肾功能。根据患者 CKD 分期和妊娠时期决定 Scr 及 BUN 监测频率。如果患者处于 CKD 3～5 期或妊娠 12～24 周，则应加强监测。

4）全血细胞计数。监测血红蛋白，评估是否需补铁及重组人促红细胞生成素，维持血红蛋白在 100～110g/L。

5）超声检查：妊娠 20～24 周时超声评估子宫动脉血流可以降低先兆子痫的风险。对于肾移植或患有系统性疾病，如系统性红斑狼疮、血管炎的患者，分娩时机需医师评估后决定。泌尿外科医师负责管理泌尿系统梗阻，如结石、肾盂输尿管先天畸形。最常见的肾脏遗传性疾病为多囊肾，约 50％会遗传给下一代。

7.2.2.2 产科管理

(1) 一般管理：CKD 患者一旦妊娠，首先应尽早行超声检查核实孕周。增加产检次数，妊娠 32 周及以前每 2 周 1 次，妊娠 32 周后每周 1 次。每日监测血压，每次产检应监测血尿常规和胎心，每月评价 1 次肾功能。妊娠 36 周时，若血压进一步升高，易造成胎死宫内及肾功能恶化，应考虑终止妊娠。

(2) 胎儿监测：孕妇应每日监测胎动情况，自妊娠 18~20 周，每 3~4 周行 1 次超声检查，监测胎儿生长情况、胎盘功能和成熟度及羊水量，判定胎儿宫内生长环境是否安全。到妊娠 20~24 周超声测定脐血流、子宫动脉血流及胎儿大脑中动脉血流。对于系统性红斑狼疮患者，妊娠 20~24 周应常规行心脏超声检查明确胎儿有无先天性心脏传导阻滞。妊娠晚期每周行 1~2 次胎心电子监护，及时终止异常妊娠。

(3) 孕妇监测：分别在妊娠早、中、晚期对孕妇进行心电图、肝功能、肾功能、自身抗体和补体监测，进行抗磷脂抗体、抗 β-GPI 抗体监测可以帮助判断红斑狼疮活动情况。

(4) 妊娠期高血压管理：应从孕早期开始密切监测血压变化，预防子痫前期发生。避免劳累、受凉、感染，保证充足睡眠和休息，适当限制钠盐及蛋白质摄入，补充优质蛋白质及足量维生素，必要时需住院接受治疗，同时密切监测母体肾脏功能、尿蛋白、尿比重。若肾功能在治疗过程中出现减退，或收缩压/舒张压＞150/100mmHg，且控制情况不佳时，应考虑终止妊娠。

7.2.2.3 对特定肾脏疾病的管理

(1) 慢性肾小球肾炎：妊娠期长期的代偿性肾小球高滤过与高灌注可加重原有肾小球病变，患者更易发生肾小球硬化及玻璃样变，慢性肾小球肾炎患者妊娠期容易发生高血压、蛋白尿、感染。因此，当慢性肾小球肾炎患者妊娠时，临床上会依据肾脏病变的严重程度以及妊娠高血压疾病的发生风险来判断是否继续妊娠。对于慢性肾小球肾炎患者，妊娠期应密切监测患者尿蛋白、血压、肾功能及胎儿胎盘功能等，若肾功能急剧减退或发生严重高血压，应终止妊娠。

(2) 多囊肾：多囊肾患者容易出现高血压、肾功能不全。妊娠期需加强监护，控制好血压，同时需让患者知道胎儿有 50％的风险会被遗传。研究显示，当 Scr＞132μmol/L 时，早产及低出生体重儿发生率明显上升。因此当 Scr＞132μmol/L 时，不适宜继续妊娠。多囊肾患者孕前应进行肾功能检查并进行评估，对于肾功能异常者，妊娠危险性大，应建议避免妊娠。产前评估可以妊娠的多囊肾患者，可在胚胎移植前行基因遗传学诊断。妊娠患者可行羊水穿刺进行多囊肾遗传基因的检测。

(3) 先天性尿路梗阻：如果母体患有先天性尿路梗阻，即使既往已手术纠正，妊娠后再发梗阻的风险还是会明显高于一般人群。建议妊娠初期进行肾脏超声检查，连续评估肾功能，检测尿液相关指标、血压时如果发现参数异常，需密切监测。

(4) 肾结石：肾结石患者妊娠期可能出现肾绞痛，大的结石可能引起泌尿系统梗阻。磁共振尿路造影可帮助诊断，但需避免辐射。

（5）糖尿病肾病：高浓度血糖易通过胎盘进入胎儿体内，导致巨大儿及胰岛素抵抗，因此合并糖尿病的妊娠患者出现流产、死胎、死产及新生儿死亡等的概率明显增高。肾功能损害较严重的妊娠患者，特别是伴随高血压、蛋白尿的患者，妊娠结局较差。应向所有患有糖尿病肾病的患者提供孕前咨询，以优化糖尿病护理，并告知妊娠患者可能出现的并发症，通过适当的多学科团队护理，大多数患者能够获得良好的妊娠结局。

（6）系统性红斑狼疮：系统性红斑狼疮可严重损害肾功能，妊娠期 CKD 可加速发展为 ESRD，引起流产、早产、子痫前期、胎儿生长受限及死胎等。需由产科医师与风湿免疫科医师共同制订随诊计划，密切监测病情变化和胎儿生长发育情况。在确定妊娠后，系统性红斑狼疮患者应立即到风湿免疫科进行随诊，妊娠 28 周前每 4 周随诊 1 次，自 28 周起每 2 周随诊 1 次。每次随诊需对血尿常规、24 小时尿蛋白定量、肝肾功能、电解质、血糖、血尿酸、血清补体、免疫球蛋白定量、抗 ds-DNA 抗体水平进行监测。合并抗磷脂综合征的患者，应定期监测狼疮抗凝物、抗磷脂抗体、抗 β2 糖蛋白−1 抗体水平。若发现胎儿心脏异常或传导功能异常，建议每 1～2 周进行 1 次胎儿心脏超声检查，直至胎儿出生。系统性红斑狼疮患者的产科随诊，推荐妊娠 28 周前每 4 周随诊 1 次，自 28 周起每 2 周随诊 1 次，若出现胎儿发育迟缓或先兆子痫前期表现，则应缩短随诊间隔，妊娠 28 周后，应每 2 周进行 1 次脐带动脉血流多普勒检查，监测胎儿血供情况。自第 28 周起，原则上应每 2 周进行 1 次胎儿监测。出现病情活动时，根据病情严重程度及重要脏器受累情况，决定治疗方案与是否需要终止妊娠。终止妊娠的方式由产科医师与风湿免疫科医师根据患者情况共同协商决定。

（7）透析：行血液透析的妊娠患者易出现营养不良，因此建议患者每天摄入足量蛋白质，以满足患者自身及胎儿的需要。应尽量调整透析模式，尽可能适应妊娠期的生理变化。在适应生理变化方面，血液透析比腹膜透析更有效。有研究总结了数例在妊娠过程中因肾功能恶化而需行肾脏替代治疗的经验：通过减少腹膜透析剂量，增加腹膜透析次数，同时补充营养、控制血压、改善贫血、纠正酸中毒、加强胎儿监护，行腹膜透析的女性也同样能够成功分娩。尽管有不少学者认为相对于血液透析，腹膜透析对胎儿产生的不良影响小，但腹膜透析本身引起的腹部损伤、腹腔内感染、胎膜早破、羊水过多及死产等仍是难以回避的问题。

（8）肾移植：2002 年，欧洲肾脏透析移植协会发布了关于肾移植术后患者妊娠管理的相关指南，指出符合以下条件者可考虑妊娠：①肾移植术后至少 2 年且一般情况良好；②肾功能稳定，Scr<133μmol/L；③无排斥反应出现；④使用单一降压药可将收缩压/舒张压控制在 140/90mmHg 以下；⑤尿蛋白<0.5g/d；⑥移植肾超声诊断无肾盂肾盏扩张。服用霉酚酸酯、ACEI、ARB 的患者至少停药 6～12 周后再考虑妊娠。妊娠 20～24 周应行胎儿排畸超声检查，30 周以后需每周行产前检查。

7.2.3　慢性肾脏病合并妊娠患者用药管理

由于 CKD 合并妊娠时易引起高血压、肾功能恶化、早产、胎儿生长受限、胎盘早剥等，医师应该掌握相关药物的使用原则，综合考虑药物对患者肾功能、胎儿生长发育等的影响，当患者出现原有 CKD 加重或出现可控的并发症时，谨慎而合理的用药对确保母婴健康至关重要。

7.2.4 效果评估及终止妊娠指征

7.2.4.1 妊娠前评估

（1）血压与尿蛋白水平：妊娠前已出现高血压及蛋白尿症状，收缩压/舒张压高于 150/100mmHg，出现氮质血症或有子痫前期史者，不适宜继续妊娠。eGFR<40mL/（min·1.73m²）或尿蛋白>1g/24h 的患者应避免妊娠。

（2）肾功能：①Scr≤125μmol/L、非肾病综合征引起的蛋白尿、血压轻度升高的患者，妊娠成功概率较大，但妊娠会加重局灶阶段性肾小球硬化者的肾脏病变；②妊娠前 Scr 在 125～250μmol/L 者应谨慎；③妊娠前 Scr>250μmol/L，甚至处于尿毒症阶段者应禁止妊娠，发现妊娠应劝其立即终止妊娠。

7.2.4.2 妊娠期评估

对于 CKD 1～2 期患者，当血压得到良好控制、尿蛋白<1g/24h 时，妊娠对肾功能影响不大，胎儿存活概率>95%。对于 CKD 3～5 期患者，妊娠可能会导致原有 CKD 病因复发（特别是狼疮性肾炎患者）或加重 CKD，对肾功能造成不可逆损害，进而提高 ESRD 发生风险，导致恶性高血压、胎盘早剥、早产、子痫前期甚至孕妇死亡、胎儿生长受限、胎死宫内等不良结局的发生。

7.2.4.3 终止妊娠指征

（1）活动性肾炎，心内膜炎，心肌炎，进展型肾小球肾炎，肾病综合征，妊娠早、中期出现病情恶化者应终止妊娠。

（2）狼疮活动或狼疮伴肾功能不全者、出现大量蛋白尿的患者应尽早终止妊娠，阻止病情进一步恶化。对于妊娠合并狼疮肾炎、急性肾功能衰竭或有重度子痫前期史的患者，不管孕周多少，均应当立即终止妊娠。

（3）CKD 合并双胎妊娠：对于单绒毛膜双羊膜囊性双胎，建议在妊娠 36 周终止妊娠；对于双绒毛膜双羊膜囊性双胎，建议在妊娠 37 周或 38 周时终止妊娠。

参考文献

[1] Bramham K，Briley A L，Seed P T，et al. Pregnancy outcome in women with chronic kidney disease：a prospective cohort study [J]. Reprod Sci，2011，18 (7)：623-630.

[2] Bramham K, Rajasingham D. Pregnancy in diabetes and kidney disease [J]. J Ren Care，2012，38 Suppl 1：78-89.

[3] Brown M A. Urinary tract dilatation in pregnancy [J]. Am J Obstet Gynecol，1991，164 (2)：642-643.

[4] Carbillon L，Uzan M，Uzan S. Pregnacy，vascular tone，and maternal hemodynamics：a crucial adaption [J]. Obstet Gynecol Surv，2000，55 (9)：574-581.

［5］ Cunningham F G，Cox S M，Harstad T W，et al．Chronic renal disease and pregnancy outcome ［J］．Am J Obstet Gynecol，1990，163 (2)：453－459.

［6］ Eidelman R S，Hollar D，Hebert P R，et al．Randomized trials of vitamin E in the treatment and prevention of cardiovascular disease ［J］．Arch Intern Med，2004，164 (14)：1552－1556.

［7］ Enaruna N O，Idemudia J O，Aikoriogie P I．Serum lipid profile and uric acid levels in preeclampsia in University of Benin Teaching Hospital ［J］．Niger Med J，2014，55 (5)：423－427.

［8］ Fischer M J，Lehnerz S D，Hebert J R，et al．Kidney disease is an independent risk factor for adverse fetal and maternal outcomes in pregnancy ［J］．Am J Kidney Dis，2004，43 (3)：415－423.

［9］ Hirachan P，Pant S，Chhetri R，et al．Renal transplantation and pregnancy ［J］．Arab J Nephrol Transplant，2012，5 (1)：41－46.

［10］ Hladunewich M，Hercz A E，Keunen J，et al．Pregnancy in end stage renal disease ［J］．Semin Dial，2011，24 (6)：634－639.

［11］ Hussain A，Karovitch A，Carson M P．Blood pressure goals and treatment in pregnant patients with chronic kidney disease ［J］．Adv Chronic Kidney Dis，2015，22 (2)：165－169.

［12］ Imbasciati E，Gregorini G，Cabiddu G，et al．Pregnancy in CKD stages 3 to 5：fetal and maternal outcomes ［J］．Am J Kidney Dis，2007，49 (6)：753－762.

［13］ Jones D C，Hayslett J P．Outcome of pregnancy in women with moderate or severe renal insufficiency ［J］．N Engl J Med，1996，335 (4)：226－232.

［14］ Jungers P，Chauveau D，Choukroun G，et al．Pregnancy in women with impaired renal function ［J］．Clin Nephrol，1997，47 (5)：281－288.

［15］ Levey A S，Coresh J．Chronic kidney disease ［J］．Lancet，2012，379 (9811)：165－180.

［16］ López L F，Martínez C J，Castañeda D A，et al．Pregnancy and kidney transplantation，triple hazard? Current concepts and algorithm for approach of preconception and perinatal care of the patient with kidney transplantation ［J］．Transplant Proc，2014，46 (9)：3027－3031.

［17］ Weissgerber T L，Wolfe L A．Physiological adaptation in early human pregnancy：adaptation to balance maternal-fetal demands ［J］．Appl Physiol Nutr Metab，2006，31 (1)：1－11.

［18］ Williams D，Davison J．Chronic kidney disease in pregnancy ［J］．BMJ，2008，336 (7637)：211－215.

［19］ 陈佳，何娅妮．慢性肾脏病妊娠患者的药物使用原则 ［J］．临床合理用药杂志，2014，7 (14)：171－173.

［20］ 李穗湘，罗萍香，钟梅．妊娠合并慢性肾小球肾炎的研究进展 ［J］．医学综述，

2004，10（6）：381−382.

［21］刘玉梅. 妊娠相关肾脏损伤的临床研究［D］. 上海：上海交通大学，2014.

［22］南京总医院，国家肾脏疾病临床医学研究中心. 慢性肾脏病患者妊娠管理指南［J］. 中华医学杂志，2017，97（46）：3604−3611.

［23］邢盈，常瑞晶，陈铎. 慢性肾脏病合并妊娠管理的多学科协作［J］. 临床荟萃，2016，31（6）：610−614.

［24］中国系统性红斑狼疮研究协作组专家组，国家风湿病数据中心. 中国系统性红斑狼疮患者围产期管理建议［J］. 中华医学杂志，2015，95（14）：1056−1060.